国家出版基金项目
NATIONAL PUBLICATION FOUNDATION

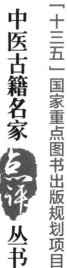

「十三五」国家重点图书出版规划项目

中医古籍名家点评丛书

总主编 ◎ 吴少祯

医门法律

清·喻 昌 ◎ 著

程磐基 ◎ 点评

王尔亮 ◎ 整理

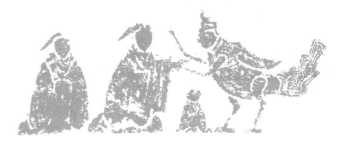

中国健康传媒集团
中国医药科技出版社

图书在版编目（CIP）数据

医门法律/（清）喻昌著；程磐基点评 . —北京：中国医药科技出版社，2021. 3

（中医古籍名家点评丛书）

ISBN 978 - 7 - 5214 - 2221 - 4

Ⅰ. ①医…　Ⅱ. ①喻…②程…　Ⅲ. ①中医学 - 中国 - 清代　Ⅳ. ①R2 - 52

中国版本图书馆 CIP 数据核字（2020）第 258817 号

美术编辑　陈君杞
版式设计　南博文化

出版　**中国健康传媒集团** | **中国医药科技出版社**

地址　北京市海淀区文慧园北路甲 22 号

邮编　100082

电话　发行：010 - 62227427　邮购：010 - 62236938

网址　www. cmstp. com

规格　710 × 1000mm $^1/_{16}$

印张　29 $^1/_4$

字数　405 千字

版次　2021 年 3 月第 1 版

印次　2021 年 3 月第 1 次印刷

印刷　三河市万龙印装有限公司

经销　全国各地新华书店

书号　ISBN 978 - 7 - 5214 - 2221 - 4

定价　**89.00 元**

获取新书信息、投稿、为图书纠错，请扫码联系我们。

出版者的话

中医药是中国优秀传统文化的重要组成部分之一。中医药古籍中蕴藏着历代名家的思维智慧与实践经验。温故而知新，熟读精研中医古籍是当代中医继承、创新的基石。新中国成立以来，中医界对古籍整理工作十分重视，因此在经典、重点中医古籍的校勘注释，常用、实用中医古籍的遴选、整理等方面，成果斐然。这些工作在帮助读者精选版本、校准文字、读懂原文方面发挥了良好的作用。

习总书记指示，要"切实把中医药这一祖先留给我们的宝贵财富继承好、发展好、利用好"，从而对弘扬中医药学、更进一步继承利用好中医药古籍提出了更高的要求。为此我们策划组织了《中医古籍名家点评丛书》，试图在前人整理工作的基础上，通过名家点评的方式，更进一步凸显中医古代要籍的学术精华，为现代中医药的发展提供借鉴。

本丛书遴选历代名医名著百余种，分批出版。所收医药书多为传世、实用，且在校勘整理方面已比较成熟的中医古籍。其中包括常用经典著作、历代各科名著，以及古今临证、案头常备的中医读物。本丛书致力于将现有相关的最新研究成果集于一体，使之具备版本精良、校勘细致、内容实用、点评精深的特点。

参与点评的学者，多为对所点评古籍研究有素的专家。他们学验俱丰，或精于临床，或文献功底深厚，均熟谙该古籍所涉学术领域的整体状况，又对其书内容精要揣摩日久，多有心得。本丛书的"点评"，并非单一的内容提要、词语注释、串讲阐发，而是抓住书中的主旨精论、蕴含深义、疑惑谬误之处，予以点拨评议，或考证比勘，溯源寻流。由于点评学者各有专擅，因此点评的形式风格也或有不同。但其共同之点是有益于读者掌握、鉴识所论医籍或名家的学术精华，领会临床运用关键点，解疑破惑，举一反三，启迪后人，不断创新。

我们对中医药古籍点评工作还在不断探索之中，本丛书可能会有诸多不足之处，亟盼中医各科专家及广大读者给予批评指正。

中国医药科技出版社

2017年8月

余序

作为毕生研读整理、编纂古今中医临床文献的一员，前不久，我有幸看到张同君编审和全国诸多相关教授专家们合作编撰《中医古籍名家点评丛书》的部分样稿。感到他们在总体设计、精选医籍、订正校注，特别是名家点评等方面卓有建树，并能将这些名著和近现代相关研究成果予以提示说明，使古籍的整理探索深研，呈现了崭新的面貌。我认为这部丛书不但能让读者系统、全面地传承优秀文化，而且有利于加强对丛书所选名著学验主旨的认识。

在我国优秀、靓丽的文化中，岐黄医学的软实力十分强劲。特别是名著中的学术经验，是体现"医道"最关键的文字表述。

《礼记·中庸》说："道也者，不可须臾离也。"清代徽州名儒程瑶田说："文存则道存，道存则教存。"这部丛书在很大程度上，使医道和医教获得较为集中的"文存"。丛书的多位编集者在精选名著的基础上，着重"点评"，让读者认识到中医药学是我国优秀传统文化中的瑰宝，有利于读者在系统、全面的传承中，予以创新、发展。

清代名医程芝田在《医约》中曾说："百艺之中，惟医最难。"特别是在一万多种古籍中选取精品，有一定难度。但清代造诣精深的名医尤在泾在《医学读书记》中告诫读者说："盖未有不师古而有济于今者，亦未有言之无文而能行之远者。"这套丛书的"师古济今"十分昭著。中国医药科技出版社重视此编的刊行，使读者如获宝璐，今将上述感言以为序。

中国中医科学院

余瀛鳌

2017年8月

目录 | Contents

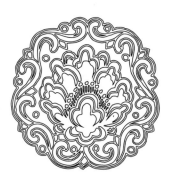

全书点评 | ◉

　　《医门法律》为明末清初医家喻昌撰著。全书分 6 卷，在《内经》《伤寒论》《金匮要略》等基础上对中医望、闻、问、切等诊法详细论述，对《内经》标本、顺应四时、因地制宜、正治、反治、辨脉证相符、辨新病久病、急治缓调、运气学说、用寒远寒、用热远热、约方约药、治病不疏五过、不征四失等内容进行阐发，丰富了中医学理论宝库。又立中寒门、中风门、热湿暑三气门、伤燥门、疟证门、痢疾门、痰饮门、咳嗽门、关格门、消渴门、虚劳门、水肿门、黄瘅门及肺痈肺痿门等，对临床常见外感热病、杂病等病证，从病因病机、治法方药、禁忌以及医生应该遵守的行为规范等方面进行论述，为医生临床诊治疾病创立规矩准绳。论述中每每联系《内经》、张仲景与前贤论述，融入儒家与佛教思想，并不乏自己的心得体会与临床经验，具有参考、指导意义与实用价值，是一本理论与实践相结合的中医专著。《四库全书·提要》称"此书乃专为庸医误人而作。其分别疑似，既深明毫厘千里之谬，使临证者不敢轻尝。其抉摘瑕疵，并使执不寒不热、不补不泻之方，苟且依违迁延致变者皆无所循。其情状，亦可谓思患预防，深得利人之术者"。此评论是妥切的。

一、成书背景

　　喻昌（1585—1664），字嘉言，晚号西昌老人。江西南昌府新建

（今江西省南昌市新建区）人，生活于明万历十三年至清康熙三年。终年80岁。少年时曾治举子业，是明崇祯年间"副榜贡生"，居京城3年，因上书言事未纳，返回江西。曾削发为僧，不久还俗。后居住于常熟，苦读精研医术，逐渐成为名医。《清史稿》称其"才辩纵横，不可一世"，可见其影响之大。《医门法律》始刊于清顺治十五年（1658），喻氏时年74岁，为其晚年学术思想、临床经验颇为成熟时期的作品。明末清初著名文人钱谦益为其作序。顺治期间，两人结交于常熟虞山，喻昌曾为钱氏治奇病，不药而愈。钱氏赞其医术，称其为"圣医"。据传钱氏曾著《喻嘉言逸事》，称喻氏本姓朱，是明朝宗室，明亡后改姓为喻。喻昌的医著还有《尚论篇》《寓意草》等。

二、主要学术思想

1. 传承《内经》，推崇仲景

喻氏在《自叙》中多次提到"发黄岐、仲景之大明"，欲将佛学"与黄岐、仲景两光摄合，宣扬妙义"。在论述治疗痢疾方剂时又表示"谨以黄岐、仲景之法，拟议言之"。可见喻氏十分推崇岐黄之术与仲景学说。本书"申明内经法律""申明仲景律书"两大部分专门传承阐发《内经》与仲景学说。如阐发《内经》有关诊法的内容，在"闻声论"中指出"必问津于《内经》《金匮》，以求生心变化，乃始称为神耳"。在"切脉论"论述切脉部位时指出"部位之分，当求详于《素问》，而参合于《灵枢》。部位一定，胸中茅塞顿开，指下精微毕透，何快如之"。极为重视《内经》的理论学说，在"申明仲景律书"开首指出"原文允为定律，兹特申明十义，不更拟律"，并就风温不可发汗，湿温不可发汗，误治伤寒病致亡血、衄、胃寒、伤脾胃等问题进行论述。在"比类仲景《伤寒论》阳虚阴盛治法并死证三十一则"中，就六经病阳虚阴盛的治法进行归纳整理阐发，指出太阴病不用理中而用四逆者，为仲景之精义等。在"中寒门诸方"中指出仲景《卒病方论》无传，难以征信，故取《伤寒论》14首，《金匮要略》12首治虚寒诸方，进行阐发。认为治暴病之说可深信不疑。又取诸家方治，评定得失大意，以昭法戒，以弘扬《内经》与仲景学说。喻氏可谓《内经》、仲景学说之功臣。

2. 注重医德，创立规范

《医门法律》顾名思义为医界之法与律。从内容看，"法"是按中医理论制定的辨证论治的法则、方法；"律"是据辨证论治法则、方法提出的，医生临床治病的注意点或医生应该自我约束的、不应出现的行为等。凡施治之失，则辨明舛误。真《清史稿》所谓"律者，明著医之所以失，而判定其罪，如折狱然"。《医门法律》确立了医生临床治病的规矩准绳，规范了医生临床的行为，体现了医术与医德并重的思想。喻氏十分重视医生的医德，指出"医，仁术也。仁人君子必笃于情。笃于情则视人犹己，问其所苦，自无不到之处"。要求医者对待病人要如对待自己一样。喻氏认为医之为道大，医之为任重，但现实却不然。他在《自叙》中指出"医以心之不明，术之不明，习为格套，牢笼病者"，以人之身命为尝试，以致"遮天蔽日，造出地狱"。故拟定法律，率由坦道，发岐黄、仲景之大明，创立规范，如指出"凡营病治卫，卫病治营，与夫真邪不别。轻病重治，重病轻治，颠倒误人，医之罪也""凡治病，不问病人所便。不得其情，草草诊过，用药无据，多所伤残，医之过也。"这些罪过既有医术的过失，又有医德的缺失。可见喻氏眼中医生应德才兼备。《四库全书·提要》认为"古来医书，惟著病源治法，而多不及施治之失，即有辨明舛误者，亦仅偶然附论，而不能条条备摘其咎"。《医门法律》为制订医生临床治病规矩准绳的首创者。本书虽刊于清代，但医术与医德并重的思想仍具有现实意义。

3. 提出大气论

喻氏认为天积气，地积形。自然界大气充周磅礴，包举地之积形。寒、暑、燥、湿、风、火之气运化不息，维护自然界正常运行。人以气成形。人有营气、卫气、宗气、脏腑之气、经络之气，各为区分。其所以统摄营卫、脏腑、经络而令充周无间，环流不息，通体节节皆灵者，全赖胸中大气为之主持。并引《素问·五运行大论》"地为人之下，太虚之中……大气举之"的论述作为理论依据。喻氏进一步指出大气聚于胸中，但不同于膻中之气、宗气。大气"外以候肺，内以候胸中"。肺主一身之气，胸中包举肺气于无外，实为胸中之阳气。并举《金匮要略·水气病脉证并治》"大气一转，其气乃散"，治水饮用桂枝去芍药加麻黄、附子通胸中阳气，《金匮要略·胸痹心痛短气病脉证治》治胸痹、心痛，用薤白、白酒通胸中阳气等例子作为论据。喻氏有关"大气论"的论述，丰富了中医学理论宝库，并对临床实践具有实用价值。

4. 论秋燥

喻氏认为，燥与湿有霄壤之殊。燥者，天之气也；湿者，地之气也。水流湿，火就燥，各从其类。春分以后之湿，秋分以后之燥，各司其政。大热之后，继以凉生，凉生而热解，渐至大凉，而燥令乃行焉。认为《内经》"病机一十九条"独遗燥气，《素问·生气通天论》"秋伤于湿，上逆而咳，发为痿厥"是"秋伤于燥"之误。故据《内经》"燥胜则干"的理论，提出了燥病的临床表现、治法方药等。指出在外则皮肤皱揭，在内则精血枯涸，具体归纳了燥邪伤肝、伤肺等的临床表现。对于燥病的治疗，推崇刘河间"补肾水阴寒之虚，泻心火阳热之实，除肠中燥热之甚，济胃中津液之衰"等原则，主张以润剂治燥病，忌用辛香行气，避免助燥伤津。其据"秋燥"学说所创的清燥救肺汤，至今为临床广泛应用。喻氏的"秋燥论"是一大理论创新，丰富了中医学理论，对临床具有实用价值。

5. 论阴病

喻氏认为《内经》凡言阴病，但启其端，弗竟其说。张仲景推演伤寒、中寒为二论，不知中寒论何以不入金匮之藏。故欲拟议仲景传世之文，以窥不传之一斑。喻氏专立《中寒门》论述阴病，认为外寒斩关直入少阴肾脏，肾中阴盛阳微，故曰中寒。卒中寒者，最危最急之候，其脉必微；若肤冷不温，渐至肌硬不柔，是卫外之阳不用；若饮食不化，渐至呕泄痞胀，是脾中之阳不用；若当膺阳碍，渐至窒塞不开，是胸中之阳不用，治疗当以温阳为主。并指出治中寒病用药步骤与注意点，有临床参考价值。又以水气病为例进行论述，认为泛而观之，以为论水而已；详而味之，乃知水虽有阴阳之分，要皆阴象，要皆少阴肾所专司，必肾中真阳亏损，然后其水得以泛滥于周身，骎成滔天莫返。强调阴病阳虚阴盛的病机。喻氏为王好古后又一个对阴病专门论述的医家，其论述丰富了中医阴病的理论与临床实践。

此外，喻氏临床重视脏腑辨证，注重理法方药配合，善用经方，创立新方及诊治外感热病与杂病的思路、方法。反映了喻氏丰富的临床经验，也是中医临床的宝贵财富。

三、学习方法

《医门法律》是一本理论与实践相结合的颇具特色的中医专著。喻氏在《内经》《伤寒论》《金匮要略》等基础上对中医诊法等学术内容的阐发丰富了中医学理论宝库。读者可联系《内经》、仲景学说等中医理论对照学习，理解、掌握、提高中医理论基本知识。此书有关中风、热湿暑、秋燥、疟证、痢疾、痰饮、咳嗽、消渴、虚劳、水肿、黄疸、肺痿、肺痈等病证的论述，既有《伤寒论》《金匮要略》方的临床灵活应用，又有古代著名医家的宝贵临床经验，同时也呈现了喻氏本人的学说与经验，对临床具有指导意义与实用价值。读者可深刻领会，借鉴应用。对本书从注重医德、体恤病人出发提出的医生临床治病的行为规范，都应该遵循实践。

程磐基
2020 年 2 月

整理说明

一、本书以现藏日本早稻田大学图书馆日本宽文五年（1665）刊印之《医门法律》为底本，以《四库全书》中的《医门法律》（简称"四库本"）为主校本进行整理。

二、底本书首有钱谦益所作《医门法律序》，喻昌《医门法律自叙》，陈彦超、朱履谦《读〈尚论〉〈法律〉二书敬赋》，书末有门人钱侗、王允达所作两篇《跋》，为保持原貌予以保留。书首又有"是集穷致物理，发明心地，法开广大之门律间微细之愳，言言闿奥，字字竿头，俨具药王手眼，医圣炉韝，敬授之梓，以为世范。葵锦堂主人识"等题记，本次整理予以删除，不出校记。底本每卷卷首有"西昌喻昌嘉言甫著"字样，本次整理一并删去，不出校记。

三、原书目录不完整，本次整理据正文重新编排，不出校记。原书方剂编号不统一，如目录卷二、卷三方名前有编号，与本卷方剂相对应。目录卷四方名前有编号，但正文卷四方剂不标编号，无对应。目录卷五、卷六方名前无编号。为使全书统一，本次整理将方剂编号删除，不出校记。

四、原书文字为竖排，本次整理改为横排。凡指方位的"左""右"，相应径改为"上""下"，不出校记。并对原文用现行标点符号断句。

五、繁体字、异体字、俗字等一般径改为通行简体字，不出校记。如"礬"改为"矾","煖"改为"暖","脅"改为"胁","扗"改为"在"等。通假字一般出校记，并例书证。

六、对难读的字与词，用拼音注音，并附同音汉字。对难以理解的字与词进行注释，以解释字义、词义为主。

医门法律序

新建①喻征君②嘉言，发挥轩岐、仲景不传之秘，著《尚论编》，余为序。其旨要推本巫医之道术，比于通天地人之儒。世之人河汉③其言，惊而相告者多矣。越二载，征君年七十，始出其《尚论后篇》及《医门法律》，教授学者而复求正于余。

余读《天台止观》，书论四大④五脏，增损得病，因起非一，病相众多，识因治病。举要言之，则有瑜伽四种善巧，杂《阿含》⑤七十二种秘法。其言精深奥妙，殊非世典医经、医方两家所可几及。当知我如来出世为大医王、五地菩萨，方便度生，以善方药疗治诸病。非积劫誓愿，用醍醐⑥上药供养诸佛，教化众生，不能现药王身说法，岂特通天地人之儒也哉！征君外服儒行，内阃心宗，由曹洞⑦《五位君臣旨诀》，妙悟医理，用以判断君臣佐使之法。阴病一论，原本四大，

---

① 新建：今江西省南昌市新建区。

② 征君：征士的尊称。

③ 河汉：喻浮夸而不可信的空话。后引申为不相信或忽视。

④ 四大：佛教以地、水、火、风为四大。认为四者分别包含坚、湿、暖、动 4 种性能，人身由此构成。故亦用作人身的代称。

⑤ 《阿含》：也作《阿含经》。原始佛教基本经典。为梵文的音译，也作阿晗、阿含暮、阿笈摩等。

⑥ 醍醐：从酥酪中提制出的精华。此喻佛教高妙的智慧。

⑦ 曹洞：即曹洞宗。佛教禅宗南宗五家之一，由唐代高僧良价禅师在江西省宜春市宜丰县的洞山创宗，其弟子曹山本寂在宜黄吉水（今江西省抚州市宜黄县曹山）的曹山寺传禅，故后世称为曹洞宗。《五位君臣旨诀》由曹山本寂所著，反映曹洞宗派的禅学理论。

广引三界①台宗、地论之微言，一往参合，所谓如药树王遍体愈病者也。世人规规②焉，量药于寸匕，程方③于点墨，牛羊之眼④，但别方隅，其惊而相告也，不亦宜乎？

然吾观如来之论医，盖莫精于《大涅槃经》旧医客医之说。夫旧医之治病，不别风热寒温，悉令服乳，客医之厉禁之者宜也。厉禁行而王病愈，国无横死，禁乳之效可见于前矣。迨王之热病作也，非乳不起，而客医之所以除病者，即所禁旧医之乳药而已。舍旧医之乳药，而求客医之乳药，虽谒大自在天⑤而请之，岂可得哉？由此观之，病因弘多，病相硕异，古方新病，有不相能。察传变，判生死，在乎三指之间，一息之内。譬如两军相对，决胜负于呼吸⑥，必欲学古兵法，按图列阵，而后从事，良将所不与也。曹洞之宗曰：动成窠臼，著落顾伫，背触俱非，如大火聚⑦。征君之著书，其殆有得于此者乎？佛言：旧医别药如虫食木⑧，智者终不唱言是虫解字。今《尚论》诸书具在，皆客医之乳药也。学者神而明之，无若虫之解字为智人所笑，庶不负征君方便苦心矣。

岁在甲午春王⑨正月虞山友人蒙叟钱谦益⑩谨序

---

① 三界：佛教指众生所居之欲界、色界、无色界。后文"台宗"，指佛教的天台宗流派。后文"地论"，指佛教的地论宗流派。

② 规规：浅陋拘泥貌。此喻学识浅陋。

③ 程方：呈献计策。后文"点墨"，喻极少的文化。

④ 牛羊之眼：即牛羊眼。此喻见识低劣。

⑤ 大自在天：即湿婆。婆罗门教和印度教主神之一。佛经中称为"大自在天"。

⑥ 呼吸：顷刻之间。

⑦ 动成窠臼……如大火聚：语本洞山禅师《宝镜三昧》。谓若妄动必成俗套、错漏、彷徨，如遭大火重重围聚，困在其中。此喻《医门法律》刊出后可能受到的种种评论。

⑧ 虫食木：语出《大般涅槃经》。谓虫子啃食树木，偶尔会在树皮、树叶上咬出文字形状，这只是凑巧。智者不会认为虫子能认字，把字咬出来。此喻偶尔言中真理，并非真正彻悟真理。

⑨ 甲午春王：当为清顺治十一年（1654）正月。春王，即正月。

⑩ 钱谦益：明末清初文学家。字受之，号牧斋、蒙叟、东涧遗老，常熟（今江苏省常熟市）人。明万历年间进士。崇祯时官至礼部侍郎。南明弘光时任礼部尚书。后降清，任礼部侍郎管秘书院事。编有《列朝诗集》，著有《钱注杜诗》《初学集》《有学集》等。

医门法律自叙

　　医之为道大矣，医之为任重矣。中上之医，千里百年，目未易觏①。最上之医，天下古今，指未易屈。世之言医者何夥耶！恃聪明者师心傲物，择焉不精，虽曰屡中，其失亦屡多。守门庭者画焉不入，自窒当机，纵未败事，已咎在误时。工邪僻者心粗识劣，骛险绝根，偶堕其术，已惨同婴刃。病者苦医之聚讼盈庭，具曰予圣。浅者售，伪者售，圆滑者售，而以其身命为尝试。医者苦病之毫厘千里，动罹颠踬②。方难凭，脉难凭，师传难凭，而以人之身命为尝试。所以人之有生，水火、刀兵、禽兽、王法所伤残，不若疾厄之广。人之有死，夭魔、外道、饿鬼、畜类之苦趣，不若地狱之惨。医以心之不明，术之不明，习为格套，牢笼病者。遂至举世共成一大格套，遮天蔽日，造出地狱，遍满铁围山界，其因其果，彰彰如也。经以无明为地狱种子，重重黑暗，无繇③脱度，岂不哀哉！昌也闭目茫然，惟见其暗，然见暗不可谓非明也。野岸渔灯，荒村萤照，一隙微明，举以点缀医门千年黯汶，拟定法律，为率由坦道，聊以行其佛事耳。然微明而洗发黄岐、仲景之大明，明眼得此，闭门造车，出门合辙，自能

---

　　① 觏(gòu 够)：遇见。

　　② 颠踬(zhì 制)：跌倒。此喻处境困难。

　　③ 无繇(yóu 由)：同"无由"。无从。繇，通"由"。清·朱骏声《说文通训定声·孚部》："繇，假借为由。"此指从。

立于无过。即浅见寡闻，苟知因果不昧，敬慎存心，日引月伸，以此炤①其胆，破其昏，而渐充其识。本地风光②，参前倚衡③，亦何愚而不朗澈也耶？先圣张仲景生当汉末，著《伤寒杂证方论》，维时佛法初传中土，无一华五叶④之盛，而性光⑤所摄，蚤⑥与三世圣神、诸佛诸祖把手同行，真医门之药王菩萨、药上菩萨也。第其福缘不及我佛如来亿万分之一分，阅百年再世，寝失其传。后人莫繇仰溯渊源，然且竞相彼揣此摩，各呈识大识小之量，亦性光所摄，无穷极之一斑矣。我佛如来累劫中为大医王，因病立方，随机施药，普度众生。最后一生重补其充足圆满之性，量八万四千法门，门门朗澈底里。诸有情微逗隙光者，咸得随机一门深入，成其佛道。与过去、未来、现在尽虚空法界无量亿，诸佛、诸菩萨光光相荡，于诸佛、诸菩萨本愿本行经咒、偈言，历劫宣扬不尽者，光中莫不彰示微妙，具足灭度。后阿难尊者证其无学，与我佛如来知见无二无别，乃得结集三藏⑦十二部经典，永作人天眼目，济度津梁。夫诸佛菩萨真实了义，从如来金口所宣，如来口宣，又从阿难手集。昌苟性地光明，流之笔墨，足以昭示学人，胡不自澈须眉，脏腑中阴，优游几席，充满烜天赫地、耀古辉今之量。直与黄岐、仲景两光摄合，宣扬妙义，顷刻无欠无余，乃日弄精灵，向棘栗蓬中、葛藤窠里，与昔贤校短论长，为五十步百

---

① 炤(zhào 召)：同"照"。

② 本地风光：形容眼前的景象或事物具有当地的特色。此喻中医学。

③ 参前倚衡：语本《论语·卫灵公》。意指言行要讲究忠信笃敬，站着就仿佛看见"忠信笃敬"4字展现于眼前，乘车就好像见其在车辕的横木上。此喻忠信笃敬医理。

④ 一华五叶：又作一花五叶。佛教用语，指禅宗。禅宗自六祖惠能后，衍成曹洞、临济、云门、沩仰、法眼五派，故称为一华五叶。

⑤ 性光：灵修类专业术语。指佛家、道家、气功等灵修功态中，脑海所能见到的"光"。此喻佛学。

⑥ 蚤：通"早"。《史记·扁鹊仓公列传》："能使良医得蚤从事，则疾可已。"本书同。

⑦ 三藏：佛教经典的总称。分经、律、论3部分。经，总说根本教义；律，记述戒规威仪；论，阐明经义。后文"十二部经典"，指佛经分为12类，即长行、重颂、孤起、譬喻、因缘、无问自说、本生、本事、未曾有、方广、论议、授记。

步之走，路头差别，莫此为甚。发刻之稿凡十易，已刻之板凡四更，唯恐以凡人知见杂揉圣神知见，败絮补葺①美锦，然终不能免也。其于风、寒、暑、湿、燥、火六气及杂证多门，殚一生力补之不能尽补，即殚千生力补之不能尽补，从可推也。途穷思返，斩绝意识，直截饭禅，通身汗下，险矣！险矣！尚敢漫言殊途同归也哉？此重公案，俟可补乃补之耳。

顺治十五年上元②吉旦③，西昌喻昌嘉言老人
时年七十有四序

【点评】叙著书之缘由，以佛家心肠，参照佛教戒律，结合岐黄、仲景精义为医门创立规范。《四库全书》认为"此书乃专为庸医误人而作。"

---

① 补葺（qì 气）：修补。
② 上元：元宵节的别称。
③ 吉旦：此指吉祥的日子。

读《尚论》《法律》二书敬赋

神农继天立人极，毒药亲尝疗民疾，上下中分三品图，历代推崇广其帙。《黄帝内经》穷神化，稽古开蒙功莫大，君臣拜起一堂间，问难更端日不暇。尧舜禹汤中允执，道统相承医统失，耕莘伊尹《汤液》传，但明《本草》无他述。《周礼》重医官寝革，只供医事弗谋国，神工非不显当时，后代宗之无可核。《难经》九九卓无伦，阐发经言颂越人，又以禁方刊弗载，遗其实用体空存。仲景《伤寒》五百十，合之杂证多篇什，圣法神方两擅奇，斯文炳若中天日。庙堂金匮珍明作，民间贤士传心学，何期汉晋兵火久，弟子流亡书散错。叔和门外缉遗编，次序淆讹宗旨愆，百二重关参莫透，空阅英贤亿万千。假饶①仲景俎豆②陈，堂上配享虚无人，卫沈庞朱③分两庑④，叔和无己非其伦。杲日阴霾道魔障，天心未启斯文丧，先生励志论其书，逃禅先剖光明藏。昼夜俯躬如执笏⑤，凝神辨解微细惑，有时事理不相

---

① 假饶：纵使。

② 俎(zǔ组)豆。即俎和豆。古代祭祀、燕飨时盛食物用的两种礼器。亦泛指各种礼器。此喻仲景著作像礼器一样陈列。俎，同俎。

③ 卫沈庞朱：卫沈，一作卫汛，后汉时医家，张仲景弟子，著《小儿颅囟方》等，均佚。庞朱，宋代医家庞安时、朱肱。

④ 两庑(wǔ伍)：宫殿或祠庙东西两侧的房子。此喻分为两列。庑，堂下周围的走廊、廊屋。

⑤ 执笏(hù互)：拿着笏板。古代臣子朝见君王或臣僚相见时手持玉石、象牙或竹、木的手板为礼。此喻恭敬。

融，前渊后虎心神迫。一禅坐彻笔花坠，顽石迸裂泥团碎，轩岐奉手传符节①，仲景怡颜托精粹。接笋开山②手眼具，抽丝引绪经纶著，罔象探获沧海珠，阆风③吹灿寒崖树。仲景重光补天日，狂澜忽砥千寻石，从兹医圣后先起，万火传薪光不熄。先生难老存天相，德盛自应福无量，彻骨清癯淡世缘，转向医门作榜样。先生大智行无事，曲士牵常问奚自，不二天工物自荣，东风生面人难似。古圣传经成医德，先生铸古昭医式，定为《法律》拟三乘④，普渡群工登乐国。重锦为韬什袭⑤藏，熏沐开缄读几行，精心一洗前闻陋，竿头纵步蹑虚皇⑥。

吾师舍荣名而逃禅，著书聿成千秋大业。敬赋变韵古风⑦五百四言⑧用。引其端明。夫担荷圣神一脉渊源，云：尔无溢辞也。

古嫠门人陈彦超、朱履谦联句拜赋

---

① 符节：古代派遣使者或调兵时用作凭证的东西。此喻医术。
② 接笋开山：笋，榫头。接榫，即连接榫头，此喻前后衔接。开山，佛教用语，指最初在某个名山建立寺院，此喻创建新学说。
③ 阆风：即阆风巅，山名，传说中神仙居住的地方，在昆仑之巅。
④ 三乘：佛教用语。指小乘（声闻乘）、中乘（缘觉乘）和大乘（菩萨乘）。三者均为浅深不同的解脱之道。亦泛指佛法。
⑤ 什袭：指把物品一层层地包起来，以示珍贵。
⑥ 虚皇：道教神名，即高上虚皇道君。
⑦ 古风：泛指古代文章或书籍。此指中医学古籍。
⑧ 五百四言：五百，亦作"伍伯"，古代衙门中的役卒，此喻普通民众。四言，即四言诗，此喻通俗的文字。

卷之一

一明望色之法

望色论 附律一①条

喻昌曰：人之五官百骸，赅而存者，神居之耳。色者，神之旗也。神旺则色旺，神衰则色衰，神藏则色藏，神露则色露。帝王之色，龙文凤彩。神仙之色，岳翠山光。荣华之色，珠明玉润。寿耇②之色，柏古松苍。乃至贫夭之色，重浊晦滞，枯索③垩鲝④，莫不显呈于面。而病成于内者，其色之著见，又当何如？《内经》举面目为望色之要，谓面黄目青、面黄目赤、面黄目白、面黄目黑者，皆不死。面青目赤、面赤目白，面青目黑、面黑目白、面赤目青，皆死。盖以黄为中土之色，病患面目显黄色，而不受他色所侵则吉。面目无黄色，而惟受他色所侵则凶。虽目色之黄，湿深热炽，要未可论于死生之际也。然五脏善恶之色见于面者，额、颊、鼻、颐，各有分部。《刺热篇》谓：肝热病者，左颊先赤。心热病者，额先赤。脾热病者，鼻先赤。肺热病者，右颊先赤。肾热病者，颐先赤。病虽未发，见赤色者，刺之，名曰治未病。是则五脏分部见于面者，在所加察，不独热病为然矣。然更有进焉，则目下之精明，鼻间之明堂是也。《经》谓精明五色者，气之华也。是五脏之精华，上见为五色，变化于精明

---

① 一：原作"二"，据正文内容改。
② 寿耇(gǒu 苟)：老年人。
③ 枯索：憔悴。
④ 垩(è 饿)鲝：垩，白色泥土。鲝，黑里带黄的颜色。

之间，某色为善，某色为恶，可先知也。谓容色见上下左右，各在其要。是明堂上下左右，可分别其色之逆从，并可分别男女色之逆从，故为要也。察色之妙，无以加矣。仲景更出精微一法，其要则在中央鼻准。毋亦以鼻准在天为镇星，在地为中岳，木金水火四脏，病气必归并于中土耶。其谓鼻头色青，腹中苦冷痛者死。此一语独刊千古。后人每恨《卒病论》亡，莫繇仰溯渊源，不知此语，正其大旨也。盖厥阴肝木之青色，挟肾水之寒威，上征于鼻，下征于腹，是为暴病，顷之亡阳而卒死耳。其谓鼻头色微黑者有水气，又互上句之意。见黑虽为肾阴之色，微黑且无腹痛，但主水气，而非暴病也。谓色黄者胸上有寒。寒字，《伤寒论》中多指为痰，言胸有积痰也。谓色白者亡血，白者肺之色。肺主上焦，以行营卫，营不充，则鼻色白，故知亡血也。谓设微赤非时者死。火之色归于土，何遽主死？然非其时而有其气，则火非生土之火，乃克金之火，又主脏燥而死矣。次补察目一法，谓其目正圆者痓①，不治。次补察面五法，谓色青为痛，色黑为劳，色赤为风，色黄者便难，色鲜明者有留饮。黄色鲜明为留饮，又即色黄者胸上有寒之互辞。语语皆表章《内经》，补其未备，故可法可传也。色之善者，青如翠羽，赤如鸡冠，黄如蟹腹，白如豕膏，黑如乌羽。色之恶者，青如草兹，赤如衃血，黄如枳实，黑如炱②，白如枯骨。五脏有精华则色善，无精华则色恶，初非以青黑为大忌也。未病先见恶色，病必恶。《灵枢》谓：赤色出于两颧，大如拇指，病虽小愈，必卒死。黑色出于天庭，大如拇指，必不病而卒死。义与容色见明堂上下左右同，而此为暴病耳。若夫久病之色，必有受病之应。肺热病者，色白而毛败应之。心热病者，色赤而络脉溢应之。肝热病者，色苍而爪枯应之。脾热病者，色黄而肉蠕动应之。肾热病者，色

---

① 痓（zhì 至）：疑为"痉"之误。又：痓，痉病之轻者。
② 炱（tái 台）：由烟凝积成的黑灰。

黑而齿槁①应之。夫病应其色，庸工亦多见之。然冀嘘枯泽槁于无益之日，较之治未病者，不啻倍蓰无算矣。更有久见病色，其人原不病者，庸工且心炫而窃疑之，殊不知此络脉之色，不足畏也。盖阴络之色，随其经而不变，色之变动无常者，皆阳络之色也。寒多则凝泣，凝泣则青黑。热多则淖泽，淖泽则黄赤。《内经》谓此皆无病，何反怪之耶？然而察色之法，亦有其传。岐伯谓：生于心，如以缟裹朱。生于肺，如以缟裹红。生于肝，如以缟裹绀。生于脾，如以缟裹栝蒌实。生于肾，如以缟裹紫。缟，素帛②也。加于朱、红、绀、黄、紫之上，其内色耀映于外，若隐若见。面色由肌内而透于外，何以异此？所以察色之妙，全在察神。血以养气，气以养神，病则交病。失睡之人，神有饥色。丧亡之子，神有呆色。气索自神失所养耳。小儿布痘，壮火内动，两目先现水晶光，不俟痘发，大剂壮水以制阳光，俾毒火一线而出，不致燎原，可免劫厄。古今罕及此者，因并志之。

【点评】本节论述《内经》、仲景望诊之内容与临床意义，阐发五色主病特点。认为黄为中土之色，并以此辨吉凶。又以五脏热病为例，指出病未发而色赤者可先刺，为治未病之法。提出"察色之妙，全在察神"的观点，主张察色与望神相结合，以观察气血之盛衰；强调临床望诊察色的重要性。

律一条

凡诊病不知察色之要，如舟子不识风汛，动罹覆溺，卤莽粗疏，医之过也。

---

① 槁：通"槁"，枯槁。《说苑·建本》："父以子为本，子以父为本，弃其本者，荣华槁矣。"

② 帛：四库本作"白"。

一明闻声之法

闻声论 附律二条

喻昌曰：声者，气之从喉舌而宣于口者也。新病之人，声不变。小病之人，声不变。惟久病苦病，其声乃变。迨声变，其病机显呈而莫逃，所可闻而知之者矣。《经》云：闻而知之谓之神。果何修而若是？古人闻隔垣之呻吟叫哀，未见其形，先得其情，若精心体验，积久诚通。如瞽者之耳偏聪，岂非不分其心于目耶？然必问津于《内经》《金匮》，以求生心变化，乃始称为神耳。《内经》本宫、商、角、徵、羽五音，呼、笑、歌、哭、呻五声，以参求五脏表里虚实之病、五气之邪。其谓肝木在音为角，在声为呼，在变动为握。心火在音为徵，在声为笑，在变动为忧。脾土在音为宫，在声为歌，在变动为哕。肺金在音为商，在声为哭，在变动为咳。肾水在音为羽，在声为呻，在变动为栗。变动者，迁改其常志也。以一声之微，分别五脏，并及五脏变动，以求病之善恶，法非不详。然人之所以主持一身者，尤在于气与神焉。《经》谓：中盛脏满，气胜伤恐者，声如从室中言，是中气之湿也。谓言而微，终日乃复言者，此夺气也。谓言语善恶不避亲疏者，此神明之乱也。是听声中，并可得其神气之变动，义更精矣。《金匮》复以病声内合病情，谓病人语声寂寂然喜惊呼者，骨节间病。语声暗暗然不彻者，心膈间病。语声啾啾然细而长者，头中病。只此三语，而下、中、上三焦受病，莫不有变动可征，妙义天开，直可隔垣洞晰。语声寂寂然者，不欲语而欲嘿①也。静嘿统属三阴，此则颛②系厥阴所主。何以知之？厥阴在志为惊，在声为呼，病本缄默，而有时惊呼，故知之耳。惟在厥阴，病必深入下焦骨属筋节

---

① 嘿（mò 莫）：同"默"。不说话。

② 颛（zhuān 专）：通"专"。《史记·陈涉世家》载："客愚无知，颛妄言。"下同。

间也。喑喑然声出不彻者，声出不扬也。胸中大气不转，出入升降之机，艰而且迟，是可知其病在中焦胸膈间也。啾啾然细而长者，谓其声自下焦阴分而上，缘足太阳主气，与足少阴为表里，所以肾邪不剂颈而还，得从太阳部分达于巅顶。肾之声本为呻，今肾气从太阳经脉直攻于上，则肾之呻，并从太阳变动，而啾唧细长，为头中病也。得仲景此段，更张其说，而听声察病，愈推愈广，所以书不尽言，学者当自求无尽之藏矣。

【点评】本节论述《内经》《金匮要略》闻诊之内容与临床意义。认为新病、小病，声不变；久病、苛病，声乃变。临床可据患者声之变化测病机，即闻而知之。指出声之变化是人体正气、神志的具体反映，据此可辨病的部位、轻重等。并以《金匮要略》据病声辨疾病内容进行论述。

律二条

凡闻声不能分呼、笑、歌、哭、呻，以求五脏善恶，五邪所干，及神气所主之病者，医之过也。

凡闻声不别雌、雄、长、短，出于三焦何部者，医之过也。

一明辨息之法

辨息论　附律一条

喻昌曰：息出于鼻，其气布于膻中。膻中宗气，主上焦息道，恒与肺胃关通，或清而徐，或短而促，咸足以占宗气之盛衰。所以《经》云：乳之下，其动应衣，宗气泄也。人顾[①]可奔迫无度，令宗气

---

① 顾：难道。

盛喘数急，有余反成不足耶？此指呼出为息之一端也。其谓起居如故而息有音，此肺之络脉逆也。不得卧而息有音者，足阳明之逆也。益见布息之气关通肺胃，又指呼出为息之一端也。呼出心肺主之，吸入肾肝主之，呼吸之中，脾胃主之，故惟脾胃所主中焦为呼吸之总持。设气积贲门不散，两阻其出入，则危急存亡，非常之候。善养生者，俾贲门之气传入幽门，幽门之气传二阴之窍而出，乃不为害。其上焦下焦，各分呼出吸入，未可以"息"之一字统言其病矣。此义惟仲景知之，谓息摇肩者，心中坚。息引胸中上气者，咳。息张口短气者，肺痿唾沫。分其息颛主乎呼，而不与吸并言，似乎创说。不知仲景以述为作，无不本之《内经》。昌前所拟呼出为息二端，不足尽之。盖心火乘肺，呼气奔促，势有必至，呼出为心肺之阳，自不得以肝肾之阴混之耳。息摇肩者，肩随息动，惟火故动也。息引胸中上气咳者，肺金收降之令不行，上逆而咳，惟火故咳也。张口短气，肺痿唾沫，又金受火刑①，不治之证，均以出气之粗，名为息耳。然则曷不径以呼名之耶？曰：呼中有吸，吸中有呼，剖而中分，圣神所不出也。但以息之出者，主呼之病。而息之入者，主吸之病，不待言矣。《经》谓：乳子中风热，喘鸣肩息，以及息有音者，不一而足。惟其不与吸并言，而吸之病，转易辨识。然尚恐后人未悉，复补其义云：吸而微数，其病在中焦，实也，当下之即愈，虚者不治。在上焦者其吸促，在下焦者其吸迟，此皆难治。呼吸动摇振振者不治。见吸微且数，吸气往返于中焦者速，此必实者下之，通其中焦之壅而即愈。若虚则肝肾之本不固，其气轻浮，脱之于阳，不可治矣。昌前所指贲门、幽门不下通，为危急存亡非常之候者此也。在上焦者其吸促，以心肺之道近，其真阴之虚者，则从阳火而升，不入于下，故吸促，是上焦未尝不可候其吸也。下焦者其吸迟，肝肾之道远，其元阳之衰者，则困于

---

① 刑：四库本作"形"。

阴邪所伏，卒难升上，故吸迟。此真阴元阳受病，故皆难治。若呼吸往来，振振动摇，则营卫往返之气已索，所存呼吸一线耳，尚可为哉？学者先分息之出入，以求病情，既得其情，合之愈益不爽，若但统论呼吸，其何以分上、中、下三焦所主乎？噫，微矣！

【点评】本节论述辨呼吸的临床意义。认为呼吸出于鼻，其气布于膻中，可辨宗气之盛衰；又呼出心肺主之，吸入肾肝主之，呼吸之中，脾胃主之；脾胃主中焦为呼吸之总持；当辨呼之病与吸之病。并举《金匮要略》等辨呼吸内容论述。对临床有参考意义。

律一条

凡辨息不分呼出吸入，以求病情，毫厘千里，医之过也。

一明胸中大气之法

大气论　　附律一条

喻昌曰：天，积气耳；地，积形耳；人，气以成形耳。惟气以成形，气聚则形存，气散则形亡。气之关于形也，岂不钜①哉？然而身形之中，有营气、有卫气、有宗气、有脏腑之气、有经络之气，各为区分。其所以统摄营卫、脏腑、经络而令充周无间，环流不息，通体节节皆灵者，全赖胸中大气为之主持。大气之说，《内经》尝一言之。黄帝问：地之为下否乎？岐伯曰：地为人之下，太虚之中者也。曰：冯②乎？曰：大气举之也。可见太虚寥廓，而其气充周磅礴，足以包

---

①　钜：同"巨"，大。

②　冯：通"凭"，凭靠。《左转·僖公二十八年》："请与君之士戏，君冯轼而观之，得臣与寓目焉。"

举地之积形，而四虚无着，然后寒、暑、燥、湿、风、火之气，六入地中而生其化。设非大气足以苞①地于无外，地之震崩坠陷，且不可言，胡以巍然中处，而永生其化耶？人身亦然，五脏六腑，大经小络，昼夜循环不息，必赖胸中大气斡旋其间。大气一衰，则出入废，升降息，神机化灭，气立孤危矣。如之何其可哉！《金匮》亦常②一言之曰：营卫相得，其气乃行；大气一转，其气乃散。见营卫两不和谐，气即痹而难通，必先令营卫相得，其气并行不悖，后乃俟胸中大气一转，其久病驳劣③之气始散。然则大气之关于病机若此，后人不一表章，非缺典乎？或谓大气即膻中之气，所以膻中为心主，宣布政令臣使之官。然而参之天运，膻中臣使，但可尽寒、暑、燥、湿、风、火六入之职，必如太虚中空洞汹穆④，无可名象，苞举地形，永奠厥中，始为大气。膻中既为臣使之官，有其职位矣，是未可言大气也。或谓大气即宗气之别名。宗者，尊也，主也，十二经脉奉之为尊主也。讵知宗气与营气、卫气分为三隧，既有隧之可言，即同六入地中之气，而非空洞无着之比矣。膻中之诊即心包络。宗气之诊在左乳下，原不与大气混诊也。然则大气于何而诊之？《内经》明明指出，而读者不察耳。其谓上附上，右外以候肺，内以候胸中者，正其诊也。肺主一身之气，而治节行焉。胸中苞举肺气于无外，故分其诊于右寸，主气之天部耳。《金匮》独窥其微，举胸痹、心痛、短气，总发其义于一门，有谓气分心下，坚大如盘，边如旋杯，水饮所作。形容水饮久积胸中不散，伤其纲氲⑤之气，乃至心下坚大如盘，遮蔽大气不得透过，只从旁边辗转如旋杯之状，正举空洞之位水饮占据为言。其用桂枝去芍药加麻黄、附子，以通胸中阳气者，阳主开，阳盛

---

① 苞：通"包"，包裹。清·段玉裁《说文解字注·艸部》："苞，假借为包裹。"
② 常：通"尝"，曾经。《韩非子·外储说左上》载："主父常游于此。"本书同。
③ 驳劣：即驳驳劣劣。莽薉。此喻病邪。
④ 汹(wù雾)穆：深微貌。此喻天空空洞精深微妙。
⑤ 纲氲：古代指阴阳二气交互作用的状态。此喻正气。四库本作"纲缊"。

则有开无塞，而水饮之阴可见睨①耳。其治胸痹心痛诸方，率以薤白、白酒为君，亦通阳之义也。若胸中之阳不亏，可损其有余，则用枳术汤足矣。用枳必与术各半，可过损乎？识此以治胸中之病，宁不思过半乎？人身神脏五，形脏四，合为九脏②，而胸中居一焉。胸中虽不藏神，反为五神之主。孟子之善养浩然③，原思之歌声若出金石④，其得全于天，不受人损为何如？今人多暴其气而不顾，迨病成，复损其气以求理。如《本草》云：枳壳损胸中至高之气。亦有明言，何乃恣行无忌耶？总由未识胸中为生死第一关耳，特于辨息之余，补大气论以明之。

【点评】"大气论"是喻氏的主要学术思想。《素问·五运行大论》指出："地为人之下，太虚之中。"而人之所以能在太虚之中生存，是由"大气举之"所致。"大气"，王冰释为"造化之气"。据此，喻氏认为自然界大气充周磅礴，包举地之积形。寒、暑、燥、湿、风、火之气运化不息，维护自然界正常运行。而人体身形之中的诸气之所以能发挥正常生理功能，全赖胸中大气为之主持。若大气衰则出入废，升降息，神机灭。喻氏认为大气聚于胸中，但不同于膻中之气、宗气。大气"外以候肺，内以候胸中"。肺主一身之气，胸中包举肺气于无外，实为胸中之阳气。并引《金匮要略·水气病脉证并治》"大气一转，其气乃散"，与桂枝

---

① 睨：原误作"睨"，四库本同。据本书《痰饮门·痰饮留伏论》改。本书同。睨，日光。

② 九脏：心、肝、肺、脾、肾、胃、大肠、小肠、膀胱的合称。《素问·三部九候论》："故神五脏，形四脏，合为九脏。"

③ 孟子之善养浩然：出《孟子》"我善养吾浩然之气"。指孟子善于培养他本人拥有的浩然之气。

④ 原思之歌声若出金石：原思即原宪，字子思，春秋末年宋国商丘人。孔子72弟子之一。出身贫寒，一生安贫乐道，不愿与世俗合流。孔子死后，原宪居住在卫国一个小巷内，茅屋简陋，粗茶淡饭，生活清苦。原宪不以为然，整天弹琴歌唱，颂扬其祖先的诗歌《商颂》，声满天地，若出金石。

去芍药加麻黄、附子通胸中阳气等例子作为论据，以完善"大气论"观点。喻氏有关"大气论"的论述，对于丰富中医学理论宝库与临床实践有参考价值。

律一条

凡治病伤其胸中正气，致令痞塞、痹痛者，此为医咎。虽自昔通弊，限于不知，今特著为戒律，不可获罪于冥冥①矣。

一明问病之法

问病论　附律一条

喻昌曰：医，仁术也。仁人君子必笃于情。笃于情则视人犹己，问其所苦，自无不到之处。古人闭户塞牖，系之病者，数问其情，以从其意，诚以得其欢心。则问者不觉烦，病者不觉厌，庶可详求本末而治无误也。如尝贵后贱，病名脱营。尝富后贫，病名失精。以及形志苦乐，病同治异。饮食起居，失时过节。忧愁恐惧，荡志离魂。所喜所恶，气味偏殊。所宜所忌，禀性迥异，不问何以相体裁方耶？所以入国问俗，入家问讳，上堂问礼，临病人问所便。便者，问其居处动静，阴阳寒热，性情之宜。如问其为病热，则便于用寒。问其为病寒，则便于用热之类，所谓顺而施之也。人多偏执己见，逆之则拂其意，顺之则加其病，莫如之何。然苟设诚致问，明告以如此则善，如彼则败，谁甘死亡而不降心以从耶？至于受病情形，百端难尽。如初病口大渴，久病口中和，若不问而概以常法治之，宁不伤人乎？如未病素脾约，才病忽便利，若不问而计日以施治，宁不伤人乎？如未病

---

① 冥冥：懵懂无知貌。此喻糊涂无知。

先有锢疾[①]，已病重添新患，若不问而概守成法治之，宁不伤人乎？如疑难证，着意对问，不得其情，他事间言，反呈真面，若不细问而急遽妄投，宁不伤人乎？《病形篇》谓：问其病，知其处，命曰工。今之称为工者，问非所问，谀佞其间，病者欣然乐从。及病增，更医亦复如是。乃至徬徨医药，偶遇明者，仍复不投，此宜委曲开导，如对君父，未可飘然自外也。更可怪者，无知戚友探问，忘其愚陋，强逞明能，言虚道实，指火称痰，抑孰知其无责而易言耶？坐令依傍迎合，酿成末流，无所底止，良足悼矣。吾徒其明以律己，诚以动人，共砥狂澜乎？

【点评】此节叙述问诊的重要性。主张通过问诊详疾病、求本末而诊治无误，并强调注重问诊态度与方法，对患者应如对君父，未可飘然自外，宜入乡随俗，委曲开导，使病者不觉厌。这也体现了医生的医德。

律一条

凡治病不问病人所便，不得其情，草草诊过，用药无据，多所伤残，医之过也。

一明切脉之法

切脉论　　附律一条

喻昌曰：脉者，开天辟地，生人之总司，有常而不间断者也。是故天有三垣九道，而七政并行于其间，若运璇玑[②]者，天之脉也。地

---

① 锢疾：即痼疾，经久难治的疾病，顽疾。锢，通"痼"，经久难治愈的顽疾。《正字通·金部》："锢，久固之疾曰锢。俗作'痼'。"
② 璇玑：一种古代天文仪器，亦指北斗星中的前四星。此喻天体。

有九州四海，而经脉会通于其间，若施《八索》①者，地之脉也。人有九脏六腑，十二经、十五络，而营卫充灌于其间，若环转者，人之脉也。上古圣神，首重切脉，虽精微要渺，莫不显传。然以其精微要渺也，后人转摹转失，竟成不传之绝学。有志于切脉者，必先凝神不分，如学射者先学不瞬，自为深造，庶乎得心应手，通于神明。夫岂一蹴可几？然必下指部位分明，尽破纷纭，坦然由之无疑，乃有豁然贯通之日。否则童而习之，白首不得。徒以三指一按，虚应故事，可鄙孰甚？且如心与小肠同诊，肺与大肠同诊，有识者咸共非之，只以指授无人，未免姑仍其陋。毋亦谓心之脉络小肠，小肠之脉络心。肺之脉络大肠，大肠之脉络肺，较他腑之不相络者，此为近之耶。不知此可以论病机，如心移热于小肠，肺移热于大肠之类，不可以定部位也。部位之分，当求详于《素问》，而参合于《灵枢》。部位一定，胸中茅塞顿开，指下精微毕透，何快如之！《素问》谓：尺内两傍，则季胁也。尺外以候肾，尺里以候腹。中附上，左外以候肝，内以候鬲②，右外以候胃，内以候脾。上附上，右外以候肺，内以候胸中，左外以候心，内以候膻中。前以候前，后以候后。上竟上者，胸喉中事也。下竟下者，少腹、腰、股、膝、胫、足中事也。又谓下部之天以候肝，地以候胃，人以候脾胃之气。中部之天以候肺，地以候胸中之气，人以候心。上部之天以候头角之气，地以候口齿之气，人以候耳目之气。后人谁不读之？只以六腑茫无所属，不如叔和之《脉经》显明。是以有晋至今，几千年江河不返也。不知"尺外以候肾，尺里以候腹"二语已尽其义，何自昔相传之误耶？参之《灵枢》，面部所主，五脏六腑，兼统无遗，更何疑哉？黄帝授雷公察色之诀，谓：庭者，首面也。庭者，颜也，额也，天庭也。位最高，色见于此者，上应首面之疾。阙上者，咽喉也。阙在眉心，眉心之上，其位亦高，故应咽喉。阙中者，肺也。眉

---

① 《八索》：古书名。多指古代典籍。此喻古训。
② 鬲：通"膈"，膈膜。《洪武正韵·陌韵》："膈，胸膈心脾之间。通作鬲。"本书同。

心中部之最高者，故应肺。**下极者，心也。**山根也，两目之间，心居肺之下，故下极应心。**直下者，肝也。**下极之下为鼻柱，即年寿也。肝在心之下，故直下应肝。**肝左者，胆也。**胆附于肝之短叶，故肝左应胆，在年寿左右。**下者，脾也。**年寿之下准头，是为面王，亦曰明堂。准头属土，居面之中央，故以应脾。**方上者，胃也。**准头两旁，迎香之上，鼻隧是也。脾与胃为表里，脾居中而胃居外，故方上应胃。**中央者，大肠也。**面肉之中央，迎香之外，颧骨之下，大肠之应也。**挟大肠者，肾也。**挟大肠者，颊之上也。四脏皆一，惟肾有两，四脏居腹，惟肾附脊，故四脏次于中央，而肾独应于两颊。**当肾者，脐也。**肾与脐对，故当肾之下应脐。**面王以上者，小肠也。**面王，鼻准也。小肠为腑，应挟两颧，故面王之上，两颧之内，小肠之应也。**面王以下者，膀胱、子处也。**面王以下者，人中也。是为膀胱、子处之应。观面色，五脏六腑之应。迎香外颧骨下，为大肠之应。面王以上，为小肠之应。面王以下，为膀胱、子户之应。合之尺外以候肾，尺里以候腹中，推论其位置，一一可得指明之矣。左尺为天一所生之水，水生肝木，木生君火，君火生右尺相火，相火生脾土，脾土生肺金。五脏定位原不殊，但小肠当候之于右尺，以火从火也。大肠当候之于左尺，以金从水也。三焦属火，亦候于右肾。膀胱属水，亦候于左肾。一尺而水火两分，一脏而四腑兼属，乃天然不易之至道。盖胸中属阳，腹中属阴，大肠、小肠、膀胱、三焦所传渣滓水液浊气皆阴，惟腹中可以位置。非若胃为水谷之海，清气在上。胆为决断之官，静藏于肝，可得位之于中焦也。至于上焦，重重鬲膜，遮蔽清虚之宇，莲花之脏，惟心肺得以居之，而诸腑不预焉。所谓鬲肓之上，中有父母者是也。心为阳，父也。肺为阴，母也。心主血，肺主气，共营卫于周身，非父母而何？然心君无为而治，肺为相傅，华盖而覆于心上，以布胸中之气，而燮理其阴阳。膻中为臣使，包裹而络于心下，以寄喉舌之司，而宣布其政令，是心包为包裹心君之膜，而非腑矣。第心火寂然不动，动而传之心包，即合相火。设君火不动，不过为相火之虚位而已。三焦之火，传入心胞，即为相火。设三焦之火不上，亦不过为相火之虚位而已。《素问》谓手少阳与心主为表里。《灵枢》谓手厥阴之脉出属心包①络，下鬲历络三焦。手少阳之脉，散络心包，合心主，正见心包相火与手少阳相火为表里，故历络于上下而两相输应也。心君大②宁，则相火安然不动，而膻中喜乐出焉。心君扰乱，则相火翕然从之，而百度改其常焉。心包所主二火之出入关系之重如此，是以亦得分手经之一，而可称为腑耳。夫岂六腑之外，更添一腑哉？至若大肠小肠，浊阴之最者，乃与心肺同列，混地狱于天堂，安乎？不安乎？岂有浊气上干，三焦交乱，尚可称为平人乎？敢著之为法，一洗从前之陋。

【点评】此节论述切脉的理论与临床意义。指出切脉必先凝神不分，自为深造，才能得心应手，通于神明。认为当明确脉象的所主部位，以候相关病证及病因病机。并以《素问》《灵枢》阐述脉象相关部位的临床意义。对临床有参考价值。

律一条

凡诊脉不求明师传授，徒遵往法，图一弋获，以病试手，医之过也。

一明合色脉之法

合色脉论　　附律一条③

喻昌曰：合色脉之法，圣神所首重，治病之权舆④也。色者，目之所见。脉者，手之所持。而合之于非目非手之间，总以灵心为质。

---

① 包：四库本作"胞"。

② 大：四库本作"泰"。

③ 附律一条：此后原衍"附辨脉十法"5字。四库本同。底本无"辨脉十法"内容，已据本书目录删。

④ 权舆：开始。

《内经》云：上古使僦贷季①理色脉而通神明，合之金、木、水、火、土，四时、八风②、六合，不离其常。是则色脉之要，可通神明。直以之下合五行休王③，上副④四时往来，六合之间，八风鼓坼，不离常候，咸可推其变化而前知，况人身病机乎？又云：色之变化，以应四时之脉，此上帝之所贵，以合于神明也。所以远死而近生，是色之变化于精明之间者，合之四时之脉，辨其臧否，蚤已得生死之征兆，故能常远于死而近于生也。常远于死而近于生，宁不足贵乎？其谓善诊者，察色按脉先别阴阳，审清浊而知部分，视喘息听音声而知所苦。观权衡规矩，按尺寸，观浮沉滑涩而知病所生。是由色脉以参合于视息听声，相时而求病所生之高下中外矣。精矣！微矣！要未可为中人以下者道也。是以有取于上工、中工、下工三等。上工十全九，中工十全七，下工十全六。故云：善调尺者不待于寸，善调脉者不待于色，又根本枝叶之分矣。然必能参合三者而兼行之，更为本末皆得之上工也。合之维何？五脏之色在王时见者：春苍、夏赤、长夏黄、秋白、冬黑。五脏所主外荣之常，白当肺当皮，赤当心当脉，黄当脾当肉，青当肝当筋，黑当肾当骨。五脏之脉，春弦、夏钩、秋毛、冬石，强则为太过，弱则为不及。四时有胃曰平，胃少曰病，无胃曰死。有胃而反见所胜之脉，甚者今病，微者至其所胜之时而病。合其色脉而互推之，此非显明易遵者乎？仲景亦出方便法门，谓寸口脉动者，因其王时而动。假令肝色青而反⑤白，非其时色脉见，皆当病。盖两手太阴经之脉，总称寸口，因其王时而动者，肝王色青，其脉之

---

① 僦贷季：传说中的上古医学家，相传为黄帝时代人，岐伯之师，善察理脉，通晓神明。

② 八风：八种不同方向的风，即东风、西风、南风、北风、东北风、西北风、东南风、西南风。

③ 王：通"旺"。兴旺。《庄子·养生主》："神虽王，不善也。"本书同。

④ 副：符合。

⑤ 反：同"返"，返回。四库本作"返"。

动当微弦，设反见白色，反得毛脉，至其所不胜之时而死矣。惟木①王之色脉，青而且弦，为得春令之正。此外不但白色毛脉为鬼贼，即见赤、黄、黑之色，得钩、代、石之脉，皆当主病，特有轻重之分耳。《内经》言法已详，仲景复以金针度之，学者可不明哉？

【点评】此节论述《内经》、仲景有关色诊、脉诊相结合的学说，强调色脉合参的重要性与临床意义。是对《内经》、仲景色诊、脉诊学说的阐发。

律一条

凡治病不合色脉，参互考验，得此失彼，得偏遗全，只名粗工。临证模糊，未具手眼，医之罪也。

一明营卫之法

营卫论　　附答营卫五问　律二条

喻昌曰：营卫之义，圣神所首重也。《灵枢》谓宗气积于上焦，营气出于中焦，卫气出于下焦，论②其所从出之根柢③也。卫气根于下焦，阴中之微阳，行至中焦，从中焦之有阴有阳者，升于上焦，以独生阳气。是卫气本清阳之气，以其出于下焦之浊阴，故谓浊者为卫也。人身至平旦，阴尽而阳独治，目开则其气上行于头，出于足太阳膀胱经之睛明穴，故卫气昼日外行于足手六阳经。所谓阳气者，一日而主外，循太阳之经穴，上出为行次，又谓太阳主外也。卫气剽悍，不随上焦之宗气同行经隧，而自行各经皮肤分肉之间。故卫行脉外，

---

① 木：原作"本"，四库本同。据医理改。
② 论：四库本作"谓"。
③ 柢（dǐ底）：原作"坻"，据四库本改。根柢，根基。

温分肉而充皮肤，肥腠理而司开阖也。营气根于中焦，阳中之阴，行至上焦，随上焦之宗气降于下焦，以生阴气。是营气本浊阴之气，以其出于上焦之清阳，故谓清者为营也。营气静专，必随上焦之宗气同行经隧，始于手太阴肺经太渊穴，而行手阳明大肠经、足太阳膀胱经、足少阴肾经、手厥阴心包络、手少阳三焦经、足少阳胆经、足厥阴肝经，而又始于手太阴肺经，故谓太阴主内，营行脉中也。卫气昼行于阳二十五度，当其王，即自外而入交于营。营气夜行于阴二十五度，当其王，即自内而出交于卫。其往来贯注，并行不悖，无时或息，营中有卫，卫中有营。设分之为二，安所语同条共贯之妙耶！营卫一有偏胜，其患即不可胜言。卫偏胜则身热，热则腠理闭，喘粗为之俯仰，汗不出，齿干烦冤。营偏胜则身寒，寒则汗出，身常清①，数栗而厥。卫偏衰则身寒，营偏衰则身热，虽亦如之，然必有间矣。若夫营卫之气不行，则水浆不入，形体不仁。营卫之气泣②除，则精气弛坏，神去而不可复收。是以圣人陈阴阳，筋脉和同，骨髓坚固，气血皆从，如是则内外调和，邪不能害，耳目聪明，气立如故。可见调营卫之义，为人身之先务矣。深维③其机，觉卫气尤在所先焉。《经》谓阳气破散，阴气乃消亡。是卫气者，保护营气之金汤也。谓审察卫气，为百病母。是卫气者，出纳病邪之喉舌也。《易》云：一阴一阳之谓道。乃其扶阳抑阴，无所不至，仙道亦然。噫嘻！鼻气通于天者也，口气通于地者也。人但知以口之气养营，惟知道者，以鼻之气养卫。养营者，不免纵口伤生；养卫者，服天气而通神明。两者之月异而岁不同也，岂顾问哉？

【点评】本篇除叙述营卫正常生理功能外，还论述卫偏胜、营

---

① 清：通"清"，寒冷。《集韵·劲韵》："清，寒冷。或作清。"

② 泣(sè 啬)：通"涩"，滞涩不畅。《素问·五脏生成》："血凝于肤者为痹，凝于脉者为泣。"

③ 维：通"惟"，考虑。明·张煌言《复田提督雄张镇杰王道尔禄书》："缅维足下，或为本朝专阃，或为昭代巍科。"

偏胜的病理变化。尤重视卫气，认为卫气"为百病母""出纳病邪之喉舌"，强调"调营卫之义，为人身之先务"，是对《灵枢》营卫学说的阐发。

附答营卫五问

问：卫气昼行阳二十五度，岂至夜而伏耶？营气夜行阴二十五度，岂至昼而伏耶？曰：人身昼夜循环不息，只一气耳。从阴阳而分言二气，昼为阳，则卫气主之。夜为阴，则营气主之。卫气夜行于阴，营气昼行于阳，不当其王，则不得而主之耳。譬如日月之行，原无分于昼夜，而其经天之度，则各有分矣。

问：营行脉中，卫行脉外。果孰为之分限耶？曰：此义前论中已明之矣。更推其说，天包地，阳包阴，气包血，自然之理也。营卫同行经脉中，阴自在内，为阳之守，阳自在外，为阴之护，所谓并行不悖也。兵家安营，将帅自然居中，士卒自然卫外。男女居室，男自正位乎外，女自正位乎内，圣神亦只道其常耳。

问：《二十二难》谓：《经》言脉有是动、有所生病。一脉变为二病，其义至今未解。曰：此正论营卫主病先后也。一脉变为二病者，同一经脉，病则变为二，浅深不同也。邪入之浅，气留而不行，所以卫先病也。及邪入渐深，而血壅不濡，其营乃病，则营病在卫病后矣。使卫不先为是动，而营何自后所生耶？至仲景《伤寒论》，太阳经一日而主外，分风伤卫、寒伤荣、风寒两伤营卫，而出脉证，及治百种之变。精义入神，功在轩岐之上。

问：居常调卫之法若何？曰：每至日西，身中阳气之门乃闭，即当加意谨护，勿反开之。《经》谓：暮而收拒，毋扰筋骨，毋见雾露，骤括调卫之义已悉。收者，收藏神气于内也。拒者，捍拒邪气于外也。如晨门者，昏闭明启，尚何暴客之虞哉？即使逢年之虚，遇月之空，身中之气自固，虚邪亦何能中人耶？

问：奇经之病，亦关营卫否？曰：奇经所主，虽不同正经之病，其关于营卫则一也。其阴不能维于阴，怅然自失志者，营气弱也。阳不能维于阳，溶溶①不能自收持者，卫气衰也。阳维为病，苦寒热者，邪入卫而主气也。阴维为病，苦心痛者，邪入营而主血也。《经》所谓肺卫心营者是也。阴跷为病，阳缓而阴急，阳病而阴不病也。阳跷为病，阴缓而阳急，阴病而阳不病也。此等病多于正病中兼见之，惟识其为营卫之所受也，则了无疑惑矣。盖人身一气周流，无往不贯，十二经脉有营卫，奇经八脉亦有营卫，奇经附属于正经界中者，得以同时并注也。繇阳维、阴维、阳跷、阴跷推之，冲脉之纵行也，带脉之横行也，任脉之前行也，督脉之后行也，孰非一气所流行耶？一气流行，即得分阴分阳矣。营卫之义，亦何往而不贯哉？

【点评】本节论述阐发营卫学说。分别叙述营卫生理病理特点，认为营卫同行经脉，相辅相成，并行不悖。指出奇经八脉亦有营卫，营卫之气衰弱或不和，也可导致阳维、阴维、阳跷、阴跷等病。并在《伤寒论》与前贤有关论述基础上提出"风伤卫、寒伤荣、风寒两伤营卫"之说，以治百种之变，认为其功在轩岐之上。并形成了"三纲鼎立"学说，虽有不足，但丰富了对《伤寒论》的理论探讨。

律二条

凡营病治卫，卫病治营，与夫真邪不别，轻病重治，重病轻治，颠倒误人，医之罪也。

凡医不能察识营卫受病浅深、虚实、寒热、先后之变，白首有如童稚，不足数也。

【点评】此节强调医生掌握诊治营卫之病的重要性。

---

① 溶溶：盛多貌。此喻量大势盛。

一明络脉之法

络脉论　律一条　附答《内经》主病十问①

喻昌曰：十二经脉，前贤论之详矣。而络脉则未之及，亦缺典也。经有十二，络亦有十二。络者，兜络之义，即十二经之外城也。复有胃之大络、脾之大络及奇经之大络，则又外城之通界，皇华出入之总途也，故又曰络有十五焉。十二经生十二络，十二络生一百八十系络，系络生一百八十缠络，缠络生三万四千孙络。自内而生出者，愈多则愈小，稍大者在俞穴肌肉间，营气所主。外廓由是出诸皮毛，方为小络，方为卫气所主。故外邪从卫而入，不遽入于营，亦以络脉缠绊之也。至络中邪盛，则入于营矣。故曰：络盛则入于经。以营行经脉之中故也。然风寒六淫外邪，无形易入，络脉不能禁止，而盛则入于经矣。若营气自内所生诸病，为血、为气、为痰饮、为积聚，种种有形，势不能出于络外，故经盛入络，络盛返经，留连不已。是以有取于砭射，以决出其络中之邪。今医不用砭射，已不足与言至巧，而用药之际，不加引经透络，功效羁迟，安得称为良工耶？至若三部九候，《内经》原有定位，王叔和以相络之故，大小二肠，候之于上。心主之脉，候之于下。而不知络脉所主者外，所关者小。虽是系络，表里相通，未可定其诊象。况水谷变化浊秽之腑，去膈上父母清阳之脏，重重脂膜遮蔽，其气迥不相通，岂可因外络连属，反谓右寸之清阳上浮者为大肠脉、沉者为肺脉？《经》所谓藏真高于肺者，乃藏真高于大肠矣。周身之治节，浑是大肠主之矣。左寸之浮者为小肠脉，沉者为心脉。水中污泥反浮于莲花之上，有是理乎？夫心包之脉，里撷乎心，代君主行事，正如宰相统摄政府，即当从左寸候之。若分属

---

① 附答《内经》主病十问：原脱，据本书目录补。

右尺，与三焦同位，忽焉入阁办事，忽焉远审遐荒①，一日万几，舍樽俎而从事道路②乎？切脉论中，已定其诊，今再论及，恐安常者不加深察耳。惟是经有十二，络有十五，《难经》以阳跷、阴跷、脾之大络，共为十五络，遂为后世定名。反遗《内经》胃之大络，名曰虚里，贯膈络肺，吃紧一段。后人不敢翻越人③之案，遂谓当增为十六络，是十二经有四大络矣，岂不冤乎？昌谓阳跷、阴跷二络之名原误，当是共指奇经，为一大络也。盖十二经各有一络，共十二络矣。此外有胃之一大络，繇胃下直贯膈肓，统络诸络脉于上。复有脾之一大络，繇脾外横贯胁腹，统络诸络脉于中。复有奇经之一大络，繇奇经环贯诸经之络于周身上下。盖十二络以络其经，三大络以络其络也。《难经》原有络脉满溢，诸经不能复拘之文，是则八奇经出于十二经脉之外，经脉不能拘之，不待言矣。昌尝推奇经之义，督脉督诸阳而行于背，任脉任诸阴而行于前，不相络也。冲脉直冲于胸中，带脉横束于腰际，不相络也。阳跷、阴跷同起于足跟，一循外踝，一循内踝，并行而斗其捷，全无相络之意。阳维、阴维一起于诸阳之会，一起于诸阴之交，名虽曰维，乃是阳自维其阳，阴自维其阴，非交相维络也。设阳跷、阴跷可言二络，则阳维、阴维更可言二络矣。督、任、冲、带俱可共言八络矣。《难经》又云奇经之脉如沟渠满溢，流于深湖，故圣人不能图。是则奇经明等之络，夫岂有江河大经之水，拟诸沟渠者哉？《难经》又云人脉隆盛，入于八脉而不环周，故十二经亦不能拘之。溢畜不能环流灌溉诸经者也。全是经盛入络，故溢蓄止在于络，不能环溉诸经也。然则奇经共为一大络，夫复何疑？

---

① 遐荒：偏远的地方。

② 舍樽俎(zūn zǔ 尊阻)而从事道路：此指舍弃崇高的职位而去从事其他职业。樽俎，古代盛酒食的器皿。樽以盛酒，俎以盛肉。亦指礼器。此喻崇高的职位。道路，职业。

③ 越人：此指扁鹊。扁鹊姬姓，秦氏，名缓，字越人，又号卢医，春秋战国时期名医。

【点评】此节在论述经络的基础上再论络脉，认为风寒六淫外邪，易入络脉而入经，内生诸病，不能出于络外，络盛返经，留连不已，是病邪出入的渠道。提出胃、脾、奇经三大络，十二络以络其经，三大络以络其络的观点，并对阳跷、阴跷二络之名进行了商榷。为喻氏一家之说。

律一条

凡治病不明脏腑经络，开口动手便错，不学无术，急于求售，医之过也。甚有文过饰非，欺人欺天，甘与下鬼同趣者，此宵人之尤，不足罪也。

附答《内经》主病十问

问：逆春气则伤肝，夏为寒变，此何病也？曰：寒变者，夏月得病之总名也。缘肝木弗荣，不能生其心火，至夏心火当旺反衰，北方肾水得以上陵。其候掩抑而不光明，收引而不发露，得食则饱闷，遇事则狐疑，下利奔迫，惨然不乐。甚者战栗如丧神守，证与启玄子"益火之源以消阴翳"似同而实大异。盖彼所谓益火之源者，主君相二火而言，非用黄连，即用桂、附。而此所谓益火之源者，全在发舒肝木之郁遏，与黄连、桂、附，绝不相干也。

问：逆秋气则伤肺，冬为飧泄，与春伤于风，夏生飧泄有别否？曰：伤风而飧泄，以风为主，风者东方木也。伤肺而飧泄，以肺为主，肺者西方金也。其候各异，安得比而同之？风邪伤人，必入①空窍，而空窍惟肠胃为最。风既居于肠胃，其导引之机，如顺风扬帆，不俟脾之运化，食入即出，以故飧已即泄也。不知者以为脾虚，完谷不化，如长夏洞泄寒中，及冬月飧泄之泄，反以补脾刚燥之药，助风

---

① 入：原作"人"，据四库本改。

性之劲，有泄无已，每至束手无策。倘知从春令治之，用桂枝领风从肌表而出，一二剂而可愈也。而秋月之伤肺，伤于肺之燥也，与秋伤于燥冬生咳嗽同是一病。但在肺则为咳嗽，在大肠则为飧泄，所谓肺移热于大肠，久为肠澼者，即此病也。但使肺热不传于大肠，则飧泄自止。不知者惟务止泄，以燥益燥，吾目中所见诸大老之误，历历可指也。冤哉！

问：逆冬气则伤肾，春为痿厥，同一病乎？曰：痿自痿，厥自厥，本是二病。然痿者必至于厥，厥者必至于痿，究竟是一病也。但肝气可持，则痿病先见。筋脉未损，则厥病先见耳。肝主筋，肝病则筋失所养，加以夙①有筋患，不觉忽然而痿矣。肝气以条达为顺，素多郁怒，其气不条达而横格，渐至下虚上盛，气高不返，眩晕不知人而厥矣，厥必气通始苏也。此皆冬时失养藏之道，正气不足之病，与治痰治风，绝不相干。治痰与风，虚者益虚矣。一味培补肾水，生津养血，听其筋自柔和，肝自条达可也。若精枯气削，亦难为矣。

问：秋伤于湿，上逆而咳，发为痿厥，与逆冬气则伤肾，春为痿厥有别否？曰：此痿厥与春月之痿厥大异。秋伤于湿，吾已力辨其为伤燥矣。伤于燥则肺先病也。咳者肺之本病，其候不一。上逆而咳，燥之征也。至发而为痿，则肺金摧乎肝木。发而为厥，则肺气逆而不行，燥之极矣。此盖燥火内燔，金不寒，水不冷，秋冬不能收藏，与春月不能发生之故，相去不亦远乎？

问：逆春气则少阳不生，肝气内变。逆夏气则太阳不长，心气内洞。逆秋气则太阴不收，肺气焦满。逆冬气则少阴不藏，肾气独沉。与前寒变等病，又不同者，何也？曰：前言逆春气而夏始病，此言逆春气而春即病也。春气属少阳木，主生。夏气属太阳火，主长。秋气属太阴金，主收。冬气属少阴水，主藏。春未至而木先芽，夏未至而

---

① 夙：原作"风"，据四库本改。

火先朗，此为休征①。春已至而木不生，夏已至而火不长，此为咎征②。若春已过而不生，夏已过而不长，则死期迫矣。收藏亦然。肝气内变，即所谓不条达而横格也。心气内洞，洞开也。心虚则洞然而开。有人觉心大于身，大于室，少顷方定者，正此病也。惟心洞开，北方寒水得乘机窃入，为寒变之病，非心气内洞，别为一病也。

问：寒变与煎厥，皆属夏月之病，究竟何别？曰：寒变者，南方心火无权，为北方寒水所变也。煎厥者，北方肾水无权，而南方心火亢甚无制也。两者天渊③，不可同论。煎者，火性之内燔。厥者，火气之上逆。即《经》文阳气者，烦劳则张，精绝，辟积于夏之说。可见阳根于阴，深藏肾水之中，惟烦劳无度，则阳张于外，精绝于内，延至夏月火王而煎厥之病生矣。

问：逆冬气则少阴不藏，肾气独沉。又云：味过于甘，心气喘满，色黑，肾气不衡。此何解也？曰：此未经阐发之义。盖少阴主藏者也。冬月水旺，肾藏甚富，源泉混混④，盈科而进。若冬无所藏，新旧不相承接，有独沉而已。《太素》不解其旨，至谓"独沉"为"沉浊"，何况后人耶？味过于甘，肾气不衡，注作"不平"，亦属肤浅。盖人身心肾相交，水火相济者，其恒也。味过于甘，肾气为土掩，而不上交于心，则心气亦不得下交于肾，所以郁抑而为喘满也。"肾气不衡"，即"肾气独沉"之变文，见心肾交，则肾脉一高一下，犹权衡然。知"独沉"为有权无衡也，则"不衡"二字恍然矣。夫肾间之气，升灌于上，则为荣华。独沉于下，则为枯谢。《难经》谓五脏脉平而死者，生气独绝于内。不满五十动一止者，肾气先尽。故知肾气独沉，非细故也。

问：味过于酸，肝气以津，脾气乃绝，此何解也？曰：此人身消

---

① 休征：吉兆。
② 咎征：天灾的征验。
③ 天渊：上天与深渊，即天地之间。喻相距甚远，差别极大。
④ 混混：同"滚滚"，水奔流不绝貌。此喻源泉富足。

息①之所在。王注牵强，不合乎道。夫人天真之气，全在于胃，津液之多寡，即关真气之盛衰。而胃复赖脾以运行其津液，一脏一腑，相得益彰，所以胃不至于过湿，脾不至于过燥也。观下文味过于苦，脾气不濡，胃气乃厚，其为脾过燥、胃过湿可知。然终是相连脏腑，嘿②相灌渗，所以脾气但言不濡，病反在胃，且未甚也。至以过酸之故，助其曲直，将胃中津液，日渐吸引，注之于肝，转觉肝气津润③有余矣。肝木有余，势必克土，其脾气坐困，不至于绝不已耳。若胃中津液尚充，纵脾气不濡，有濡之者在也，亦安得坐毙哉？

问：味过于苦，胃气乃厚。味过于辛，精神乃央。注谓：厚为强厚，央为久长。岂五味中酸、咸、甘多所损，苦与辛多所益乎？曰：二义原不作此解，王注与《经》文全相背谬。观于胃气乃厚，繇于脾气不濡，明系脾困，不为胃行津液，胃气积而至厚也。胃气一厚，容纳遂少，反以有余，成其不足，更难施治。今人守东垣一家之学，遇胃病者咸用补法，其有愈补愈胀者，正坐④此弊。如西北之人，喜食生硬面酪，迫至受病，投以牵牛、巴豆，乃始畅适。即香、砂、橘、半，用且不应，况用参、术之补乎？《内经》有言：胃气实则胀，虚则泄，盖可知矣。至精神乃央，上文既云筋脉沮弛，明是筋脉得辛，而缓散不收也。况人之精神，全贵收藏，不当耗散，宁有辛散既久，而不为殃害者耶？曰央则其为病，且有卒暴之虞矣。相传多食辛令人夭，岂不然哉？

问：味过于咸，大骨气劳。从前无解，请一明之。曰：身中消息，有谓心未有不正，肾未有不邪者，以肾为作强之官也。有谓肾未有不正，心未有不邪者，以心为情欲之府也。大骨气劳，心肾两有所

---

① 消息：此指消长。息，原作"悉"，据四库本改。
② 嘿(mò沫)：同"默"，暗中。
③ 润：原作"涧"，据四库本改。
④ 坐：由于。

涉，而实有不尽然者。尝见高僧高道，栖真习定①，忽焉气动精倾，乃知味过于咸，大骨气劳之说，不尽关于情欲耳。盖食咸过多，峻补其肾，腰骨高大之所，其气忽积，喜于作劳。气既勃勃内动，则精关勃勃欲开，虽不见可欲，而不觉关开莫制矣。《经》谓强力入房，肾气乃伤，高骨乃坏。此固嗜欲无节者之本病，奈何清修卓练之士，每于蔬菜间多食咸藏厚味，以亏道体，无有以《内经》之理一陈其前者。及病已成而食淡斋，长年累月自苦，亦足补偏救敝，然不如当日味勿过咸之超矣，因并及之。

【点评】本篇论述《内经》的寒变、飧泄、痿、厥、煎厥、肾气独沉等的涵义、相互关系与鉴别，以及逆四时之气、秋伤于燥、五味太过等学术内容。如认为夏之寒变不同于王冰"益火之源以消阴翳"之证，飧泄有冬夏之别，痿厥有痿与厥之分、春发秋发之异，寒变与煎厥有区别，并主张味勿过咸。反映了喻氏独特的认识，对临床有参考意义。

申明《内经》法律

一申治病不明标本之律 律一条　发明《内经》二条

凡病有标本，更有似标之本，似本之标。若不明辨阴阳逆从，指标为本，指本为标，指似标者为标，似本者为本，迷乱经常，倒施针药，医之罪也。

治病必求其本。

万事万变，皆本阴阳，而病机药性，脉息论治，则最切于此。故

---

① 栖真习定：栖真，存养真性，返其本元。习定，养静以止息妄念。

凡治病者，在必求于本。或本于阴，或本于阳，知病所繇生而直取之，乃为善治。若不知求本，则茫如望洋，无可问津矣。今世不察圣神重本之意，治标者常七八，治本者无二三。且动称急则治标，缓则治本，究其所为缓急，颠倒错认，举手误人，失于不从明师讲究耳。所以凡因病而致逆，因逆而致变，因寒热而生病，因病而生寒热者，但治其所生之本原，则后生诸病，不治自愈。所以得阴脉而见阳证者，本阴标阳也。得阳脉而见阴证者，本阳标阴也。若更治其标，不治其本，则死矣。为医而可不知求本哉！

知标与本，用之不殆。明知逆顺，正行无问①，不知是者，不足以言诊，足以乱经。故《大要》曰：粗工嘻嘻②，以为可知。言热未已，寒病复始，同气异形，迷诊乱经，此之谓也。

中道而行，无所疑问，不有真见，安能及此？粗工妄谓道之易知，故见标之阳，辄从火治，假热未除，真寒复起。虽阴阳之气若同，而变见之形迥异，粗工昧此，未有不迷乱者矣。

百病之起，多生于本。六气之用，则有生于标者，有生于中气者。太阳寒水，本寒标热。少阴君火，本热标寒。其治或从本，或从标，审寒热而异施也。少阳相火，从火化为本。太阴湿土，从湿化为本。其治但从火湿之本，不从少阳太阴之标也。阳明燥金，金从燥化，燥为本，阳明为标。厥阴风木，木从风化，风为本，厥阴为标。其治不从标本而从乎中。中者，中见之气也。盖阳明与太阴为表里，其气互通于中，是以燥金从湿土之中气为治。厥阴与少阳为表里，其气互通于中，是以风木从相火之中气为治。亦以二经标本之气不合，故从中见之气以定治耳。若夫太阳少阴，亦互为中见之气者，然其或寒或热，标本甚明，可以不求之于中耳。至于诸病皆治其本，惟中满及大小二便不利，治其标。盖中满则胃满，胃满则药食之气不能行，

---

① 问：四库本作"间"。
② 嘻嘻：喜笑自得貌。此喻自觉得意。

而脏腑皆失所禀，故无暇治其本，先治其标，更为本之本也。二便不通，乃危急之候，诸病之急，无急于此，故亦先治之。舍此则无有治标者矣。至于病气之标本，又自不同。病发而有余，必累及他脏、他气，先治其本，不使得入他脏、他气为善。病发而不足，必受他脏、他气之累，先治其标，不使累及本脏本气为善。又如病为本，工为标，工不量病之浅深、病不择工之臧否①，亦是标本不得也。缘标本之说，错出难明，故此述其大略云。

【点评】本篇论辨标本缓急，治病求本。阐发六经标本中气学说，论述六气致病的从标从本及治法。并指出中满、二便不通，急则治其标；病发不足，受他脏、他气之累，先治其标；病发而有余，累及他脏、他气者先治其本。反映了喻氏有关标本中气学说的观点。

一申治病不本四时之律　　律一条　发明《内经》五条

凡治病而逆四时生、长、化、收、藏之气，所谓违天者不祥，医之罪也。

治不本四时。

不本四时者，不知四时之气，各有所本而逆其气也。春生本于冬气之藏，夏长本于春气之生，长夏之化本于夏气之长，秋收本于长夏之化，冬藏本于秋气之收。如冬气不藏，无以奉春生，春气不生，无以奉夏长。不明天时，则不知养藏、养生之道，从何补救？

逆春气，则少阳不生，肝气内变。

又夏为寒变。

阳气不能鼓动而生出，内郁于肝，则肝气混揉，变而伤矣。

---

①　臧否：此指褒贬。

肝伤，则心火失其所生。故当夏令而火有不足，寒水侮之，变热为寒也。

逆夏气，则太阳不长，心气内洞。

又秋为痎疟。

阳气不能条畅而外茂，内薄①于心，燠②热内消，故心中洞然而空也。心虚内洞，则诸阳之病作矣。

心伤，则暑气乘之，至秋而金气收敛，暑邪内郁，于是阴欲入而阳拒之，故为寒。火欲出而阴束之，故为热。金火相争，故寒热往来，而为痎疟。

逆秋气，则太阴不收，肺气焦满。

又冬为飧泄。

肺热叶焦为胀满也。

肺伤，则肾水失其所生，故当冬令而为肾虚飧泄。飧泄者，水谷不分而寒泄也。

逆冬气，则少阴不藏，肾气独沉。

又春为痿厥。

少阴主藏，少阴之气不伏藏，而至肾气独沉，则有权无衡，如冷灶无烟，而注泄沉寒等病作矣。

肾伤，则肝木失其所生，肝主筋，故当春令而筋病为痿。阳贵深藏，故冬不能藏，则阳虚为厥。

此可见春夏生长之令，不可以秋冬收藏之气逆之。秋冬收藏之令，不可以春夏生长之气逆之。医者而可悖春夏养阳，秋冬养阴之旨乎？

【点评】本篇论述治病不本四时之气致五脏病变的后果。强调顺应春夏生长之令、秋冬收藏之气，遵循《内经》"春夏养阳，秋

---

① 薄：通"迫"，迫近。《楚辞·屈原·涉江》："腥臊并御，芳不得薄兮。"

② 燠（yù 玉）热：炎热。

冬养阴"旨意的重要性。有临床参考意义。

一申治病不审地宜之律　律一条　发明《内经》六条

凡治病不察五方风气、服食居处各不相同，一概施治，药不中窾，医之过也。

治不法天之纪、地之理，则灾害至矣。

天时见上，地之寒、温、燥、湿、刚、柔，五方不同，人病因之。故《内经》以《异法方宜》名篇，可见圣神随五方风气而异其法，以宜民也。

东方之民，食鱼而嗜咸，鱼者使人热中，盐者胜血，故其民皆黑色疏理，其病皆为痈疡，其治宜砭石。故砭石者，亦从东方来。

鱼发疮，盐发渴，血弱而热，易为痈疡。

西方之民，陵居而多风，水土刚强，其民不衣而褐荐，华食而脂肥，故邪不能伤其形体，其病生于内，其治宜毒药。故毒药者，亦从西方来。

水土刚强，饮食脂肥，肤腠闭封，血气充实，外邪不能伤。病生于喜、怒、思、忧、恐，及饮食男女之过甚也。

北方其地高，陵居风寒冰冽，其民乐野处而乳食，脏寒生满病，其治宜灸焫①。故灸焫者，亦从北方来。

水寒冰冽，故生病于脏寒也。

南方其地下，水土弱，雾露之所聚也，其民嗜酸而食胕②，致理而赤色，其病挛痹，其治宜微针。故九针者，亦从南方来。

食胕，所食不芬香也。酸味收敛，故人皆肉理密致。阳盛之处，故色赤。湿热内淫，故筋挛脉痹也。

---

① 灸焫(ruò 弱)：火艾烧灼，即灸法。焫，古同"爇"，焚烧。
② 胕(fǔ 府)：指加工成腐状的食物。

中央地平以湿，民食杂而不劳，故其病多痿、厥、寒热，其治宜导引按蹻。故导引按蹻者，亦从中央出也。

东方海，南方下，西方北方高，中央之地平以湿，地气异，生病殊焉。

圣人杂合以治，各得其所宜，故治所以异，而病皆愈者，得病之情，知治之大体也。

随五方用法，各得其宜，唯圣人能达其性怀①耳。

春气西行，夏气北行，秋气东行，冬气南行。故春气始于下，秋气始于上，夏气始于中，冬气始于标。春气始于左，秋气始于右，冬气始于后，夏气始于前，此四时正化之常。故至高之地，冬气常在；至下之地，春气常在。必谨察之。

地有高下，气有温凉，高者气寒，下者气热。故失②寒凉者胀，失③温热者疮，下之则胀已，汗之则疮已，此腠理开闭之常，大④小之异耳。

西北之气，散而寒之，东南之气，收而温之，所谓同病异治也。故曰：气寒气凉，治以寒凉，行水渍之。气温气热，治以温热，强其内守。必同其气，可使平也。假者反之，崇高则阴气治之，污下则阳气治之。高者其人寿，下者其人夭。

【点评】本节在《内经》论述基础上从居住环境、气候特点、体质差异、饮食习惯等方面阐发治病应因地制宜、因人制宜的原则方法。对临床有参考价值。

一申治病不审逆从之律　　律一条　发明《内经》二条

凡治病有当逆其势而正治者，有当从其势而反治者。若不悬鉴对

---

① 性怀：性情。
② 失：《素问·五常政大论》作"适"。
③ 失：《素问·五常政大论》作"之"。
④ 大：《素问·五常政大论》作"太"。

照而随手泛应，医之罪也。

不审逆从。

不审量其病可治与不可治也。

逆从倒行。

反顺为逆也。

逆从者，以寒治热，以热治寒，是逆其病而治之。以寒治寒，以热治热，是从其病而治之。从治即反治也。逆者正治，辨之无难。从者反治，辨之最难。盖寒有真寒假寒，热有真热假热。真寒真热，以正治之即愈。假寒假热，以正治之则死矣。假寒者，外虽寒而内则热，脉数而有力，或沉而鼓击，或身寒恶衣，或便热秘结，或烦满引饮，或肠垢臭秽。此则明是热极，反兼寒化，即阳盛格阴也。假热者，外虽热而内则寒，脉微而弱，或数而虚，或浮大无根，或弦芤断续，身虽炽热而神则静，语虽谵妄而声则微，或虚狂起倒而禁之则止，或蚊迹假瘢而浅红细碎，或喜冷水而所用不多，或舌胎面赤而衣被不撤，或小水多利，或大便不结。此则明是寒极，反兼热化，即阴盛格阳也。假寒者，清其内热，内清则浮阴退舍矣。假热者，温其真阳，中温则虚火归元矣，是当从治者也。

凡用奇偶七方而药不应，则当反佐以入之。如以热治寒而寒格热，反佐以寒则入矣。如以寒治热而热格寒，反佐以热则入矣。又如寒药热服，借热以行寒。热药寒服，借寒以行热。皆反佐变通之法，因势利导，故易为力，亦小小从治之意也。

【点评】本节从脉象、舌苔、神情、大小便、喜恶等方面论述寒热真假证，以及正治、反治、反佐方法等，强调"审逆从"的重要性。对临床有参考价值。

一申治病不辨脉证相反之律　律一条　发明《内经》九条

凡治病不辨脉与证之相反，懵然治之，医之罪也。或不得已，明告而勉图其难，则无不可。

气虚身热，此谓反也。

阳气虚，则不当身热而反热。身热，则脉气当盛而反虚。是病气与证不符，故谓反也。反则胡可妄治？

谷入多而气少，此谓反也。

谷入于胃，助其胃气，散布经络，常充然有余。今谷入多而气少，是胃气不布也。

谷不入而气多，此谓反也。

胃气外散，脉并之也。

脉盛血少，此谓反也。脉少血多，此谓反也。

经脉行气，络脉受血，经气入络，络受经气，候不相合，故皆反常。

谷入多而血少者，得之有所脱血，湿居下也。

脱血则血虚，血虚则气盛，盛气内郁，逼迫津液流入下焦，故云湿居下也。

谷入少而气多者，邪在胃及与肺也。

胃气不足，肺气下流于胃中，故邪在胃。然肺气入胃，则肺气不自守，气不自守，则邪气从之。故云邪在胃及与肺也。

脉小血多者，饮中热也。

饮留脾胃，则脾气溢，脾气溢，则发热中。

脉大血少者，肺①有风气，水浆不入。

---

① 肺：《素问·刺志论》作"脉"。

风气盛满，则水浆不入于脉①。

形盛脉细，少气不足以息者危。形瘦脉大，胸中多气者死。

合此一条观之，前四条皆危证。然脉细少气者危，脉大多气者死，又与损至之脉同推矣。

【点评】本节强调临床辨脉证相符的重要意义，并以"气虚身热""脉小血多"等为例阐发脉证不相符现象的病因病机，对临床有指导意义。

一申治病不察四易四难之律 　律一条　发明《内经》二条

凡治病参合于望色、切脉、审证三者，则难易若视诸掌。粗工难易不辨，甚且有易无难，医之罪也。

凡治病察其形气色泽，脉之盛衰，病之新故，及治之无后其时。形气相得，谓之可治。色泽以浮，谓之易已。脉从四时，谓之可治。脉弱以滑，是有胃气，命曰易治。

气盛形盛，气虚形虚，是相得也，故可治。气色明润，血气相营，故易已。春弦夏钩，秋浮冬沉②，顺从四时，故可治。弱而且滑，胃气适中，无过不及，故易治。

形气相失，谓之难治。色夭不泽，谓之难已。脉实以坚，谓之益甚。脉逆四时，为不可治。必察四难而明告之。

形与气两不相得，色夭枯而不明润，脉实坚而无胃气，逆四时而脉反常，此四者，工之所难为，故必明告之。粗之所易治，曾不加察也。

【点评】本节从形气、色泽、脉之盛衰、顺逆四时等方面举例

---

① 于脉：原脱，据四库本补。
② 沉：原作"营"，据四库本改。

论述临床诊病的具体方法，提出当"望色、切脉、审证"三者参合辨别病证的顺逆与治疗的难易。强调医生临诊辨病的重要性。有临床参考意义。

一申治病不察新久之律　律一条　发明《内经》六条

凡治病不辨新病邪实，久病正虚，缓急先后失序而实实虚虚，医之罪也。

征其脉小，色不夺者，新病也。

气乏而神犹强也。

征其脉不夺，其色夺者，此久病也。

神虽持，而邪则凌正也。

征其脉与五色俱夺者，此久病也。

神与气俱衰也。

征其脉与五色俱不夺者，新病也。

神与气俱强也。

新病可急治，久病宜缓调。

五脏已败，其色必夭，夭必死矣。

色者，神之旗。脏者，神之舍。神去则脏败，脏败则色见夭恶。

故病久则传化，上下不并，良医弗为。

病之深久者，变化相传，上下气不交通，虽医良法妙，亦何以为之？

【点评】脉象、气色反映的形神揭示了五脏的盛衰，据此可判断久病、新病，从而急治或缓调。这既是《内经》的学术思想，也是喻氏的心得体会。有临床参考价值。

一申治病不先岁气之律 <small>律一条 发明《内经》四条</small>

凡治病不明岁气盛衰、人气虚实，而释邪攻正，实实虚虚，医之罪也。

不知年之所加，气之盛衰，虚实之所起，不可以为工矣。

不知岁运之盛衰，自不知人气之虚实。

失时反候，五治不分，邪僻①内生，工不能禁也。

不知气之至与不至而失其时，反其候，则五运之治，盛衰不分。其有邪僻内生，病及于人者，虽医工莫能禁之，繇其不知时气也。

不知合之四时五行，因加相胜，释邪攻正，绝人长命。

不知邪正虚实，而妄施攻击，夺人真元，杀人于冥冥之中，故为切戒。

必先岁气，无伐天和。无盛盛，无虚虚，而遗人夭殃。无致邪，无失正，绝人长命。

《内经》谆谆示戒，学者可不求师讲明？盖岁有六气，分主有南面、北面之政，先知此六气所在，人脉至尺寸应之。太阴所在，其脉沉。少阴所在，其脉钩。厥阴所在，其脉弦。太阳所在，其脉大而长。阳明所在，其脉短而涩。少阳所在，其脉大而浮。如是六脉，则谓天和。不识者，呼为病脉，攻寒令热，脉不变而热疾已生。制热令寒，脉如故而寒病又起，欲求其适，安可得乎？夭枉之来，率繇于此。不察虚实，但用攻击，盛盛虚虚，致邪失正，遗人夭殃，绝人长命也。

北政之岁，少阴在泉，则寸口不应；厥阴在泉，则右不应；太阴在泉，则左不应。南政之岁，少阴司天，则寸口不应；厥阴司天，则

---

① 邪僻：乖谬不正。此喻病邪。

右不应；太阴司天，则左不应。诸不应者，反其诊则应矣。北政之岁，三阴在下，则寸不应；三阴在上，则尺不应。南政之岁，三阴在天，则寸不应。三阴在泉，则尺不应。左右同。

【点评】本节阐发运气学说与疾病发生、病机变化及治疗的关系，丰富了中医学的理论与临床实践。

一申用药不远寒热之律　律一条　发明《内经》一条

凡治病用寒远寒，用热远热，其常也。不远寒热，其变也。若不知常变，一概施治，酿患无穷，医之罪也。

发表不远热，攻里不远寒。不发不攻，而犯寒犯热，寒热内贼，其病益甚。故不远热则热至，不远寒则寒至，寒至则坚否①腹满、痛急下利之病生矣。热至则身热、吐下、霍乱，痈疽、疮疡、瞀郁、注下、瞤瘛②、肿胀、呕、衄衊③、骨节变、肉痛、血溢、血泄、淋闷之病生矣。

治病惟发表不远热，非发表则必远热矣。惟攻里不远寒，非攻里则必远寒矣。不当远而远，当远而不远，其害俱不可胜言。

【点评】本节阐发《内经》"用寒远寒""用热远热"思想，强调治病应避免不远热则热至，不远寒则寒至等误治变证的出现。至于"治病惟发表不远热，非发表则必远热""惟攻里不远寒，非攻里则必远寒"，只是相对而言。发表也有用辛凉的，攻里也有用温下的。临床当知常达变，方能立于不败之地。

---

① 否(pǐ匹)：闭塞。
② 瞤瘛：肌肉掣动而抽搐。瞤，原作"胸"，四库本同。疑为形误，据文理改。
③ 衄衊：《素问·六元正纪大论》此后有"头痛"二字。

一申治病不知约方之律 律一条 发明《内经》二条

凡用方不分君臣佐使，头绪纷杂，率意妄施，药与病迥不相当，医之罪也。

约方犹约囊也。囊满弗约则输泄，方成弗约则神与弗居。

业医者，当约治病之方，而约之以求精也。《易》曰：精义入神，以致用也。不得其精，焉能入神？有方无约，即无神也。故曰：神与弗居。

脏位有高下，腑气有远近，病证有表里，用药有轻重。调其多少，和其紧慢，令药气至病所为故，勿太过与不及，乃为能约。

未满而知约之可为工，不可以为天下师。

未满而知约，何约之有？是以言约者，非满不可。故未满而知约，必不学无术之下材耳。然较诸全不知约者，失必稍轻。尝见用峻剂、重剂之医，屡获奇中，及征其冥报，比用平剂、轻剂者转厉，岂非功以幸邀，不敌罪耶？噫！安得正行无问①之哲，履险皆平，从权皆经也哉！

【点评】喻氏认为"业医者，当约治病之方，而约之以求精也"。约方者，约束规范方剂的临床应用。要求医生临床根据方剂的剂型、功效、适应证等准确应用方剂。方有大方、小方、急方、缓方、奇方、偶方、复方之不同，及宣剂、通剂、补剂、泄剂、轻剂、重剂、滑剂、涩剂、燥剂、湿剂之区别。医生当根据病情采用相应的方剂，毋太过，毋不及，以取效为度。同时要求医生须具备扎实的专业知识与临床基本功，方能驾轻就熟，立于不败之地。

---

① 问：四库本作"间"。

一申治病不知约药之律 律一条 发明《内经》二条

凡用药太过、不及，皆非适中，而不及尚可加治，太过则病去药存，为害更烈，医之过也。

帝曰：有毒无毒，服有约乎？岐伯曰：病有久新，方有大小，有毒无毒，固宜常制矣。大毒治病，十去其六。常毒治病，十去其七。中毒治病，十去其八。无毒治病，十去其九。谷肉果菜，食养尽之，无使过之，伤其正也。

下品烈毒之药治病，十去其六即止药。中品药毒，次于下品治病，十去其七即止药。上品药毒，毒之小者，病去其八即止药。上、下、中品，悉有无毒平药，病去其九即当止药，此常制也。

有毒无毒，所治为主，适大小为制也。

但能破积愈疾，解急脱死，则为良方。非必以先毒为是，后毒为非；无毒为非，有毒为是。必量病轻重、大小，而制其方也。

《周礼》令医人采毒药以供医事，以无毒之药可以养生，不可以胜病耳。今世医人通弊，择用几十种无毒之药，求免过愆。病之二三且不能去，操养痈之术，坐误时日，迁延毙人者比比，而欲己身长享，子孙长年，其可得乎？

【点评】《类经》十二卷《有毒无毒制方有约必先岁气无伐天和》指出："药性有大毒、常毒、小毒、无毒之分。去病有六分、七分、八分、九分之约者。"与约方相同，本节要求医生临床用药毋太过，毋不及，以取效为度。

一申治病不疏五过之律 律一条 释经文五条

凡诊病，不问三常，不知比类，不察神志，不遵圣训，故犯无忌，医之罪①也。

凡未诊病者，必问尝贵后贱，虽不中邪，病从内生，名曰脱营。尝富后贫，名曰失精。五气留连，病有所并。粗工诊之，不在脏腑，不变形躯，诊之而疑，不知病名。身体日减，气虚无精。病深无气，洒洒然时惊。病深者，以其外耗于卫，内夺于营。良工所失，不知病情。此亦治之一过也。

过在不问病情之所始也。

凡欲诊病者，必问饮食居处。暴乐暴苦，始乐后苦，皆伤精气，精气竭绝，形体毁沮。暴怒伤阴，暴喜伤阳，厥气上行，满脉去形。愚医治之，不知补泻，不知病情，精华日夺，邪气乃并，此治之二过也。

过在不知病人七情所受各不同也。

善为脉者，必以比类奇恒，从容知之。为工而不知道，此诊之不足贵，此治之三过也。

比类之法，医之所贵。如老吏判案，律所不载者，比例断之，纤悉莫逃也。奇恒者，审其病之奇异平常也。从容者，凡用比类之法，分别病能，必从容参酌，恶粗疏简略也。

诊有三常，必问贵贱。封君伤败，及欲侯王，故贵脱势，虽不中邪，精神内伤，身必败亡。始富后贫，虽不中邪，皮焦筋屈，痿躄为挛。医不能严，不能动神，外示柔弱，乱至失常，病不能服②，则医事不行，此治之四过也。

此过繇于不能戒严病者，令之悚然神动，蠲除忧患，徒外示柔弱，委曲从人也。

凡诊者，必知终始，有知绪余。切脉问名，当合男女。离绝菀

---

① 罪：四库本作"过"。
② 服：《素问·疏五过论》作"移"。

结①，忧恐喜怒，五脏空虚，五气②离守，工不能知，何术之语？

察气色之终始，知病发之余绪。辨男女之顺脉与七情内伤，故离间亲爱者，魂游；绝念所怀者，意丧；菀积所虑者，神劳。结固余怨者，志苦；忧愁者，闭塞而不行；恐惧者，荡惮③而失守；盛怒者，迷惑而不治；喜乐者，惮散而不藏。由是八者，故五脏空虚，血气离守，工不思晓，又何言医？

尝富大伤，斩筋绝脉，身体复行，令泽不息，故伤败结。留薄归阳，脓积寒热。粗工治之，亟夺④阴阳，身体解散，四支⑤转筋，死日有期。医不能明，不问所发，惟言死日，亦为粗工，此治之五过也。

非分过损，身体虽复，津液不滋，血气内结，留而不去，薄于阳脉，则化为脓，久积腹中，则外为寒热也。不但不学无术者为粗工，即使备尽三世经法，而诊不辨三尝，疗不慎五过，亦为粗略之医也。

凡此五者，受术不通，人事不明也。

【点评】本节在《素问·疏五过论》论述基础上，强调临床当辨"三尝"，谨慎"五过"，具有现实意义。

一申治病不征四失之律　　律一条　明录经文二条

凡治病不问证辨脉，而以无师之术笼人，此最可贱，不足罪也。夫经脉十二，络脉三百六十五，此皆人之所明知，工之所循用

----

① 菀结：郁结。菀通"蕴"，郁结。《素问·四气调神大论》："恶气不发，风雨不节，白露不下，则菀槁不荣。"

② 五气：指五脏之气。

③ 荡惮：游荡劳苦。此指因恐惧致神气游荡劳苦而不收。惮，通"瘅"，劳苦。《集韵·换韵》："瘅，《说文》：'劳病也。'或从心。"清·朱骏声《说文通训定声·乾部》："惮，假借为瘅。"

④ 夺：《素问·疏五过论》作"刺"。

⑤ 支：通"肢"。《淮南子·原道》："四支不勤。"四库本作"肢"。

也。所以不十全者，精神不颛，志意不理，外内相失，故时疑殆。

精神不颛，不能吉凶同患。志意不理，不能应变无穷。内外相失，不能参合色脉。安得不疑而且殆？

诊不辨阴阳，此治之一失也。

受师不卒，妄作杂术，谬言为道，更名自功，妄用砭石，后遗身殃①，此治之二失也。

不适贫富贵贱之居，坐之厚薄，形之寒温，不适饮食之宜，不别人之勇怯，不知比类，足以自乱，不足以自明，此治之三失也。

诊病不问其始，忧患饮食之失节，起居之过度，或伤于毒。不先言此，卒持寸口，何病能中？妄言作名，为粗所穷，此治之四失也。

【点评】本节在《素问·征四失论》论述基础上，强调医生应熟练掌握医学理论知识、详察病人情况、四诊合参、辨证论治等诊病规则、方法，惩戒过失。至今仍有现实意义。

申明仲景律书② 附伤寒三阳经禁一条　附杂证时病药禁一条

原文允为定律，兹特申明十义，不更拟律。

一申治风温不可发汗之律

伤寒有五，皆热病之类也。同病异名，同脉异经，病虽俱伤于风，其人素有锢疾，则不得同法。其人素伤于风，因复伤于热，风热相薄③，则发风温。四肢不收，头痛，身热，常汗出不解。治在少

---

① 殃：《素问·征四失论》作"咎"。
② 申明仲景律书：本篇四库本位于卷二首篇。
③ 薄：通"搏"，搏击。《素问·至真要大论》："此胜负相薄。"

阴、厥阴，不可发汗。汗出谵语、独语，内烦躁扰，不得卧，善惊，目乱无精。治之复发其汗，如此死者，医杀之也。

伤寒有五，即伤寒、风温、湿温、温疫、温毒也。伤寒括伤风在内①，素有锢疾，不得同法。即动气在上下左右，不可汗下之类。伤风重复伤热，两邪相搏②于内，本属少阴里证，如温疟之病，而厥阴风木则兼受之，热邪充斥两脏，尚可用辛温发散，助其虐乎？误发其汗，死证四出，不可复救矣。复发其汗，即申上文不可发汗者。复发其汗，非是死证已出，复发其汗也。

【点评】对于外感热病，《素问·热论》以热病命名，具体有热病、温病、暑病、疫气等；《难经》则以伤寒命名，分为伤寒、中风、湿温、热病、温病、寒热病等。《难经》与《素问》的学术思想不尽相同，为不同学派的不同观点。仲景《伤寒论》有伤寒、中风、温病、风温、中暍等名称。《伤寒论·伤寒例》又提出了伤寒、温病、暑病、冬温、寒疫、温疟、风温、温毒、温疫等，而以伤寒为总括。但《伤寒例》篇末又将热病与伤寒并列，指出"此以前是伤寒热病证候也"。《伤寒例》共提到 10 种外感热病病证名，反映了当时医家对外感热病的认识。从其学术源流来看主要有两派，即《素问·热论》的热病说与《难经》的伤寒说。《脉经》卷七引载《医律》有关内容，提出了"伤寒有五，皆热病之类也"的学术观点。对《难经》所载的"伤寒有五"重新进行了探析，认为《难经》的 5 种伤寒都属热病范畴，将《素问·热论》提出的"热病"作为外感热病的总称，还论述了"风温""伤寒湿温"的病因病机及临床表现等。喻氏上述"伤寒有五，皆热病之类也"出

---

① 伤寒有五……伤寒括伤风在内：四库本作"伤寒有五，即伤寒、中风、风温、湿温、疫疟也。寒风温热凉各别。"

② 搏：四库本同。疑为"抟"繁体"摶"之误。抟（tuán 团），聚合。

《脉经》卷七，但将"伤寒有五"定为"伤寒、风温、湿温、温疫、温毒"，是对"伤寒有五"的阐发。正是这种阐发，丰富了中医学外感热病的理论与实践。

一申治湿温不可发汗之律

伤寒湿温，其人常伤于湿，因而中暍，湿热相薄，则发湿温。病苦两胫逆冷，腹满，叉胸，头目痛苦，妄言，治在足太阴。不可发汗，汗出必不能言，耳聋，不知痛所在，身青，面色变，名曰重暍。如此者死，医杀之也。

湿温，即暑与湿交合之温病。素伤于湿，因复伤暑，两邪相搏，深入太阴，以太阴主湿，召暑而入其中也。两胫逆冷，腹满，湿得暑而彰其寒。叉胸，头目痛苦，妄言，暑得湿而彰其热。此但当分解热湿之邪，而息其焰。宁可发汗令两邪混合为一耶？发汗则口不能言，耳不能闻，心不知苦，但身青，面色变，显露于肌肉之外耳。暍病而至重暍，又非虚虚实实之比，直为医之所杀矣。

二律出《脉经》，王叔和集《医律》之文，然则《医律》古有之矣。何以后世无传耶？详考仲景以前，冬月之伤寒尚未备，况春月之风温，夏月之湿温乎！是则《医律》为仲景之书无疑矣。盖《伤寒论》全书皆律，其书中不及载之证，另作《律书》以纬之。传至晋代，《伤寒》书且得之，搜采之余，而《律书》更可知矣。所以叔和虽采二条入《脉经》，究竟不知为何时何人之言也。再按《律书》虽亡，而三百九十七法具在，其法中之律，原可引伸触类，于以神而明之。如曰此医吐之过也，此医下之所致也。与夫不可汗、不可下、不可火、不可用前药，此为小逆、此为大逆、此为一逆再逆、此为难治、此为不治。条例森森，随证细心较勘，自能立于无过。兹将脉法中大戒发明数则，俾察脉之时，预知凛焉。

【点评】"伤寒湿温"一段亦出《脉经》卷七，喻氏已明言。《医律》成书年代已难考据。《脉经》有多处出《医律》的文字，则《医律》当在《脉经》前。这些文本资料非常珍贵，反映了那个时期中医学的状况与成果。喻氏认为仲景前尚无冬月伤寒，更何况风温、湿温，以及《医律》为仲景之书，有可商之处。

一申治伤寒病令人亡血之律

病人脉微而涩者，此为医所病也。大发其汗，又数大下之，其人亡血，病当恶寒，后乃发热，无休止时。夏月盛热，欲着复衣。冬月盛寒，欲裸其体。阳微则恶寒，阴弱则发热。此医发其汗，令阳气微，又大下之，令阴气弱。五月之时，阳气在表，胃中虚冷，以阳气内微，不能胜冷，故欲着复衣。十一月之时，阳气在里，胃中烦热，以阴气内弱，不能胜热，故欲裸其身。又阴脉迟涩，故知亡血也。

人身之脉，阴阳相抱，荣卫如环。伤寒病起之后，脉见阳微阴涩，知为医之所累。大汗大下，两伤其荣卫，以故恶寒发热，无休止时。乃至夏月反呲于阴，冬月反呲于阳。各造其偏，经年不复，其为累也大矣。即阳脉之微，以久持而稍复，而但阴脉迟涩，亦为亡血，以阴血更易亏难复耳。设其人平素脉微且涩，医误大汗大下，死不终日矣。此论病时汗下两伤，所以经年不复之脉也。

【点评】此文出《伤寒论·伤寒例》。喻氏引用此文意在强调误用汗、下后致阴阳气血不足，难以复原的后果，告诫医生当谨慎诊治。

一申治伤寒病令人发䐜之律

寸口脉浮大，医反下之，此为大逆。浮为无血，大即为寒，寒气相搏，即为肠鸣。医乃不知而饮水，令大汗出，水得寒气，冷必相搏，其人即饐^①。

寸口脉浮大，病全在表。医反下之，则在表之阳邪下陷，而胃中之真阳不治，遂成结胸等证，故为大逆。浮主气，故曰无血。即浮为在表，未入于阴之互辞。大即为寒，见外感之邪，全未外解也。中有一证，下陷之邪与脏气相搏而为肠鸣者，此必未尝痞结至极，盖痞结即不复转气也。医不知其人邪已内陷，当将差就错，内和其气，反饮水令大汗出。是下之，一损其胃中之阳。饮水，再损其胃中之阳。腹中之邪，随汗出还返于胃，与水气相搏，且夹带浊气，上干清气，其人即饐。饐者，胃气垂绝之象，伤寒之危候也。然其死与不死，尚未可定。盖脉之浮大，本非微弱之比，而邪之内陷当大逆者，止成肠鸣小逆，倘发饐已后^②，阳气渐回，水寒渐散，仍可得生。观后条，仲景谓寒聚心下，当奈何也？此则聚而不散，无可奈何，仁人之望绝矣！

【点评】此文出《伤寒论·伤寒例》。喻氏强调指出病在表而反下之、血虚兼寒而下之导致饐，为胃气垂绝之象，伤寒之危候。告诫医生当谨慎诊治。

一申治伤寒病致人胃寒之律

寸口脉濡而弱，濡即恶寒，弱即发热，濡弱相搏，脏气衰微，胸中苦烦，此非结热，而反薄居。水渍布冷铫^③贴之，阳气遂微，诸腑无所依，阴脉凝聚，结在心下而不肯移。胃中虚冷，水谷不化，小便纵通，复不能多。微则可救，聚寒不散，当奈何也？

---

① 饐(yē 噎)：饐，同"噎"，食物堵住喉咙。《说文》："噎，饭窒也。"
② 已后：以后。已，同"以"。
③ 铫(diào 掉)：煮开水或煎药用的器具。《说文》："温器也。"《广韵》："烧器。"

此见寸口阳脉濡、阴脉弱，乃脏气素衰之征。阳濡则恶寒，阴弱则发热。其人胸中苦烦，即为虚烦。不当认为结热，而以水渍布冷贴，重伤其胸中之阳也。盖胸中之阳，为诸腑之所依借①。阳气一微，阴气即凝结心下，如重阴蔽曀，胃中水谷无阳以化，而水寒下流，小便必纵通。然阳不化气，复不能多，履霜坚冰，可奈何耶？亦因平素脉之濡弱，知其胸中之阳，不能复辟耳。

【点评】本段出《脉经·病不可水证》，也见于《金匮玉函经·辨可水病形证治》。喻氏指出寸口脉濡而弱为脏气素衰之征，不当误为结热，而用水渍布冷贴，告诫医生临诊当详于辨证，避免误治。

一申治伤寒病遇壮盛人发汗过经②之律

寸口脉洪而大，数而滑。洪大则荣气长，滑数则卫气实。荣长则阳盛怫郁，不得出身。卫实则坚难，大便则干燥，三焦闭塞，津液不通。医发其汗，阳气不周，重复下之，胃燥干畜，大便遂摈，小便不利。荣卫相搏，心烦发热，两眼如火，鼻干面赤，舌燥齿黄焦，故大渴。过经成坏病，针药所不能制。与水灌枯槁，阳气微散，身寒温衣覆，汗出表里通，然其病即除。形脉多不同，此愈非法治，但医所当慎，妄犯伤荣卫。

此见荣卫强盛，三焦坚实之人。虽发其汗，未必周到，必须更汗，通其怫郁。若误下之，则热证百出，遂至过经而成坏证，针药所不能制，势亦危矣。与水灌令阳散汗出，因而病愈。以其人荣卫素盛，故幸全耳。然人之形脉多有不同，设荣卫素弱将奈之何？故叮咛

---

① 依借：依据凭借。
② 经：四库本作"轻"。

云：此愈非法治，医当谨持于汗下之先，勿使太过、不及，乃为尽善。若不辨形脉之强弱，而凭臆汗下，必犯太过、不及之戒，而伤人之荣卫矣。

【点评】本段语出《脉经·病可水证》，也见于《诸病源候论·坏伤寒候》。喻氏指出对于荣卫强盛、三焦坚实之人，发汗应周到，以通其怫郁，若再用误下则热证百出而成坏证。强调谨持汗下，勿使太过、不及。

一申治伤寒病不审荣卫素虚之律

脉濡而紧，濡则阳气微，紧则荣中寒。阳微卫中风，发热而恶寒。荣紧胃气冷，微呕心内烦。医以为大热，解肌而发汗。亡阳虚烦躁，心下苦痞坚。表里俱虚竭，卒起而头眩。客热在皮肤，怅怏不得眠。不知胃气冷，紧寒在关元。技巧无所施，汲水灌其身。客热应时罢，栗栗而振寒。重被而覆之，汗出而冒颠[①]，体惕而又振，小便为微难。寒气因水发，清谷不容间。呕变反肠出，颠倒不得安。手足为微逆，身冷而内烦。迟欲从后救，安可复追还。

此见脉之濡而紧者，为阳气微，荣中寒。阳微卫中风，外则发热恶寒。荣紧胃中冷，内则微呕心烦。医不知其外热内冷，以为太[②]热，而从汗解之，则表里俱虚。客热浅在皮肤，紧寒深在关元，犹汲水灌其客热，致寒证四出，不可复救也。

前坏证，汗下两误，针药莫制，与之以水而幸痊，以其荣卫素盛也。此一证荣卫素亏，虽不经下，但只误汗、误与之水，即属不救。然则证同脉异，不察其脉，但验其证，徒法不能行矣，过愆其可免乎？

---

① 冒颠：四库本作"胃颠"。

② 太：同"大"。四库本作"大"。

【点评】本段语出《伤寒论·辨不可下病脉证并治》，论述虚人外感误治后的变证。喻氏认为本证误汗又误水致不救，并与前坏证比较，强调辨证、辨脉的重要性。

一申治伤寒病不审阳盛阴虚之律

脉浮而大，浮为气实，大为血虚。血虚为无阴，孤阳独下阴部，小便难，胸中虚。今反小便利而大汗出，法当卫家微。今反更实，津液四射，荣竭血尽，干烦不眠，血薄肉消而成暴液。医复以毒药攻其胃，此为重虚，客阳去有期，必下污泥而死。

脉浮而大，气实血虚，虽偏之为害，亦人所常有也。若此者，阴部当见不足，今反小便利，大汗出，外示有余，殊非细故矣。设卫气之实者，因得汗利而脉转微弱，借是与荣无忤，庶可安全。若卫分之脉，较前更加坚实，则阳强于外，阴必消亡于内。所为小便利、大汗出者，乃津液四射之征，势必荣竭血尽，干烦不眠，血薄肉消，而成暴液下注之证。此际安其胃，固其液，调和强阳，收拾残阴，岌岌不及。况复以毒药攻其胃，增奔迫之势，而蹈重虚之戒，令客阳亦去，呕血如泥而死哉。伤寒病，阳强于外，阴亡于内之证最多，医不知脉，其操刃可胜数耶？

【点评】本段语出《伤寒论·辨不可下病脉证并治》，论述血虚反小便利而大汗出，医以毒药攻其胃致重虚。喻氏指出伤寒病阳强于外，阴亡于内之证最多，医生当避免重虚之戒。

一申治伤寒病不诊足脉强汗动其经血之律

跌阳脉浮，浮则为虚，浮虚相搏，故令气馈，言胃气虚竭也。脉滑则为哕，此为医咎。责虚取实，守空迫血，脉浮，鼻中燥者，必衄也。

寸口脉浮，宜发其汗，谓邪在太阳荣卫间，未深入也。若至阳明，即在经之邪，以汗为大禁矣。设其人胃气充实，亦何必禁之？故邪入阳明，必诊跌阳足脉。跌阳脉浮，即是胃气虚馁，不可发汗，所以有建中之法。建立中气，然后汗之，以汗即胃之津液也。津液不充，强发其汗，则邪与虚搏，其人必哕。若脉见浮而且滑则其搏虚者，且转为哕，深于哕矣。此皆医者不察足脉之咎，强责胃气之虚，劫汗以取其实邪，致令胃中之守空，而逼其血外出。盖阴在内，为阳之守，胃中津液为阳，其不外泄者，赖阴血以守之，故强逼其津液为汗，斯动其所守之血矣。其外邪胜而鼻中燥者，必衄。其不衄者，亦瘀畜胃中而生他患也。此与误发少阴汗者，同科而减等。少阴少血，动其血则下厥上竭而难治。阳明多血，但酿患未已耳。

【点评】本段语出《伤寒论·辨脉法》，论述跌阳脉浮，胃气虚竭而气馁，医生责虚取实，守空迫血致衄血。喻氏指出，跌阳脉浮是胃气虚馁，不可发汗。强调"邪入阳明，必诊跌阳足脉"辨虚实；汗为胃之津液，强发其汗则必哕，或转为哕，甚则衄血。揭示了诊跌阳脉的临床意义。

一申治伤寒病不诊足脉误下伤其脾胃之律

跌阳脉迟而缓，胃气如经也。跌阳脉浮而数，浮则伤胃，数则动脾，此非本病，特医下之所为也。荣卫内陷，其数先微，脉反大浮，其人大便硬，气噫而除，何以知之？本以数脉动脾，其数先微，故知脾气不治，大便硬，气噫而除。今脉反浮，其数改微，邪气独留，心中则饥，邪热不杀谷，潮热发渴。数脉当迟缓，脉因前后度数如法，病者则饥，数脉不时，则生恶疮也。

跌阳足脉，以迟缓为经常，不当浮数。若见浮数，知医误下而伤胃动脾也。荣卫环转之气，以误下而内陷，其数脉必先改为微，而脾气不治，大便硬，气噫而除，此皆邪客于脾所致。即《针经》脾病者善噫，得后出余气，则快然如衰之谓也。邪热独留心下，虽饥复不杀谷，抑且潮热发渴，未有愈期。必数脉之先微者，仍迟缓如其经常，始饥而消谷也。若数脉从前不改为微，则邪热未陷于脾，但郁于荣卫，主生恶疮而已。

【点评】本段语出《伤寒论·辨脉法》，趺阳脉迟而缓，胃气如常。若变为浮而数，浮则伤胃，数则动脾，是误下损伤脾胃。若不纠正则未有愈期，或变生坏证。再次强调伤寒病诊趺阳脉的重要性。

附申治伤寒不可犯六经之禁

足太阳膀胱经，禁下，若下之太早，必变证百出。足阳明胃经，禁发汗，禁利小便，犯之则重损津液，脉必代结。足少阳胆经，禁汗、禁下、禁利小便，汗则犯阳明，下则犯太阳，利小便则使生发之气陷入阴中。太阳经一禁，阳明经二禁，少阳经三禁，此定禁也。至三阴经则无定禁，但非胃实，仍禁下耳。

【点评】喻氏对足太阳膀胱经、足阳明胃经、足少阳胆经病证提出了治疗禁忌，指出三阴经病证若非胃实禁用下法。此乃一般规律，临床当知常达变，灵活应用。

附申治杂证不可犯时禁病禁药禁

时禁者，春夏禁下，秋冬禁汗。春夏而下，秋冬而汗，是失天信，伐天和也。然病有不得已，而从权汗下者，病去速改，若渎用之，是故意违天，自取不祥也。

病禁者，病人阳气不足，阴气有余，则禁助阴泻阳；病人阴气不足，阳气有余，则禁助阳泻阴。以及老少不同，新久异治之类。

药禁者，津液内亡作渴，禁用淡渗五苓；汗多，禁利小便；小便多，禁发汗；咽痛，禁发汗、利小便；大便快利，禁服栀子；大便秘涩，禁用燥药。吐多不得复吐，吐而上气壅滞。大便不通，止可宣散上气，禁利大便。脉弦，禁服平胃而虚虚。脉缓，禁服建中而实实。

治天下有帝王之律，治仙神有上天之律。至于释门，其律尤严。三藏教典，仪律居三之一，由五戒而五百戒，由五百戒直造自性清净，无戒可言，而道成矣。医为人之司命，先奉大戒为入门，后乃尽破微细诸惑，始具活人手眼，而成其为大医。何可妄作聪明，草菅人命哉？尝羡释门犯戒之僧，即不得与众僧共住。其不退心者，自执粪秽杂役三年，乃恳律僧二十众佛前保举，始得复为佛子。当今之世而有自讼之医乎？昌望之以胜医任矣。

【点评】李东垣《脾胃论·用药宜禁论》曾对时禁、经禁、病禁、药禁等进行论述。喻氏将时禁、病禁、药禁内容进行归纳总结，要求医生自律。有参考意义。

附先哲格言六十七条①

大凡物理，有常有变。运气所主者，常也。异于所主者，皆变也。常则如本气，变则无所不至，而各有所占，故其候有从逆、淫郁、胜复、太过不及之变，其法皆不同。若厥阴用事多风，而草木荣茂，此之谓从；天气明洁，燥而无风，此之谓逆；太虚埃昏②，流水

---

① 附先哲格言六十七条：原作"先哲格言"，据本书目录补。
② 埃昏：浑浊不清。

不冰，此之谓淫；大风折木，云物混扰，此之谓郁；山泽焦枯，草木凋落，此之谓胜；大暑燔燎，螟蝗①为灾，此之谓复；山崩地震，埃昏时作，此之谓太过；阴森无时，重云昼昏，此之谓不及。随其所变，疾疠应之，皆视当时当处之候，虽数里之间，但气候不同，而所应全异，岂可胶于一定？

岁运有主气、有客气，常者为主，外至者为客。初之气厥阴，以至终之气太阳者，四时之常序也，故谓之主气。惟客气本书不载其目，故说者多端。或以甲子之岁，天数始于水下一刻；乙丑之岁，始于二十六刻；丙寅岁，始于五十一刻；丁卯岁，始于七十六刻者，谓之客气。此乃四分历法，求大寒之气，何与岁运？又有相火之下，水气乘之；土位之下，风气乘之，谓之客气。此亦主气也，与六节相须，不得为客。凡所谓客者，岁半以前，天政主之；岁半以后，地政主之。四时常气为之主，天地之政为之客，逆主之气为害暴，逆客之气为害徐。调其主客，无使伤泠，此治气之法也。沈存中②

【点评】本节论述物候的从逆、淫郁、胜复、太过不及之变；叙述岁运的主气、客气。指出逆主之气为害暴，逆客之气为害徐，主张调其主客，无使伤泠。对临床有参考意义。

少角③之运，岁木不及，侮而乘之者金也。金不务德，故以燥胜风，时则有白露早降，收气率行，其变为肃杀，其灾为苍陨，名为少角，而实与大商之岁同。少徵之运，岁火不及，侮而乘之者水也。水

---

① 螟(míng 明)蝗：螟，即螟虫，螟蛾的幼虫。蝗，即蝗虫，又名蚂蚱。
② 沈存中：即沈括，字存中。宋代著名科学家，著有《梦溪笔谈》，与苏轼合著《苏沈良方》等。
③ 少角：运气学说术语。指不及之木运。按五音建运学说，角代表木运，不及为少，太过为太，故称不及之木运为少角。

不务德，故以寒胜热，时则有寒雰①凝惨，地积坚冰，其变为凛冽②，其灾为霜雹，名为少徵，而实与大羽之岁同。少宫之运，岁土不及，侮而乘之者木也。木不务德，故以风胜湿，时则有大风飘暴，草偃沙飞，其变为张发，其灾为散落，名为少宫，而实与大角之岁同。少商之运，岁金不及，侮而乘之者火也。火不务德，故以热胜燥，时则有火延焦槁，炎赫沸腾，其变为销铄，其灾为燔炳，名为少商，而实与大徵之岁同。少羽之运，岁水不及，侮而乘之者土也。土不务德，故以湿胜寒，时则有泉涌河衍，涸泽生鱼，其变为骤注，其灾为霖溃，名为少羽，而实与大宫之岁同。通乎此，则知岁在涸流之纪，而河决大水，固可以类而推之也。刘温舒③

天地之间，气有偏胜，而无以救之，则万物之所存者几希矣。是故风、热、燥、湿、寒五者各司一气；生、长、化、收、藏五者各司一时。以顺相乘，然后能循环以相生。以逆相胜，然后能循环以相救。故曰五气之运，犹权衡也。高者抑之，下者视之，化者应之，胜者复之。化者应之，气之平也，五气之相得也。胜者复之，气之不平也，五气之相贼也。气平而相得者，所以通其常。气不平而相贼者，所以观其变。古之明乎此而善摄生者，何常不消息盈虚，以道御神耶？刘温舒

太阳司天之政，岁宜以苦燥之、温之。阳明司天之政，岁宜以苦辛汗之、清之、散之，又宜以咸。少阳司天之政，岁宜以咸，宜辛宜酸，渗之、泄之、渍之、发之，观气寒温，以调其气。太阴司天之政，岁宜以苦燥之、温之，甚者发之、泄之。不发不泄，则湿气外溢，肉溃皮坼而水血交流。少阴司天之政，岁宜咸以耎④之而调其

---

① 寒雰(fēn 分)：空中凝聚的寒气。雰，雾气。

② 凛冽：极为寒冷。冽，原作"列"，据四库本改。

③ 刘温舒：宋代医家。官至朝散郎太医学司业，对运气学说有研究，著有《素问入式运气论奥》，另有《运气全书》。

④ 耎(ruǎn 软)：同"软"。

上，甚则以苦发之；以酸收之而安其下，甚则以苦泄之。厥阴司天之政，岁宜以辛调之，以酸润之。纂经旨

岁以阳为首。正，正也。寅，引也。少阳之气始于泉下，引阳升而在天地人之上，即天之分，五谷草木皆甲拆于此时也。至立夏，少阴之火炽于太虚，则草木盛茂，垂枝布叶，乃阳之用阴之体，此所谓天以阳生阴长。《经》言岁半以前，天气主之，在乎升浮也。至秋而太阴之运，初自天而下逐，阴降而彻地，则金振燥令，风厉霜飞，品物咸殒，其枝独在，若乎毫毛。至冬则少阴之气复伏于泉下，水冰地坼，万物周密，阴之用，阳之体也，此所谓地以阳杀阴藏。《经》言岁半以后，地气主之，在乎降沉也。

饮食入胃，而精气先输脾归肺，上行春夏之令，以滋养周身，乃清气为天者也。升已而输膀胱，行秋冬之令，为传化糟粕，转味而出，乃浊阴为地者也。若夫顺四时之气，起居有时，以避寒暑，饮食有节，及不暴喜怒，以颐神志，常欲四时均平，而无偏胜则安。不然损伤脾胃，真气下溜，或下泄而久不能升，是有秋冬而无春夏。乃生长之用，陷于隐杀之气，而百病皆起。或久升不降，亦病焉。王安道①

《天元纪大论》等篇，以年岁之支干，分管六气，盖已失先圣之旨矣。年岁之支干，天下皆同，且通四时不变也。天气之温、暑、寒、凉，民病之虚、实、衰、旺，东、西、南、北之殊方，春、夏、秋、冬之异候，岂有皆同之理？此其妄诞，盖不待深论而可知也。近世《伤寒钤法》②则以得病日之干支为主，其源亦出于此，决不可用。盖金、木、水、火、土之气各主一时，当时则为主气，为司天。非其时而有其气，则为客气。与时正相反者，则谓在泉，为其气伏于黄泉之下而不见也。治疗之法，用热远热，用寒远寒，所谓必先岁气，毋

---

① 王安道：即王履，字安道。元代医家。著有《医经溯洄集》，另有《百病钩玄》《医韵统》均佚。"岁以阳为首……亦病焉"，语本李杲《脾胃论》，非王安道语。

② 《伤寒钤法》：元·马宗素、程德斋合撰，运用五运六气学说对《伤寒论》进行阐发。

伐天和也。春时木气司天，则四方皆温。夏时火气司天，则四方皆热。夏秋之交，土气司天，则四方皆湿。秋则皆凉，冬则皆寒。民病往往因之，此则理之易见者也。其有气与时相反者，则所谓客气者也。故治疗之法，亦有假者反之之说，观此则运气之说，思过半矣。何柏斋[①]

足相火属胆，配肝，主血者也。手相火属三焦，配肾之命门，主精者也。肝与命门，皆属风木，木中有火，则精血之中有热气也。然精血体润，水也。火与水相守，故不发。至发而为热，则皆精血将枯之所致也。譬木枯则火易焚耳，故相火发者难治。今虚劳骨蒸之病，皆相火发热之证也。小水不能减大火，法当补阴，则热自退。何柏斋：论丹溪相火主动等误。

人之脏腑以脾胃为土。盖人之饮食皆入于胃而运以脾，犹地之土也。然脾胃能化物与否，实由于水火二气，非脾胃所能也。火盛则脾胃燥，水盛则脾胃湿，皆不能化物，乃生诸病。水肿之证，盖水盛而火不能化也。火衰而不能化水，故水之入于脾胃，皆渗入血脉骨肉，血亦化水，肉发肿胀，皆自然之理也。导其水，使水气少减，复补其火，使二气平和，斯病去矣。丹溪谓：脾失运化，由肝木侮脾，乃欲清心经之火，使肺金得令以制肝木，则脾土全运化之职，水自顺道，乃不为肿。其词迂而不切。何柏斋

夫阳常有余，阴常不足者，在天地则该乎万物而言，在人身则该乎一体而言，非直指气为阳而血为阴也。《经》曰：阳中有阴，阴中有阳。正所谓独阳不生，独阴不长是也。姑以治法兼证论之：曰气虚者，气中之阴虚也，治法用四君子汤，以补气中之阴；曰血虚者，血中之阴虚也，治法用四物汤，以补血中之阴；曰阳虚者，心经之元阳

---

① 何柏斋：明学者何瑭，字粹夫，号柏斋，怀庆武陟（今河南省沁阳市）人。弘治十五年（1502）进士，历任工部、户部、礼部侍郎，南京右都御史等职。好养生之术，留心医学，著有《医学管见》1 卷传世，另有《柏斋集》12 卷、《柏斋三书》3 卷等。

虚也，其病多恶寒，责其无火，治法以补气药中加乌、附等药，甚者，三建汤、正阳散之类；曰阴虚者，肾经之真阴虚也，其病多壮热，责其无水，治法以补血药中加知母、黄柏等药，或大补阴丸、滋阴大补丸之类。夫真水衰极之候，切不可服乌、附等补阳之药，恐反助火邪而烁真阴；元阳虚甚之躯，亦不可投芎、苓等辛散淡渗之剂，恐反开腠理而泄真气。昧者谓：气虚即阳虚，止可用四君子，断不可用芎、辛之属；血虚即阴虚，止可用四物，决不可用参、芪之类。殊不知血脱益气，古圣人之法也。血虚者，须以参、芪补之，阳生阴长之理也。惟真阴虚者将为劳极，参、芪固不可用，恐其不能抵当，而反益其病耳，非血虚者之所忌也。如《明医杂著》谓：血病治气，则血愈虚耗。又曰：血虚误服参、芪等甘温之药则病日增，服之过多则死，不治。何其不达理耶？虞天民[①]

西北二方，在人为肾水、肺金所居之地，二脏常恐其不足。东南二方，在人为肝木、心火所居之位，二脏常恐其有余。《难经》曰：东方实，西方虚，泻南方，补北方，即此之义也。夫肾水既实，则阴精时上奉于心肺，故东方之木气不实，而西方之金气不虚，此子能令母实，使金得以平木也。是故水日以盛，而火日以亏，此阴精所奉于上，而令人寿延也。若夫肾水一虚，则无以制南方之心火，故东方实而西方虚。其命门与胞络之相火，皆挟心火之势，而来侮所不胜之水，使水日亏而火日盛，此阳精所降于下，故令人寿折也。虞天民

蔡西山[②]《脉经》有《论三焦》一篇，后引《礼运记》曰：上焦若窍，

① 虞天民：即明代医家虞抟，字天明，自号花溪恒德老人，义乌（今浙江省义乌市）人。著有《医学正传》8卷，另有《方脉发蒙》6卷，已佚。

② 蔡西山：宋代蔡元定，字季通，又称西山老人，福州建阳（今福建省南平市）人，南宋理学家、律吕学家、堪舆学家，朱熹理学的主要创建者之一，被誉为"朱门领袖""闽学干城"。因平素多病，乃研习《内经》《难经》及张仲景、王叔和、孙思邈等脉书，并整理作《脉经》（明《濒湖脉诀》引作《蔡西山脉经》）1卷。另著有《律吕新书》《西山公集》等。蔡，原作"祭"，据四库本改。

中焦若编，下焦若渎。然未曾发明其义。新安孙景思氏因推其义而解之曰：上焦若窍，窍者，窍漏之义，可以通达之物，必是胃之上脘。《经》曰：上焦在胃之上口，主纳而不出是也。中焦若编，编者，编络之义，如有物编包之象，胃之外有脂如网，包罗在胃之上，以其能磨化饮食，故《脉诀》云膏凝散半斤者，此也。是必脾之大络，此为中焦，《经》曰主腐熟水谷是也。下焦若渎，渎者，沟渎之义，可以决渎，可以传导，乃是小肠之下，曰阑门，泌别水谷，自此而分清浊之所，此为下焦。《经》曰：在膀胱上口，主泻而不藏。又曰：主出而不纳。又曰：下焦为传化之腑。又曰：三焦为水谷之道路，气之所终始也。盖水谷之所入，自上而中，自中而下。至于糟粕转输传道而下，一无底滞，如此尤可表其为有形明矣。所谓形者，非谓脏腑外别生一物，不过指其所而为形耳。按蔡西山据《礼运记》而言，《白虎通·性情》篇沤亦作编，二说安得俱误？恐沤与编，殆相似而讹之耳。俞子容[①]

近时医者，多执前人肝常有余、肾常不足之说，往往举手便用平肝之剂。按《圣济经》云，原四时之所化，始于木。究十二经之所养，始于肝。女子受娠一月，是厥阴肝经养之。肝者乃春阳发动之始，万物生长之源。故戒怒养阳，使先天之气，相生于无穷。所以肝主色，气和则体泽，气伤则枯槁。故养肝戒忿，是摄生之切要也，不可泥前说。俞子容

【点评】养肝戒忿，亦为摄生之要。

《甲乙经》曰：丈夫以右为命门，左为肾；女子以左为命门，右为肾。无求子曰：男子先生右肾，女子先生左肾，是以命门为子宫，

---

① 俞子容：明代医家俞弁（一作"辨"），字子容，号守约居士。姑苏（今江苏省苏州市）人。以为奉养亲人，不可不知医。故研习《素问》《难经》，或闻师友议谈，或阅诸史百家，每有心得均录之，仿《医说》体例，集成《续医说》10卷。又撰《脉证方要》，已佚。

左肾为血海。张洁古云：男女皆左为肾，右为命门，男子主藏精者，气海也。女子主系胞者，血海也。所主者异，受病则一也。此说当为定论。俞子容：辨冲为血海。

虚者补之，实者泻之，虽三尺童子皆知之矣。至于五实①、五虚②，岂可与泛泛虚实同药哉？夫一身犹一国也。如寻、邑百万围昆阳，此五实证也，故萧王亲犯中坚而督战③。如河内饥而又经火灾，此五虚证也，故汲黯不避矫诏而发仓④。此可与达权通变者论，不可与贪常嗜琐者说也。夫五实为五脏俱太过，五虚为五脏俱不及。《内经》言此二证皆死，非谓必死也。谓不救则死，救之不得其道亦死也。其下复言浆粥入胃则虚者活，身汗后利则实者活。此两言自是前二证之治法也。后人只以之断验死生，见虚者浆粥不入，实者汗利俱闭，便委之死地，岂不谬哉？夫浆粥入胃而不注泄则胃气和，胃气和则五虚皆实也，是以生也。汗以泄其表，利以泄其里，并泄则上下通，上下通则五实皆启矣，是以生也。张子和

虚损之微者，真火尚存，服寒凉药犹可。虚损之甚者，真火已亏，药以寒凉，岂能使之化为精血，以补其虚乎？

虚损之证，皆下寒上热，盖所谓水火不交者也。其重感于寒者，则下焦作痛，不感寒者则不痛，至于上焦燥热则一也。上焦方苦烦

----

① 五实：《素问·玉机真脏论》："脉盛、皮热、腹胀、前后不通、闷瞀，此谓五实。"亦指五脏实证。

② 五虚：《素问·玉机真脏论》："脉细、皮寒、气少、泄利前后、饮食不入，此谓五虚。"亦指五脏虚证。

③ 萧王亲犯中坚而督战：新莽地皇四年（23年），王莽手下的将领王寻、王邑率领几十万大军围攻昆阳，不许对方投降，势在必得。萧王刘秀精选3000人的敢死队，亲自率领自城西冲击新军的中坚。王邑、王寻轻视刘秀，只率领万余人巡视阵地，数十万大军很快被刘秀打败。为史上以少胜多的传奇战役之一。此喻面对实证要勇敢对待处置。

④ 汲黯不避矫诏而发仓：汉武帝时，河内郡饥荒又遇火灾。汉武帝派汲黯奉诏书为钦差大臣到河内查办。汲黯矫诏救灾，一时传为佳话。此喻对于虚证应想方设法、不拘一格救治。汲黯，西汉名臣，字长孺，濮阳（今河南省濮阳市）人。汉武帝时期，初为谒者，后来出京做官为东海太守，有政绩。被召为主爵都尉，列于九卿。矫诏，假托皇帝的诏书。

热，得寒凉之药则暂快，遂以为药之功，故喜服之。不知寒凉之药，不久下注，则下元愈寒。火热为寒所逼上行，则上焦复热愈甚，展转反复，遂至沉锢而不可救。是则以寒凉补阴，非徒无益，而且有损。士夫[1]盖阴受其害而不知也。治之补以寒凉，佐以温热，补三佐二，空心凉服，所谓热因寒用者也。久则精生热退而病愈矣。何柏斋

《经》云：阴虚生内热，奈何？曰：有所劳倦，形气衰少，谷气不盛，上焦不行，下脘不通，胃气热，热气熏胸中，故内热。嗟夫！此内伤之说之原乎？夫人身之阴阳，有以表里言者，有以上下之分言者，有以气血言者，有以身前身后言者，有以脏腑言者，有以升降呼吸之气言者。余如动静、语默、起居之类甚多，不必悉举。此所谓阴虚之阴，其所指与数者皆不同。盖劳动之过，则阳和之气皆亢极而化为火矣。况水谷之气又少入，是故阳愈甚而阴愈衰矣。此阴虚之阴，盖指身中之阴气与水谷之味耳。或以下焦阴阳为言，或以肾水真阴为言，皆非也。夫有所劳役者，过动属火也；形气衰少者，壮火食气也；谷气不盛者，劳伤元气，则少食而气衰也；上焦不行者，清阳不升也；下脘不通者，浊阴不降也。夫胃受水谷，故清阳升而浊阴降，以传化出入，滋荣一身也。今胃不能纳，而谷气衰少，则清无升而浊无降矣。故曰：上焦不行，下脘不通。然非谓绝不行不通也。但比之平常无病时，则谓之不行不通耳。上不行下不通则郁矣。郁则少火皆成壮火，而胃居上焦、下脘两者之间，故胃气热则上炎，熏胸中而为内热也。东垣所言，正与经旨相合，固宜引此段经文于《内外伤辨》以为之主。乃反不引此，却谓火乘土位，此不能无疑者也。又《经》曰：劳者温之。温者养也，东垣以为温凉之温，谓宜温药以补元气而泻火邪。又改损者益之为损者温之。又以温能除大热为《内经》所云。而遍考《内经》并无此语，亦不能无疑者也。然温药之补元气泻火邪

者，亦惟气温而味甘者斯可矣。盖温能益气，甘能助脾而缓火，故元气复而火邪息也。夫宜用温药以为内伤不足之治则可，以为劳者温之之注则不可。苟以补之、除之、抑之、举之、散之等语，比类而观焉，则其义自著矣。王安道

妇人之于血也，经水蓄则为胞胎，则蓄者自蓄，生者自生。及其产育为恶露，则去者自去，生者自生。其酝而为乳，则无复下满而为月矣。失血为血家妄逆，产乳为妇人常事，其去其生，则一同也。失血家须用下剂破血，盖施之于妄逆之初。亡血虚家不可下，盖戒之于亡失之后。

人之登溷，辟辟有声，勃勃如蟹沫状者，咸以为寒。非寒也，由肠胃中浊气不得宣行也。滞下之里急后重，及膀胱不利而癃者，下焦之火郁而不伸也。二者颇关冲、任、督三经。常见里急后重者，多连尾骶长疆如锥刺状。膀胱癃闭者，脐下小腹逼迫而痛，是皆下焦火郁，而六腑浊气相与纠郁于冲任之分故也。肠胃，阳明燥金也；下焦，少阳相火也。后重之用木香、槟榔，行燥金之郁也。癃闭之用知母、黄柏，散相火之炽也。

凡伤寒家服药后，身热、烦躁、发渴、冒瞀，脉两手忽伏而不见，恶寒战栗，此皆阴阳氤氲，正邪相争，作汗之征也。姑宜静以待之，不可因而仓皇，及至错误。

厥阴是六经中一经之名，厥自是诸证中一症之目也。酒之气暴，如人身虚气逆气之暴。酒得肉食则其气相缠绵而不暴，如人之虚气逆气得金石之剂沉坠，则其气亦缠绵而不暴。所以然者，在相缠绵也。故金石之缠绵，在气不在质，惟其气相得而缠绵，故其势亦不得不与之缠绵也。世人但知金石药坠气，而不知所以坠气之义也。东垣家则用质阴味厚以沉降之，盖气阳质阴，阴阳相遇，则自然相得而不升走，亦金石缠绵之义欤。

凡数一为奇，二为偶，三为参，五为伍，如是则有统纪而无错

乱。医书论脉云：参伍不调。盖谓参不成参，伍不成伍，大小不均，疏数不等，错乱而无纪也。黄发有阴阳，天五之土，为火所焚，阳黄也。地二之火，为水所溺，阴黄也。

刘河间为补泻脾胃之本者，盖以脾胃中和之气也，燥其湿则为泻，润其燥则为补。

火多水少，为阳实阴虚，其病为热。水多火少，为阴实阳虚，其病为寒也。

心肺为脏，阴也，以通行阳气而居上，阴体而阳用也。大肠、小肠为腑，阳也，以传阳气而居下，阳体而阴用也。

肥人湿多，瘦人火多。湿多肌理纵，外邪易入。火多肌理致，外邪难侵。湿多中缓少内伤，火多中燥喜内伤。

人首尊而足卑，天地定位也。脾肺相为母子，山泽通气也。肝胆主怒与动，雷风之相薄也。心高肾下，水火不相射也。八卦相错，而人亦肖之，妙哉，《易》也！

郁者，结聚而不得发越，当升者不得升，当降者不得降，当变化者不得变化，所以传化失常，而六郁之病见矣。气郁者，胸胁痛。湿郁者，周身疼，或关节痛，遇阴寒则发。痰郁者，动则气喘，寸口脉沉滑。热郁者，昏瞀，小便赤，脉沉数。血郁者，四肢无力，能食。食郁者，嗳酸腹饱，不能食，左寸脉和平，右寸脉紧盛。俱滑伯仁[1]

设有人焉，正已夺而邪方盛者，将顾其正而补之乎？抑先其邪而攻之乎？见有不的，则死生系之，此其所以宜慎也。夫正者本也，邪者标也。若正气既虚，则邪气虽盛，亦不可攻。盖恐邪未去而正先脱，呼吸变生，则措手无及。故治虚邪者当先顾正气，正气存则不致于害，且补中自有攻意。盖补阴即所以攻热，补阳即所以攻寒，世未

---

[1] 滑伯仁：元代医家滑寿，字伯仁，晚号樱宁生，襄城（今河南省许昌市襄城县）人。精通《素问》《难经》，又融通张仲景、刘守真、李东垣3家学说。著有《读伤寒论钞》《读素问钞》《难经本义》《十四经发挥》《诊家枢要》等医书多种。

有正气复而邪不退者，亦未有正气竭而命不倾者。如必不得已，亦当酌量缓急，暂从权宜，从少从多，寓战于守，斯可矣，此治虚之道也。若正气无损者，邪气虽微，自不宜补，盖补之则正无与，而邪反盛，适足以借寇兵而资盗粮。故治实证者，当直去其邪，邪去则身安，但法贵精专，便臻速效，此治实之道也。要之能胜攻者，方是实证，实者可攻，何虑之有？不能胜攻者，便是虚证，气去不返，可不寒心？此邪正之本末，有不可不知也。惟是假虚之证不多见，而假实之证最多也。假寒之证不难治，而假热之治多误也。然实者多热，虚者多寒。如丹溪曰：气有余便是火，故实能受寒。而余续之曰：气不足便是寒，故虚能受热。世有不明真假本末而曰知医者，则未敢许也。

治其王气者，谓病有阴阳，气有衰王，不明衰王，则治之反甚。如阳盛阴衰者，阴虚火王也。治之者不知补阴以配阳，而专用苦寒治火之王。岂知苦寒皆沉降，沉降则亡阴，阴愈亡则火愈盛，故服寒反热者，阴虚不宜降也。又如阳衰阴盛者，气弱生寒也。治之者不知补阳以消阴，而专用辛温治阴之王。岂知辛温能耗散，耗散则亡阳，阳愈亡则寒愈甚，故服热反寒者，阳虚不宜耗。此无他，皆以专治王气，故其病反如此。

又如夏令本热，而伏阴在内，故每多中寒；冬令本寒，而伏阳在内，故每多内热。设不知此而必欲用寒于夏，治火之王，用热于冬，治寒之王，则有中寒隔阳者，服寒反热，中热隔阴者，服热反寒矣。是皆治王之谓，而病之所以反也。

气有外气，天地之六气也；有内气，人身之元气也。气失其和，则为邪气。气得其和，则为正气，亦为真气。但真气所在，其义有三，曰上、中、下也。上者所受于天，以通呼吸者也。中者生于水谷，以养营卫者也。下者气化于精，藏于命门，以为三焦之根本者也。故上有气海，曰膻中也，其治在肺；中有水谷气血之海，曰中气也,其治在脾胃;下有气海,曰丹田也,其治在肾。人之所赖,惟此气耳,气聚则生,气散则死。故帝曰气内为宝。此诚最重之辞,医家最切之旨也。即如本篇始末所言,及《终始》等篇,皆惓惓①以精气重虚为念,先圣惜人元气至意于此可见。奈何今之医家但知见病治病,初不识人根本。凡天下之理,亦焉有根本受伤而能无败者,伐绝生机,其谁之咎?

诸风掉眩,皆属于肝矣。若木胜则四肢强直而为掉,风动于上而为眩。脾土受邪,肝之实也。若木衰,则血不养筋而为掉,气虚于上而为眩。金邪乘木,肝之虚也。又诸痛痒疮疡,皆属于心。若火盛则炽热为痛,心之实也。阳衰则阴胜为疮,心之虚也。五脏六腑,虚实皆然。故本篇首言盛者泻之,虚者补之,末言有者求之,无者求之,盛者责之,虚者责之,盖既以气宜言病机矣。又特以盛、虚、有、无四字,贯一篇之首尾,以尽其义。此正先圣心传,精妙所在,最为吃紧纲领。奈何刘完素未之详审,略其颠末,独取其中一十九条,演为《原病式》,皆偏言盛气实邪。且于十九条中,凡归重于火者,十之七八。至于不及虚邪,则全不相顾。又曰其为治者,但当泻其过甚之气,以为病本,不可反误治其兼化也。立言若此,虚者何堪?故楼氏指其治法之偏,诚非过也。

如太阴雨化,施于太阳。太阳寒化,施于少阴。少阴热化,施于阳明。阳明燥化,施于厥阴。厥阴风化,施于太阴。凡淫胜在我者,我之实也,实者真邪也。反胜在彼者,我之虚也,虚者假邪也。此六气之虚实,即所谓有无也。然天地运气虽分五六,而阴阳之用水火而已。故阳胜则阴病,阴胜则阳病,泻其盛气,责其有也,培其衰气,责其无也。求得所本而直探其颐,则排难解纷,如拾芥也。设不明逆顺盈虚之道,立言之意,而凿执不移,所谓面东者不见西墙,面南者

---

① 惓惓:恳切貌。此指真挚诚恳。

不睹北方，察一曲者不可与言化，察一时者不可与言大，未免实实虚虚，遗人害矣。

《十一难》曰：《经》言脉不满五十动而一止，一脏无气者，何脏也？然人吸者随阴入，呼者因阳出。今吸不能至肾、至肝而还，故知一脏无气者，肾气先尽也。然则五脏和者，气脉长；五脏病者，气脉短。观此一脏无气，必先乎肾。如下文所谓二脏、三脏、四脏、五脏者，当自远而近，以次而短，则由肾及肝，由肝及脾，由脾及心，由心及肺。故凡病将危者，必气促似喘，仅呼吸于胸中数寸之间，盖其真阴绝于下，孤阳浮于上，此气短之极也。医于此际而尚欲平之、散之，未有不随扑而灭者，良可哀也。夫人之生死由乎气，气之聚散由乎阴。而残喘得以尚延者，赖一线之气未绝耳，此脏气之不可不察也。

浮、沉、迟、数、滑、涩，即此六者之中，而复有大相悬绝之要，则人多不能识也。夫浮为表矣，而凡阴虚者，脉必浮而无力，是浮不可以概言表，可升散乎？沉为里矣，而凡表邪初感之甚者，阴寒束于皮毛，阳气不能外达，则脉必先见沉紧，是沉不可以概言里，可攻内乎？迟为寒矣，而伤寒初退，余热未清，脉多迟滑，是迟不可以概言寒，可温中乎？数为热矣，而凡虚损之候，阴阳俱亏，气血败乱者，脉必急数，愈数者愈虚，愈虚者愈数，是数不可以概言热，可寒凉乎？微细类虚矣，而痛极壅闭者，脉多伏匿，是伏不可以概言虚，可骤补乎？洪弦类实矣，而真阴太[①]亏者，必关格倍常，是弦不可以概言实，可消伐乎？夫如是者，是于纲领之中，而复有大纲领者存焉。设不能以四诊相参，而欲孟浪任意，则未有不覆人于反掌间者。此脉道之所以难言，毫厘不可不辨也。

阴阳形气俱不足者，调以甘药。甘之一字，圣人用意深矣。盖药

---

① 太：四库本作"大"。

食之入，必先脾胃，而后五脏得禀其气。胃气强则五脏俱盛，胃气弱则五脏俱衰。胃属土而喜甘，故中气不足者，非甘温不可。土强则金王，金王则水充，此所以土为万物之母，而阴阳俱虚者，必调以甘药也。虽《至真要》等论所列五味，各有补泻，但彼以五行生克之理推衍而言。然用之者，但当微兼五味，而以甘为主，庶足补中。如四气无土气不可，五脏无胃气不可，而春但微弦，夏但微钩之义皆是也。观《阴阳应象大论》曰：形不足者，温之以气；精不足者，补之以味。故气味之相宜于人者，谓之为补则可。若用苦劣难堪之味，而求其能补，无是理也。气味攻补之学，倘不善于调和，则动手便错，此医家第一著要义。

滑伯仁曰：察脉须识上、下、来、去、至、止六字，不明此六字，则阴阳虚实不别也。上者为阳，来者为阳，至者为阳。下者为阴，去者为阴，止者为阴。上者自尺部上于寸口，阳生于阴也。下者自寸口下于尺部，阴生于阳也。来者自骨肉之分，而出于皮肤之际，气之升也。去者自皮肤之际，而还于骨肉之分，气之降也。应曰至，息曰止也。

人迎候阳，故一盛在少阳，胆与三焦也；二盛在太阳，膀胱、小肠也；三盛在阳明，胃与大肠也；四盛已上者，以阳脉盛极，而阴无以通，故曰格阳。寸口候阴，故一盛在厥阴，肝与心主也；二盛在少阴，心与肾也；三盛在太阴，脾与肺也；四盛已上者，以阴脉盛极，而阳无以交，故曰关阴。

二阳之病发心脾。二阳，阳明也，胃与大肠之脉也。肠胃有病，心脾受之。发心脾，犹言延及于心脾也。虽然脾胃为合，胃病而及脾，理固宜矣。大肠与心，本非合也，今大肠而及心何哉？盖胃为受纳之腑，大肠为传化之腑，食入于胃，浊气归心，饮入于胃，输精于脾者，以胃之能纳、大肠之能化耳。肠胃既病，则不能受不能化，心脾何所资乎？心脾既无所资，则无以运化而生精血矣。故肠胃有病，

心脾受之，则男为少精，女为不月矣。心脾当总言，男女不当分别，至隐曲不月，不可分说耳。王安道

咳嗽，外感六淫，郁而成火，必六淫相合内伤。五脏相胜，必五邪相并。有此不同，而中间又有敛、散二法。敛者谓收敛肺气也，散者谓解散寒邪也。宜散而敛，则肺寒邪一时敛住，为害非轻。宜敛而散，则肺气弱，一时发散而走泄正气，害亦非小。且如感风咳嗽，已经散之后，其表虚复感寒邪，虚邪相乘，又为喘嗽。若欲散风则愈重而虚其肺，若收敛则愈又滞其邪。当先轻解，渐次敛之，肺不致虚，邪不致滞，喘嗽自止矣。徐叔拱①

《内经》曰：一阴一阳结，谓之喉痹。王太仆注云：一阴者，手少阴君火，心主之脉气也；一阳者，手少阳相火，三焦之脉气也。二火皆主脉，并络于喉，气热则内结，结甚则肿胀，肿胀甚则痹，痹甚而不通则死矣。盖手少阴少阳，君相二火独盛，则热结正络，故病且速也。十二经中，言嗌干、嗌痛、咽肿、颔肿、舌本强，皆君火为之也。惟喉痹急速，相火之所为也。夫君火者，犹人火也；相火者，犹龙火也。人火焚木其势缓，龙火焚木其势速。《内经》之言喉痹，则咽与舌在其间耳。以其病同是火，故不分也。

治喉痹之火与救火同，不容少待。《内经》"火郁发之"，"发"谓发汗。然咽喉中岂能发汗？故出血者，乃发汗之一端也。

酸者肝木之味，由火盛制金，不能平木，则肝木自盛，故为酸也。如饮热则酸矣，或言吐酸为寒者误也。是以肝热则口酸，心热则口苦，脾热则口甘，肺热则口辛，肾热则口咸。或口淡者，胃热也。胃属土，土为物之母，故胃为一身之本，淡为五味之本。然则吐酸岂为寒者欤？

---

① 徐叔拱：明代医家徐枢，字叔拱，华亭（今上海市松江区）人。元代医家徐复之子，洪武年间被荐为秦府良医，后召为太医院御医，官至太医院院使。著《订定王叔和脉诀》1卷，又撰《足庵集》行世。

凡中酸，法宜温药散之者，亦犹解表之义，以使肠胃结滞开通，怫郁散而和也。若久酸不已，则不宜温之，宜以寒药下之，后以凉药调之。结散热去，则气和也。刘河间论吐酸

仲景论少阴病热极曰：溲便遗失，狂言，目反视者，肾先绝也。《灵枢经》①曰：肾主二阴。然水②衰虚，而怫热客其部分，二阴郁结则痿痹而神无所用，故溲便遗失而不能止，然则热证明矣。刘河间论淋

冲、任、督三脉，以带脉束之。因余经上下往来，遗热于带脉之间，血积不流，火从金化而为白，乘少腹冤热，白物满溢，随溲而下，绵绵不绝，多不痛也。或有痛者则壅碍，因壅而成痛也。《内经》曰：少腹冤热，溲出白液。冤者屈滞也，病非本经，为他经冤郁而成此疾也。

治泻利与治带下，皆不可骤用峻热之药燥之。燥之则内水涸，内水涸则必烦渴，烦渴则小溲不利，小溲不利则足肿面浮，渐至不治。

赤白痢者，是邪热传于大肠，下广肠出赤白也。带下者传于小肠，入脬经下赤白也。据此二证，皆可同治湿法治之，以导水禹功丸泻讫。次以淡剂降心火，益肾水，下小溲，分水道③，则自愈矣。子和论带下

木郁达之，达者通畅之也。如肝性急，怒气逆，胠④胁或胀，火时上炎，治以苦寒辛散而不愈者，则用升发之药，加以厥阴报使而从治之。又如久风入中为飧泄，及不因外风之入，而清气在下为飧泄，则以轻扬之剂举而散之。凡此之类，皆达之之法也。虽然木郁固有吐之之理，今以吐字总该达字，则是凡木郁皆当用吐矣，其可平哉？东垣谓：食塞肺分，为金与土旺于上而克木，吐去其物，以伸木气，正

---

① 《灵枢经》：当为《素问》。盖"肾主二阴"，语本《素问·五常政大论》。
② 水：原作"木"，四库本作"本"。据刘完素《素问玄机原病式·六气为病·热类》改。
③ 水道：水液运行的通道。
④ 胠(qū屈)：腋下。

高者因而越之之义，恐不劳引木郁之说以汩①之也。

火郁发之，发者汗之也，升举之也。如腠理外闭，邪恶拂郁，则解表取汗以散之。又如龙火郁甚于内，非苦寒降沉之剂可治，则用升浮之药，佐以甘温，顺其性而从治之，使势穷则止，如东垣升阳散火汤是也。

土郁夺之，夺者攻下也，劫而衰之也。如邪热入胃，用咸寒之剂以攻去之。又如中满腹胀，湿热内甚，其人壮气实者，则攻下之。其或势甚而不能顿除者，则劫夺其势而使之衰。又如湿热为痢，有非力轻之剂可治者，则或攻或夺以致其平。凡此之类，皆夺之之法也。

金郁泄之，泄者渗泄而利小便也，疏通其壅也。如肺金为肾水上源②，金受火烁，其令不行，源②郁而渗道闭矣。宜肃清金化，滋以利之。又如肺气膹满，胸凭仰息，非利肺气之剂，不足以疏通之。凡此之类，皆泄之之法也。王注解表二字，于理未当。

水郁折之，折者御也，伐而挫之也，渐杀其势也。如肿胀之病，水气淫溢而渗道以塞。夫水之所不胜者，土也，今土气衰弱，不能制之，故反受其侮。治当实其脾土，资其运化，俾可以制水而不敢犯，则渗道达而后愈。或病势既旺，非上法所能遽制，则用泄水之药以伐而挫之。或去菀陈莝，开鬼门，洁净府，三治备举迭用，以渐平之。王氏所谓抑之制其冲逆，正欲折挫其泛滥之势也。夫实土者守也，泄水者攻也，兼三治者广略而决胜也。虽俱为治水之法，然不审病者之虚实、久近、浅深，杂焉而妄施治之，其不倾踣③者寡矣。

邪气久客，正气必损，今邪气虽去，苟不平调正气，使各安其位，复其常，犹未足以尽其妙，故又曰然调其气。苟调之而其气犹或过而未服，则当益其所不胜以制之。如木过者当益金，金能制木，则木斯服矣。所不胜者，所畏者也，故曰过者折之，以其畏也。夫制物

---

① 汩(gǔ 鼓)：治理。
② 源：四库本作"原"。
③ 倾踣(bó 帛)：跌倒。

者物之所欲也，制于物者物之所不欲也。顺其欲则喜，逆其欲则恶。今逆之以所恶，故曰所谓泻之。王氏以咸泻肾，酸泻肝之类为说，未尽厥旨。王安道：论五郁

三焦取火能腐物之义，火之性自下而上。三焦者始于原气，由[①]于中脘，散于膻[②]中，皆相火之自下而上也。其曰上焦主纳而不出，下焦主出而不纳，其纳其出，皆系乎中焦之腐熟，焦之为义可见矣。

厥阴、太阳少气多血，太阴、少阴少血多气，阳明气血俱多，少阳气多血少，男子妇人均有此气血也。男子多用气，故常气不足。女人多用血，故血常不足。所以男子病多在气分，妇人病多在血分。世俗乃谓男子多气，女子多血，岂不谬哉？

邪气盛则实，精气夺则虚。二句为病治之大纲。其辞似显，其义甚微，最当详辨。而辨之有最难者何也？盖实言邪气实，宜泻也。虚言正气虚，宜补也。凡邪正相薄而为病，则邪实正虚，皆可言也。故主泻者，则曰邪盛则实，当泻也；主补者，则曰精夺则虚，当补也。各执一句，茫无确见，借口文饰，孰得言非？是以至精之训，反酿莫大之害，不知理之所在，有必不可移易者，奈时医不能察耳。余请析此为四：曰孰缓、孰急、其有、其无也。所谓缓急者，察虚实之缓急也。无虚者，急在邪气去之不速，留则生变也。多虚者，急在正气培之不早，临期无济也。微虚、微实者，亦治其实，可一扫而除也。甚虚、甚实者，所畏在虚，但固守根本，以先为己之不可胜，则邪无不退也。二虚一实者兼其实，开其一面也。二实一虚者兼其虚，防生不测也。总之，实而误补，固必增邪，犹可解救，其祸小。虚而误攻，真气忽去，莫可挽回，其祸大。此虚实之缓急，不可不察也。所谓有无者，察邪气之有无也。凡风、寒、暑、湿、火、燥，皆能增邪，邪之在表在里，在腑在脏，必有所居，求得其本则直取之。此所谓有，有

---

① 由：经由。
② 膻：原作"亶"，据四库本改。

则邪之实也。若无六气之邪，而病出三阴，则皆情欲以伤内，劳倦以伤外，非邪似邪，非实似实。此所谓无，无则病在元气也。不明虚实有无之义，必至以逆为从，以标作本，绝人长命，损德多矣，可不惧且慎哉？

损分五脏，而五脏所藏，则无非精与气耳。夫精为阴，人之水也。气为阳，人之火也。水火得其正，则为精为气。水火失其和，则为热为寒。此因偏损所以致有偏胜，故水中不可无火，无火则阴胜而寒病生。火中不可无水，无水则阳胜①而热病起。但当详辨阴阳，则虚损之治无余义矣。如水亏者，阴虚也，只宜大补真阴，切不可再伐阳气。火虚者，阳虚也，只宜大补元阳，切不可再伤阴气。盖阳气不足而复伐其阴，阴亦损矣。阴已不足而再伤其阳，阳亦亡矣。夫治虚治实，本自不同。实者，阴阳因有余，但去所余，则得其平。虚者，阴阳有不足，再去所有，则两者俱败，其能生乎？故治虚之要，凡阴虚多热者，最嫌辛燥，恐助阳邪也，尤忌苦寒，恐伐生气也。惟喜纯甘壮水之剂，补阴以配阳，则刚为柔制，虚火自降，而阳归乎阴矣。阳虚多寒者，最嫌凉润，恐助阴邪也，尤忌辛散，恐伤阴气也。只宜甘温益火之品，补阳以配阴，则柔得其主，沉寒自敛，而阴从乎阳矣。是以气虚者宜补其上，精虚者宜补其下，阳虚者宜补而兼暖，阴虚者宜补而兼清，此固阴阳之治辨也。其有气因精而虚者，自当补精以化气；精因气而虚者，自当补气以生精。又如阳失阴而离者，非补阴何以收散亡之气？水失火而败者，非补火何以苏随绝之阴？此又阴阳相济之妙用也。故善补阳者，必于阴中求阳，则阳得阴助而生化无穷，善补阴者，必于阳中求阴，则阴得阳升而泉源不竭。故以精气分阴阳，则阴阳不可离。以寒热分阴阳，则阴阳不可混。此又阴阳邪正之离合也。知阴阳邪正之治，则阴阳和而生道得矣。

《本神篇》曰：心怵惕思虑则伤神，伤神则恐惧自失。《邪气脏腑

---

① 胜：原作"病"，据四库本改。

病形篇》曰：忧愁恐惧则伤心。《口问篇》曰：悲哀忧愁则心动，心动则五脏六腑皆摇。可见心为五脏六腑之大主，而总统魂魄，兼该志意。故忧动于心则肺应，思动于心则脾应，怒动于心则肝应，恐动于心则肾应，此所以五志惟心所使也。设能善养此心，而居处安静，无为惧惧，无为欣欣，婉然从物而不争，与时变化而无我，则志意和，精神定，悔怒不起，魂魄不散，五脏俱宁，邪亦安从奈我何哉？

人知阴虚惟一，而不知阴虚有二。如阴中之水虚，则病在精血；阴中之火虚，则病在神气。盖阳衰则气去，故神志为之昏乱，非火虚乎？阴亏则形坏，故肢体为之废弛，非水虚乎？今以神离形坏之证，乃不求水火之源，而犹以风治，鲜不危矣！试以天道言之，其象亦然。凡旱则多燥，燥则多风，是风木之化从乎燥，燥则阴虚之候也。故凡治类风者，专宜培补真阴以救根本，使阴气复，则风燥自除矣。然外感者，非曰绝无虚证，气虚则虚也；内伤者，非曰必无实证，有滞则实也。治虚者，当察其在阴在阳而直补之。治实者，但察其因痰因气而暂开之。此于内伤外感及虚实攻补之间，最当察其有无微甚而酌其治也。甚至有元气素亏，猝然仆倒，上无痰，下失禁，瞑目昏沉，此厥竭之证，尤与风邪无涉。使非大剂参附，或七年之艾，破格挽回，又安望其复真气于将绝之顷哉？倘不能察其表里，又不能辨其虚实，但以风之为名，多用风药，不知风药皆燥，燥复伤阴，风药皆散，散复伤气，以内伤作外感，以不足为有余，是促人之死也。

五脏失治，皆为心痛，刺治分经，理甚明悉。至若舍针用药，尤宜察此详义。盖肾心痛者，多由阴邪上冲，故善瘛，如从后触其心；胃心痛者，多由停滞，故胸腹胀满；脾心痛者，多由寒逆中焦，故其病甚；肝心痛者，多由木火之郁，病在血分，故色苍苍如死状；肺心痛者，多由上焦不清，病在气分，故动作则痛[①]益甚。若知其在气则

---

① 痛：四库本作"病"。

顺之，在血则行之，郁则开之，滞则逐之。火多实则或散或清之，寒多虚则或温或补之。必真心痛者，乃不可治。否则但得其本，则必随手而应，其易如探囊也。

天之六气，惟火有二。君者上也，相者下也。阳在上者，即君火也。阳在下者，即相火也。上者应离，阳在外也，故君火以明。下者应坎，阳在内也，故相火以位。火一也，而上下幽显，其象不同，此其所以有辨也。然以凡火观之，则其气质上下，亦自有君相明位之辨。盖明者光也，火之气也。位者形也，火之质也。如一寸之灯，光被满室，此气之为然也。盈炉之炭，有热无焰，此质之为然也。夫焰之与炭，皆火也。然焰明而质暗，焰虚而质实，焰动而质静，焰上而质下。以此证之，则其气之与质，固自有上下之分，亦岂非君相之辨乎？是以君火居上，为日之明，以昭天道，故于人也属心，而神明出焉。相火居下，为原泉之温，以生养万物，故于人也属肾，而元阳蓄焉。所以六气之序，君火在前，相火在后，前者肇物之生，后者成物之实。而三百六十日中，前后二火所主[①]者，止四、五、六、七月，共一百二十日，以成一岁化育之功，此君相二火之为用也。

六气之分，属阴者三，湿、燥、寒是也；属阳者二，风、热而已。使火无君相之化，则阴胜于阳而杀，甚于生矣，此二火之所以必不可无也。若因惟火有二，便谓阳常有余而专意仰之，则伐天之和，伐生之本，莫此为甚。此等大义，学者最当详察。

三阳所在，其脉无不应者，气之盈也。三阴所在，其脉有不应者，以阳气有不及，气之虚也。然三阴之列，又惟少阴独居乎中，此又阴中之阴也。所以少阴所在为不应，盖亦应天地之虚耳，岂君不主事之谓乎？

五行胜复之理，不期然而然。天地万物，固无往而非五行，而亢

---

① 主：原作"王"，据四库本改。

害承制，又安往而不然哉？故求之于人，则五脏更相平也，五志更相胜也，五气更相移也，五病更相变也。故火极则寒生，寒极则湿生，湿极则风生，风极则燥生，燥极则热生，皆其化也。第承制之在天地者，出乎气化之自然，而在人亦为有之，则在挽回运用之得失耳。使能知其微，得其道，则把握在我，何害之有？设承制之盛衰不明，似是之真假不辨，则败乱可立而待也。

故凡以太阳之人，而遇流衍①之纪，以太阴之人，而逢赫曦②之纪，强者有制，弱者遇扶，气得其平，何病之有？或以强阳遇火，则炎烈生矣；阴寒遇水，则冰霜及矣。天有天符，岁有岁会，人得无人和乎？

王荆公解痛利二字曰：治法云诸痛为实，痛随利减，世俗以利为下也。假令痛在表者，实也。痛在里者，实也。痛在血气者，亦实也。故在表者，汗之则愈。在里者，下之则愈。在血气者，散之行之则愈。岂可以利为下乎？宜作"通"字训则可。此说甚善，已得治实之法矣。然痛证亦有虚实，治法亦有补泻，其辨之之法，不可不详。凡痛而胀闭者多实，不胀不闭者多虚。痛而拒按者为实，可按者为虚。喜寒者多实，爱热者多虚。饱而甚者多实，饥而甚者多虚。脉实气粗者多实，脉虚气虚者多虚。新病壮年者多实，愈攻愈剧者多虚。痛在经者脉多弦大，痛在脏者脉多沉微。必兼脉证而察之，则虚实自有明辨。实者可利，虚者亦可利乎？不当利而利之，则为害不浅。故凡治表虚而痛者，阳不足也，非温经不可。里虚而痛者，阴不足也，非养营不可。上虚而痛者，心脾受伤也，非补中不可。下虚而痛者，脱泄亡阴也，非速救脾胃，温补命门不可。夫以温补而治痛者，古人非不多也。惟近代薛立斋、汪石山辈尤得之。奈何明似丹溪，而亦曰诸痛不可补气，局人意见，岂良法哉？

---

① 流衍：广泛流布。此指当年主气流行旺盛。
② 赫曦：炎暑炽盛貌。此指气候炎热之年。

崆峒子[1]云：脾土上应乎天，亦属湿化，所以水谷津液不行，即停聚而为痰饮也。夫人之病痰火者十之八九。老人不宜速降其火，虚人不宜尽去其痰，攻之太甚，则病转剧而致危殆，须以固元气为本。凡病推类而行之，亦思过半矣。昌按：药以胜病，乃致脾胃不能胜药，犹不加察，元气一坏，变症多端。如脾虚而气短不能以续，变而似喘促，尚用降气定喘之药。如脾虚卫气不行，变而为浮肿，尚用耗气利水之药。如脾虚郁滞，变而作寒热，尚谓外感，用发散之药。虚而益虚，直令气尽身亡，全不悔祸，复以此法施之他人，展转戕生，可胜诛哉！

《小学》有虚实分治之法，谓疾病之生也，皆因外感内伤，生火生湿、湿热生痰，四者而已。审其少壮新病，是湿则燥之，是火则泻之。湿而生热，则燥湿而兼清热。火而生痰，则泻火而兼豁痰，无余蕴矣。审其衰老久病，又当攻补兼施。如气虚而有湿热痰火，则以四君子汤补气，而兼燥湿、清热、豁痰、泻火。如血虚而有痰火湿热，则以四物汤补血，而兼泻火、豁痰、清热、燥湿。如此则攻补合宜，庶乎可也。故曰少壮新病，攻邪可审。老衰久病，补益为先。若夫阴虚火动，脾胃衰弱，真阴者水也，脾胃者土也。土虽喜燥，然太燥则草木枯槁。水虽喜润，然太润则草木湿烂。是以补脾滋肾之剂，务在燥湿得宜，随证加减焉耳。

《小学》有火湿分治之法，谓肥人气虚生寒，寒生湿，湿生痰；瘦人血虚生热，热生火，火生燥。故肥人多寒湿，瘦人多热燥也。

治病分初、中、末三法。初治之道，法当猛峻，缘病得之新暴，当以疾利猛峻之药急去之，不使病邪久居身中为害也。中治之道，法当宽猛相济，为病得之非新非久，当以缓疾得中，养正去邪，相济而

---

① 崆峒子：指古代传说中的广成子。广成子居崆峒山，黄帝曾往问道，故称。事见《庄子·在宥》。

兼治之。末治之道，法当宽缓，广服平善无毒，用其安中养①血气，俾邪自去。

治病有和、取、从、折、属五法。一治曰和，假令小热之气，当以凉药和之。二治曰取，为热势稍大，当以寒药取之。三治曰从，为热势既甚，当以温药从之，或寒因热用，或寒以温用，或以汗发之。四治曰折，谓病势②极甚，当以逆制之，或以下夺之。五治曰属，为求其属以衰之。缘热深陷在骨髓，无法可出，针药所不能及，故求其属以衰之。

昌按：求属之法，《内经》明谓诸寒之而热者取之阴，热之而寒者取之阳，所谓求其属也。又谓大寒而甚，热之不热，是无火也，当助其心。大热而甚，寒之不寒，是无水也，当助其肾。又谓取心者不必齐以热，取肾者不必齐以寒。但益心之阳，寒亦通行；强肾之阴，热之犹可。妙义精切若此。本文插入不通无着之语，火衰于戌，金衰于辰，盲瞽后人，今特正之。

治病有八要，八要不审，病不能去，非病不去，医无可去之术也。故须辨审八要，庶不有误。其一曰虚，五虚是也。脉细、皮寒、气少、泄泻前后、饮食不进，此为五虚。二曰实，五实是也。脉盛、皮热、腹胀、前后不通、闷瞀，此五实也。三曰冷，脏腑受其积冷是也。四曰热，脏腑受其积热是也。五曰邪，非脏腑正病也。六曰正，非外邪所中也。七曰内病不在外也。八曰外病不在内也。审此八要，参以脉候、病机，乃不至于有误。

学士商辂③云：医者意也。如对敌之将，操舟之工，贵乎临机应变。方固难于尽用，然非方则古人之心弗传，茫如望洋、如捕风，必

---

① 养：原作"非"，据四库本改。
② 势：四库本作"热"。
③ 商辂：明朝名臣，字弘载，号素庵，淳安（今浙江省杭州市淳安县）人。自幼天资聪慧，才思过人，在明代科举考试中曾"三元及第"，官至内阁首辅。著有《商文毅疏稿略》《商文毅公集》《蔗山笔尘》，纂有《宋元通鉴纲目》等。

有率意而失之者矣！方果可以不用乎？虽然方固良矣。然必熟之《素问》以求其本，熟之《本草》以究其用，熟之诊视以察其证，熟之治疗以通其变，始于用方而终至于无俟于方，夫然后医之道成矣。此论学医用方最为精切。

【点评】理论与实践结合，辨证论治，医之道成。

《柏斋三书》云：药之治病，各有所主。主治者君也，辅治者臣也，与君相反而相助者佐也，引经及引治病之药至于病所者使也。如治寒病用热药，则热药君也。凡温热之药，皆辅君者也，臣也。然或热药之过甚而有害也，须少用寒凉药以监制之，使热药不至为害，此则所谓佐也。至于五脏六腑及病之所在，各须有引导之药，使药与病相遇，此则所谓使也。余病推此。按：柏斋此论，乃用药之权，最为精切。旧谓一君、二臣、三佐、四使为定法，此未可泥。《药性论》又以众药之和厚者定为君，其次为臣、为佐，有毒者多为使，此说殊谬。设若削坚破积，大黄、巴豆辈，岂得不为君耶？

【点评】喻氏按语公允。

晋时才人，欲刊正《周易》及诸药方，先与祖讷共论。讷曰：辩释经典，纵有异同，不足以伤风教。至于汤药，小小不达，便致寿夭所由，则后人受弊不少，何可轻以裁断？祖讷之言可谓仁矣。今天下才士励志医药，正可入理深谭，乃效齐人惟知管晏，以《陶氏六书》窜入仲景成法，后人受弊，更当何如？

夫医者，非仁爱之士，不可托也，非聪明达理不可任也，非廉洁淳良不可信也。是以古之用医，必选明良，其德能仁恕博爱，其智能宣畅曲解，能知天地神祇①之次，能明性命吉凶之数，处虚实之分，

---

① 神祇：此指天神与地神。

定顺逆之节，原疾病之轻重，而量药剂之多少，贯微洞幽，不失细少。如此乃谓良医，岂区区俗学能之哉？《初学记》[1]

医以活人为务，与吾儒道最切。近自《唐书》列之技艺，而吾儒不屑为之。世之习此[2]者，不过诵一家之成说，守一定之方，以幸病之偶中。不复深为探索，上求圣贤之意，以明夫阴阳造化之会归。又不能博极群书，采择众议，以资论治之权变。甚者至于尽弃古方，附会臆见，展转以相迷，而其为患不少矣。是岂圣贤慈惠生民之盛意哉？昌按：春秋时，左氏谭医理甚悉，汉儒已不习医，太史公作仓公等列传，鲜所发明，况其他乎？其后如《华元化传》，寖涉妖妄，医脉之断，实儒者先断之也。有唐列之方技，无足怪矣。《九灵山房文集》[3]所论医者，当博极群书，求圣贤之意旨，明造化之会归。其属望顾不大欤？戴叔能

医之为道，非精不能明其理，非博不能至其约。是故前人立教，必使之先读儒书，明《易》理，《素》《难》《本草》《脉经》而不少略者何？盖非四书无以通义理之精微，非《易》无以知阴阳之消长，非《素问》无以识病，非《本草》无以识药，非《脉经》无从诊候而知寒热虚实之证。圣贤示人，略举其端而已。后学必须会群书之长，参所见而施治之，然后为可。《医学集成》

---

① 《初学记》：唐代徐坚撰。古代综合性类书，30卷。取材于群经诸子、历代诗赋及唐初诸家作品，保存了众多古代典籍的零篇、单句。原为唐玄宗诸子作文时检查事类之用，故名《初学记》。

② 此：指中医学。原作"儒"，据《九灵山房文集》卷二十一《脾胃后论序》改。

③ 《九灵山房文集》：诗集，30卷。元代诗人戴良撰。记录其为官、生活中所感、所闻事踪等。受元亡影响，此文集多为戴氏悲凉感慨、颂扬与怀念故元之作，少量涉中医学内容。戴良，字叔能，号九灵山人，元代浙江浦江（今浙江省金华市）人。后文"戴叔能"，原作"戴叔明"，为戴叔能之误。据改。

正五音者，必法师旷①之律吕。成方员②者，必法公输③之规矩。五音、方员特末技耳，尚取精于其事者，况医为人之司命，不精则杀人。今之患者不达此理，委命于时医，与自暴自弃，甘于沟渎何异？故病有六失：失于不审，失于不信，失于过时，失于不择医，失于不知病，失于不知药。又《史记》云：骄恣不论于理，一不治；轻身重财，二不治；衣食不能适，三不治；阴阳并脏气不定，四不治；形羸不能服药，五不治；信巫不信医，六不治。今时病家，此其通弊矣。《本集》

世间多有病人亲友故旧交游来问疾，其人曾不经事，未读方书，自骋了了④，诈作明能，谭说异端。或言是虚，或道是实，或云是风，或云是气，纷纷谬说，种种不同。破坏病人心意，不知孰是，迁延未就，时不待人，欻然⑤至祸，此段情态，今时尤甚。孙思邈

---

① 师旷：春秋时著名乐师、道家，字子野，冀州南和（今河北省南和县）人。师旷生而无目，故自称盲臣、瞑臣。为晋大夫（亦称晋野），博学多才，尤精音乐，善弹琴，辨音力极强。以"师旷之聪"闻名于后世。

② 方员：同"方圆"。此喻法则、规矩。

③ 公输：鲁班，姓公输，名般。春秋时鲁国人，能工巧匠。"般"与"班"同音，故世人惯称"鲁班"。

④ 了了：清清楚楚。

⑤ 欻（xū需）然：忽然。

卷之二

中寒门[①] 论一首　法十三条　律三条　比类法六十九条

风、寒、暑、湿、燥、火六气，分配手足各六经，百病之生，莫不繇之。轩岐论列，要在于此。然原始上古经文，先师僦季贷所传。每思洪荒初辟，结绳纪事，书从何来？岂光音天化生世界，爰有天医降下乎？抑仰求大自在天而得之乎？然则医药者，上天之载也，穷理尽性至命，首推医学矣。去古渐远，无阶可升，日取《内经》读之，其端绪或有或无，有者可求，无者将何求耶？君相二火及燥气，未曾深及。即寒之一气，赖先圣张仲景，推演伤寒、中寒为二论。不知中寒论何以不入金匮之藏。至晋初即无可搜求，并其弟子卫沈《四逆三部厥经》亦亡。从未有老医宿学记载一语，晋人之浅于谭医，岂待问哉？设使晋代仙医许旌阳[②]、葛稚川之流，仰溯丹台紫府[③]大自在天之藏，得其原论，亦未必为当世之所好矣。昌既尚论[④]《伤寒论》，不揣凡驽，窃欲拟议仲景传世之文，以窥见不传之一班[⑤]。后及《内经》之风、热、暑、湿，并燥、火缺略，百病传讹，绵力任重，老而不

---

①　中寒门：本篇四库本位于卷三。

②　许旌阳：即晋代道士许逊，字敬之，江西南昌（今江西省南昌市）人，道教净明派祖师，尊称许天师。曾举孝廉，出任旌阳令。知医术，喜以神方符咒疗病。

③　丹台紫府：传说中神仙居住的地方。

④　尚论：向上追论。

⑤　一班：即一斑，喻事物的小部分。班，通“斑”，《说文解字注·文部》云：“斑者……又或假班为之。”四库本作“斑”。

休，志非不苦。但以从不见闻之说，定为率由①坦道，按剑而诧不祥，在所不免。然十百中，岂无二三知己，取其大关，略其小失乎？见为是者，因其是畅发奥旨。见为非者，因其非另竖伟议。总不肯安上世至今相沿之黯汶，而必欲耀之光明。有仲景表章《内经》于前，有诸君子表章《内经》《金匮》于后。昌于后辈中，如杂剧登场，漫引其端，要不谓非个中人物也。且昌数十载癋寐诚求，才脱凡身，必承提命，此番公案，尚有待于再来云。

【点评】本节叙述著述缘由，可谓用心良苦。喻氏认为张仲景推演伤寒、中寒为二论，不知中寒论何以不入金匮之藏。故欲拟议仲景传世之文，以窥不传之一斑。反映了喻氏对仲景著作的认识，也体现了喻氏对中寒证的重视。清·汪琥著《伤寒论辩证广注》外，又著《中寒论辩证广注》，认为医书于杂证中闲言非议中寒，后学见证不明而错治，故"专以中寒另分一门"，"以发明仲景奥旨"。同样体现了对中寒证的重视。

阴病论

喻昌曰：太极动而生阳，静而生阴，阳动而不息，阴静而有常。二气交而人生，二气分而人死，二气偏而病起，二气乖而病笃。圣神忧之，设为医药，调其偏驳，使归和平，而民寿已永。观于《生气通天论》中，论人身阳气，如天之与日，失其所则折寿而不彰。是虽不言阴病，而阴病之机宛然可识。但三皇之世如春，阳和司令，阴静不扰，所以《内经》凡言阴病，但启其端，弗竟其说。厥后国政乖讹，阳舒变为阴惨，天之阳气闭塞，地之阴气冒明。冒明者，以阴浊而冒

---

① 率由：遵循。

蔽阳明也。百川沸腾，山冢崒崩①，高岸为谷，深谷为陵，《诗》言之矣。民病因之，横夭宏多，究莫识其所以横夭之故。汉末张仲景著《伤寒论》十卷，治传经阳病。著《卒病论》六卷，治暴卒阴病。生民不幸，《卒病论》当世即已失传。岂非其时贤士大夫莫能深维其义，《金匮玉函》置而弗收，其流布民间者，悉罹兵火之厄耶？仲景已后，英贤辈出，从未有阐扬其烈者。惟韩祗和②于中寒一门，微有发明，诲人以用附子、干姜为急，亦可谓仲景之徒矣。然自有医药以来，只道其常，仲景兼言其变，咤而按剑，势所必至。越千百年，祗和草泽一家之言，已不似仲景登高之呼。况有丹溪、节斋诸缙绅先生，多主贵阴贱阳立说，曰阳道饶，阴道乏。曰阳常有余，阴常不足。曰阴气难成易亏。故早衰制为补阴等丸，畸重乎阴，畸非至理。第于此道依样葫芦，未具只眼。然世医莫不奉以为宗。即使《卒病论》传之至今，亦与《伤寒论》同其悠悠汶汶③也已。嗟乎！化日舒长，太平有象。乱离愁惨，杀运繁兴。救时者倘以贵阴贱阳为政教，必国非其国。治病者倘以贵阴贱阳为药石，必治乖其治矣，岂通论哉？昌尚论仲景《伤寒论》，于凡阴病见端，当以回阳为急者，一一表之，吾门已骎骎④知所先矣。今欲并度金针，畅言底里。《易》云：通乎昼夜之道而知。夫昼为阳，群阴莫不潜伏。夜为阴，群阴得以现形。诸鬼为之夜食，一切山精水怪，扬氛吐焰，伎俩无穷，比鸡鸣则尽隐矣。盖鸡鸣夜虽未央，而时则为天之阳也。天之阳开，故长夜不至漫漫而将旦也。阴病之不可方物⑤，此见一斑。而谁为燃犀⑥之照也哉？佛说四百四病，地、水、火、风，各居百一，是则四百四病，皆为阴病矣。夫水、

---

① 崒(zú 足)崩：倒塌。
② 韩祗和：宋代医家，著有《伤寒微旨论》。韩，原作"寒"，四库本同，据医家姓氏改。
③ 悠悠汶汶：此指因久远而不清晰。悠悠，久远。汶汶，不明貌。
④ 骎骎(qīn 侵)：马快跑貌。此喻速度很快。
⑤ 方物：识别。
⑥ 燃犀：烛照明察。此喻明察事物。

火、木、金、土,在天成象,在地成形,原不独畸于阴。然而五形皆附地而起,水附于地,而水中有火,火中有风,人所以假合成身,身所以相因致病,率禀四者。金性坚刚,不受和合,故四大惟金不与。证无生者,必修西方佛土,有繇然也。世人但知地气静而不扰,偶见地动,便骇为异,不知地气小动则为灾眚①,大动则为劫厄。劫厄之来,天地万物,凡属有形,同归于坏。然地气有时大动,而世界得不速坏者,则以玄天真武坐镇北方,摄伏龙蛇,不使起陆,以故地动而水不动,水不动而水中之火、火中之风自不动也。仲景于阴盛亡阳之证,必用真武汤以救逆者,非以此乎?至于戌亥混茫,亦非天翻地覆互相混也。天原不混于地,乃地气加天而混之耳。盖地、水、火、风四轮同时轰转,雷炮冲射之威,千百亿道,震荡于五天之中,顷之搅毁太空,混为一区。而父母所生血肉之躯,其阴病之惨烈,又当何如?禅宗有"白浪滔天""劫火洞然""大千俱坏"等语,岂非四大解散之时实有此象乎?究竟地气之加于天者,止加于欲界、色界等天,不能加于无色界天。所以上八景中,忉利天宫②,万圣朝真,兜率内院,诸天听法,各各身除中阴,顶现圆光,由此直接非想非非想天,而入佛界法界,睹大千世界若掌中一果矣。更何劫运可加之耶?劫运所加之天,至子而开阴气下,而高覆始露。至丑而阴气尽返于地,而太空始廓。两仪分奠厥位,日月星辰丽③乎天,华岳河海附乎地,五天之气散布于列曜④,九地之气会通乎山泽。以清以宁,曰大曰广,庶类以渐萌生。而天界隙中所余暴悍浊阴,动辄绵亘千万丈,排空直坠,摧残所生,靡有孑遗。天开地辟以后,阴惨余殃,尚若此其可畏,必至寅而驳劣悉返冲和。天光下济,地德上承,名木嘉卉,累累

① 灾眚(shěng省):祸患灾难。
② 忉利天宫:佛教语。指忉利天中央帝释所居的宫殿。
③ 丽:依附。
④ 列曜:群星。

垂实。光音天人，下食其果，不复升举，因得施生，乃至繁衍，而成天地人之三界也。此义关系人身性命，病机安危，最宏最钜。儒者且置为不论不议，医者更蔑闻矣。昌每见病者，阴邪横发，上干清道，必显畏寒腹痛、下利上呕、自汗淋漓、肉瞤筋惕等证。即忙把住关门，行真武坐镇之法，不使龙雷升腾霄汉。一遵仲景已传之秘，其人获安。倘失此不治，顷之浊阴从胸而上入者，咽喉肿痹，舌胀睛突。浊阴从背而上入者，颈筋粗大，头项若冰，转盻①浑身青紫而死。谓非地气加天之劫厄乎？惟是徒进附子、干姜纯阳之药呕驱阴邪，下从阴窍而出，非与迅扫浊阴之气还返地界同义乎？然必尽驱阳隙之阴，不使少留，乃得功收再造，非与一洗天界余氛，俾返冲和同义乎？会仲景意中之法，行之三十年，治经百人，凡遇药到，莫不生全，虽曰一时之权宜，即拟为经常之正法可也。医学缺此，诚为漏义，谨立鄙论，以开其端，后有作者，出其广大精微之蕴，是编或有可采云尔。

【点评】本节借助佛学阐发阴病学说，旨在探讨《卒病论》有关"阴病"内容。尤推崇仲景学说，用附子、干姜纯阳之品驱逐阴邪，以功收再造，赞扬韩祗和擅用附子、干姜，为仲景之徒。在阴病研究领域，王好古《阴证略例》是研究伤寒阴证的专著，收集众多医家有关阴证的论述，对后世产生了一定影响。值得探讨、发掘，为现代临床服务。

论辨中寒证要法②五条

卒中寒者，阳微阴盛，最危最急之候。《经》曰：阴盛生内寒。因厥气上逆，寒气积于胸中而不泄，不泄则温气去，寒独留，留则血

---

① 转盻：转眼。喻时间短促。四库本作"转盼"。
② 论辨中寒证要法：原脱，据本书目录补。

凝，血凝则脉不通，其脉盛大以涩，故中寒。《内经》之言若此，今欲会仲景表章《内经》之意，敷陈一二，敢辞饶舌乎？

《经》既言阴盛生内寒矣，又言故中寒者，岂非内寒先生，外寒后中之耶？《经》既言血凝脉不通矣，又言其脉盛大以涩者，岂非以外寒中，故脉盛大，血脉闭，故脉涩耶？此中伏有大疑，请先明之。一者，人身卫外之阳最固，太阳卫身之背，阳明卫身之前，少阳卫身之两侧。今不繇三阳，而直中少阴，岂是从天而下？盖厥气上逆，积于胸中则胃寒，胃寒则口食寒物，鼻吸寒气，皆得入胃。肾者，胃之关也。外寒斩关直入少阴肾脏，故曰中寒也。此《内经》所隐而未言者也。一者，其脉盛大以涩，虽曰中寒，尚非卒病。卒病中寒，其脉必微。盖《内经》统言伤寒、中寒之脉，故曰盛大以涩。仲景以伤寒为热病，中寒为寒病，分别言之。伤寒之脉，大要以大、浮、数、动、滑为阳，沉、涩、弱、弦、微为阴。阳病而见阴脉，且主死，况阴病卒急必无反见阳脉之理。若只盛大以涩，二阳一阴，亦何卒急之有哉？此亦《内经》所隐而难窥者也。

再推仲景以沉、涩、弱、弦、微为阴脉矣。其伤寒传入少阴经，则曰脉微细，今寒中少阴，又必但言脉微，不言细矣。盖微者，阳之微也。细者，阴之细也。寒邪传肾，其亡阳亡阴，尚未可定。至中寒，则但有亡阳，而无亡阴，故知其脉必不细也。若果见细脉，则其阴先已内亏，何繇而反盛耶？

在伤寒证，惟少阴有微脉，他经则无。其太阳膀胱为少阴之腑，才见脉微、恶寒，仲景亟从少阴施治而用附子、干姜矣。盖脉微、恶寒，正阳微所至。《诗》云：彼月而微，此日而微，今此下民，亦孔之哀。在天象之阳，且不可微，然则人身之阳，顾可微哉？肾中既已阴盛阳微，寒自内生，复加外寒，斩关直中，或没其阳于内，灭顶罹殃，或逼其阳于外，隙驹避舍，其人顷刻云亡，故仲景以为卒病也。

人身血肉之躯，皆阴也。父母搆精时，一点真阳，先身而生，藏于两肾之中。而一身之元气，由之以生，故谓生气之原。而六淫之外邪，毫不敢犯，故谓守邪之神。暗室一灯，炯然达旦，耳目赖之以聪明，手足赖之以持行者矣。昔人傲雪凌寒，寻诗访友，犹曰一时之兴到。至如立功异域，啮雪虏庭，白首犹得生还，几曾内寒生而外寒中耶！故以后天培养先天，百年自可常享。苟为不然，阳微必至阴盛，阴盛愈益阳微。一旦外寒卒中，而以经常之法治之，百中能有一活耶？卒病之旨，其在斯乎！

肾中真阳，得水以济之，留恋不脱。得土以堤之，蛰藏不露。除施泄而外，屹然不动。而手足之阳，为之役使，流走周身，固护腠理，而捍卫于外。而脾中之阳，法天之健，消化饮食，传布津液，而运行于内。而胸中之阳，法日之驭，离照当空，消阴除曀①，而宣布于上。此三者丰亨有象，肾中真阳，安享太宁，故有八十而御女生子，余勇可贾者矣。即或施泄无度，阳痿不用，尚可迁延岁月。惟在外、在上、在中之阳衰微不振，阴气乃始有权，或肤冷不温，渐至肌硬不柔，卫外之阳不用矣。或饮食不化，渐至呕泄痞胀，脾中之阳不用矣。或当膺阳碍②，渐至窒塞不开，胸中之阳不用矣。乃取水土所封之阳，出而任事，头面得阳而戴赤，肌肤得阳而熯③燥，脾胃得阳而除中，即不中寒，其能久乎？

【点评】本节阐发《素问·调经论》"阳虚则外寒""阴盛则内寒"与仲景中寒之说。认为外寒斩关直入少阴肾脏，故曰中寒。脉盛大以涩，虽曰中寒，并非卒病。卒病中寒，其脉必微。若脉细为阴先已内亏，中寒是亡阳而无亡阴，仲景用附子、干姜施之。若衰微不振则可见戴阳、除中等危重症。对临床有参考意义。

---

① 曀：原作"噎"，四库本同，据文理改。
② 阳碍：四库本作"阻碍"。
③ 熯(hàn 汗)：此指燥热。

论治中寒病用药八难[①]

寒中少阴，行其严令，埋没微阳，肌肤冻裂，无汗而丧神守。急用附子、干姜，加葱白以散寒，加猪胆汁引入阴分。然恐药力不胜，熨葱灼艾，外内协攻，乃足破其坚凝。少缓须臾，必无及矣，此一难也。

若其人真阳素扰，腠理素疏，阴盛于内，必逼其阳亡于外，魄汗淋漓，脊项强硬。用附子、干姜、猪胆汁，即不可加葱及熨灼，恐助其散，令气随汗脱，而阳无繇内返也。宜扑止其汗，陡进前药，随加固护腠理。不尔，恐其阳复越，此二难也。

用附子、干姜以胜阴复阳者，取飞骑突入重围，搴旗[②]树帜，使既散之阳，望帜争趋，顷之复合耳。不知此义者，加增药味，和合成汤，反牵制其雄入之势，必至迁缓无功，此三难也。

其次，前药中即须首加当归、肉桂，兼理其荣，以寒邪中入，先伤荣血故也。不尔，药偏于卫，弗及于荣，与病即不相当，邪不尽服，必非胜算，此四难也。

其次，前药中即须加入人参、甘草，调元转饷，收功帷幄。不尔，姜、附之猛，直将犯上无等矣，此五难也。

用前药二三剂后，觉其阳明在躬，运动颇轻，神情颇悦，更加黄芪、白术、五味、白芍，大队阴阳平补，不可歇手。盖重阴见晛，浪子初归，斯时摇摇靡定，急缓不为善后，必堕前功，此六难也。

用群队之药，以培阴护阳，其人即素有热痰，阳出早已从阴而变寒。至此，无形之阴寒虽散，而有形之寒痰阻塞窍隧者无繇遽转为热。姜、附固可勿施，其牛黄、竹沥，一切寒凉，断不可用。若因其

---

① 论治中寒病用药八难：原脱，据本书目录补。
② 搴旗：夺取敌方的旗帜。

素有热痰，妄投寒剂，则阴复用事，阳即躁扰，必堕前功，此七难也。

前用平补后，已示销兵放马，偃武崇文之意。兹后总有顽痰留积经络，但宜甘寒助气开通，不宜辛辣助热壅塞。盖辛辣始先不得已而用其毒，阳既安堵，既宜休养其阴，何得喜功生事，徒令病去药存，转生他患，漫无宁宇？此八难也。

昌粗陈病概，明告八难，良工苦心，此道庶几可明可行矣。然卤莽拘执之辈，用法必无成功；愚昧鲜识之人，服药必生疑畏。谨合《阴病论》，请正明哲巨眼，恳祈互相阐发，俾卒病之旨，人人共明，坦然率由，讵非生民之厚幸乎！

【点评】"用药八难"叙述了中寒病治疗的难处，更指出了处理方法。危重者，急用附子、干姜，加葱白散寒，加猪胆汁引入阴分，或熨葱灼艾，外内协攻急急用药。魄汗淋漓，脊项强硬者，用附子、干姜、猪胆汁，随加固护腠理。阴血伤者，须首加当归、肉桂理其阴血；又须加人参、甘草，调元转饷，收功帷幄；二三剂后，更加黄芪、白术、五味、白芍，大队阴阳平补，不可歇手。若有热痰，姜、附可勿施，但寒凉之剂断不可用。若有顽痰留积经络，但宜甘寒助气开通，不宜辛辣助热壅塞。为喻氏的经验之谈，有临床参考价值。

论朱丹溪述中寒二条①

丹溪曰：中寒者，仓卒受寒，其病即发而暴。盖中寒之人，乘其腠理疏豁，一身受邪，难分经络，无热可散，温补自解。此胃之大虚，不急治去生甚远。法当温散理中汤，甚者加附子。其见解超出寻

① 论朱丹溪述中寒二条：原脱，据本书目录补。

常矣。

然又曰：有卒中天地之寒气，口伤生冷之物，有外感无内伤，用仲景法。若挟内伤，补中益气汤加发散之药，必先用参、芪托住正气。可见丹溪宗尚东垣，犹在仲景宫墙之外，未知其中宗庙百官之富美也。

论戴元礼述中寒一条①

戴元礼曰：中寒是身受肃杀之气，口食冰水瓜果冷物，病者必脉沉细，手足冷，息微身倦，虽身热亦不渴，倦言语。或遇热病，误服此药，轻者至重，重者至死。在脉数者，或饮水者，烦躁动摇者，皆是热病。寒热二证，若水火也，不可得而同治，误则杀人，学者慎之。

按：元礼，国朝名医中之翘楚也。其于中寒略窥大意，未识奥旨。且不曰以热病法治之则死，反曰热病用此药即死，殊失主客。然二老外更无有言及中寒者，昌又推其登坛建帜之功矣。

【点评】以上两篇反映了不同医家的不同学术观点，有利于丰富中医学理论与临床实践。

律三条

凡治阴寒暴病，恣用清凉药者，百无一活，如此死者，医杀之也。

凡治暴寒病，胸中茫无真见，虽用辛热，或以渐投，或行监制，时不待人，倏然而逝，医之罪也。

凡医起一阴病者，即可免一劫厄，天理、人事必至之符也。其不

---

① 论戴元礼述中寒一条：原脱，据本书目录补。

能起人卒病而求幸免劫厄，自不可得，世有蔼蔼吉人，其择术当何如耶？

【点评】此节指出治阴寒暴病禁用清凉，当胸有成竹，避免侥幸。

比类仲景《伤寒论》阳虚阴盛治法并死证三十一则

太阳经九法　太阴经一法　少阴经七法　少阴死证五法　厥阴经五法　厥阴死证四①法

《卒病论》虽亡，《伤寒论》固存也。仲景于伤寒阳微阴盛恶寒之证，尚不俟其彰著，早用附子、干姜治之，并灸之矣。况于卒病乎？况于卒病彰著之极者乎？兹特重加剖绎，非但治卒病有据，即遇伤寒危证，毫发莫遁耳。

仲景治伤寒传经热病，邪在太阳之初，便有用附子治阳虚九法

其一，因误用发汗药，致汗漏不止者，用桂枝汤加附子为救法。其证恶风，小便难，四肢微急，难以屈伸。

风伤卫之证，原恶风，加以误汗，则腠理尽开，而恶风愈甚。小便难者，诸阳主气，阳亡于外，膀胱之气化，自不行也。四肢微急，难以屈伸者，四肢为诸阳之本，亡阳脱液，斯骨属不利也。阳虚之人，误发其汗，既可用此方以救其阳，未汗之先，宁不可用此方以解肌得汗乎？仲景于桂枝汤中加人参加附子，不一而足，其旨微矣。

其一，因误汗致心悸、头眩、身瞤动、无可奈何者，用真武汤为救法。其证发汗不解，仍发热、心下悸、头眩、身瞤动、振振欲擗地。

汗虽出而热不退，则邪未尽而正已大伤。况里虚为悸，上虚为

———————————

① 四：原作"五"，据本书内容改。

眩，经虚为瞤，身振振摇，无往而非亡阳之象，所以行真武把关坐镇之法也。

其一，为发汗不解，反恶寒者，用芍药甘草附子汤为救法。其证发汗不解，反恶寒者，虚故也。

未汗而恶寒，邪盛而表实。已汗而恶寒，邪退而表虚。阳虚则恶寒，宜用附子固矣。然既发汗不解，可知其热犹在也。热在而别无他证，自是阴虚之热，又当用芍药以收阴，此荣卫两虚之救法也。

其一，发汗若下之，病仍不解，烦躁者，用茯苓四逆汤为救法。

误汗则亡阳而表虚，误下则亡阴而里虚，阴阳俱虚，邪独不解，故生烦躁，用此汤以救之。前一证，荣卫两虚。此一证，表里两虚。制方之妙，又非表里一言可尽。盖烦为心烦，躁为肾躁，故用干姜、附子入肾以解躁，茯苓、人参入心以解烦也。

其一，误下而致脉促，胸满，复微恶寒者，用桂枝汤去芍药加附子为救逆。

脉促虽表邪未尽，然胸但满而不结，则以误下而损其胸中之阳也。加以微恶寒，则并肾中之真阳亦损，而浊阴用事矣。故去芍药之阴，加附子以回阳也。

其一，下之后，复发汗，脉沉微、身无大热者，用干姜附子汤为救法。其证昼日烦躁，不得眠，夜而安静，不呕，不渴，无表证，脉沉微，身无大热。

此证前一条云：下之后，复发汗，必振寒，脉微细。所以然者，以内外俱虚故也。误汗亡阳，误下亡阴，故云内外俱虚。然不出方，以用附子回阳，人参益阴，已有成法，不必赘也。此复教人以精微之蕴，见亡阳一证，较亡阴倍多。然阳用事于昼者也，热烦、躁扰、不得眠，见于昼者若此；阴用事于夜者也，安静、不呕、不渴，见于夜者若彼，岂附子、人参阴阳两平之可施乎？必干姜、附子偏于辛热，乃足回其阳，以协于偏胜之阴也。

其一，风湿两邪，搏聚一家，用甘草附子汤分解之法。其证骨节烦疼掣痛，不得屈伸，近之则痛剧，汗出短气，小便不利，恶风不欲去衣，或身微肿。

风则上先受之，湿则下先受之，逮至两相搏聚，注经络，流关节，渗骨体、躯壳之间，无处不到，则无处不痛也。于中短气一证，乃汗多亡阳，阳气大伤之征，故用甘草、附子、白术、桂枝为剂，以复阳而分解外内之邪也。又寒伤荣而无汗之证，用桂枝附子汤，即本方去术加姜、枣之制也。其寒伤荣，无汗而大便硬、小便自利者，知其邪不在表，则本方去桂枝，仍用术，借其益土燥湿之用也。三方原三法，今并为一，见治风湿相搏，不出以回阳为急务耳。

其一，心下痞而恶寒，汗出，用附子泻心汤复阳泻痞，兼而行之之法。

泻心汤有五：曰甘草、曰半夏、曰生姜、曰黄连、曰附子。以恶寒，汗出阳虚之证，较阴痞更急，故用麻沸汤渍去痞之药，而侵入浓煎之附子汁，虽曰一举两得，其所重从可识矣。

其一，误用阳旦汤致逆，用四逆汤救逆一法。

阳旦汤者，桂枝汤加黄芩之制也。其人阳气素衰者，虽当夏月，阳外阴内，桂枝汤中可加附子，不可加黄芩，所以其人得汤便厥也。若重发汗，或烧针者，误上加误，非四逆汤不能回其阳矣。

阳明、少阳二经，绝无用附子法。惟太阳一经，独有不得不用之证。盖太阳膀胱为肾之府，肾中阳虚阴盛，势必传出于腑，以故才见脉微恶寒，漏汗恶风，心悸头眩，肉瞤筋惕，躁扰等证，纵是传经热病，不得不用姜、附以消阴复阳也。而暴病不繇传经，发热卒然而至，尚何等待而不用附子、干姜乎？

【点评】本节将《伤寒论》太阳病篇用附子治阳虚9法进行归纳，指出太阳膀胱为肾之府，肾中阳虚阴盛，势必传出于腑，故见脉微，恶寒等，即用姜、附以消阴复阳。《伤寒论》用附子有生附子、炮附子之分。生附子用于回阳救逆，适用于阳虚阴盛证，如四逆汤、茯苓四逆汤、干姜附子汤等。炮附子用于温振阳气、温经散寒，适用于一般的阳虚证或阳虚轻证与风寒湿痹，如阳虚漏汗证、风湿证等。故医者必须弄明白《伤寒论》对附子的应用，以分清病证的轻重与生附子、炮附子临床运用的区别。

太阴经一法

伤寒传太阴经，有自利不渴一证，乃其人平素湿土之脏有寒也。故用四逆汤，为温土之法。

太阴湿土之脏有寒，不用理中，而用四逆者，此亦可见仲景之精义。盖水土同出一源，冬月水暖，则土亦暖。夏月水寒，则土亦寒。所以土寒即阴内阳外，非细故也。用四逆以温土，抑何神耶！

【点评】《伤寒论·太阴病脉证并治》篇："自利不渴者，属太阴，以其脏有寒也。当温之，宜服四逆辈。""四逆辈"当指四逆汤一类的方剂，属温法。当今常用理中丸作为治疗太阴病代表方，但《伤寒论》原旨为四逆汤类方。证之临床，若太阴病里虚寒较轻者，不妨用理中丸。也是辨证论治的体现。

少阴经七法

少阴病，得之一二日，口中和，其背恶寒者，用灸及附子汤，外内协攻之法。

口中和而不燥、不渴，其无里证可知。况背为督脉，统督诸阳上行之地。他处不寒，独觉背间寒者，其为阳虚而阴邪上凑又可知。故外灸内温，两法并施，必求阴消阳复而后已也。不知者，谓伤寒才一二日，外证且轻，何反张皇若此。讵识仲景正以一二日即显阳虚阴盛之证，早从暴病施治，所谓见微知著也。若待至三四日，势必极盛难返，不可救药矣。况于三四日以后，其非暴病明矣，又何用张皇也哉！

少阴病，得之二三日，麻黄附子甘草汤微发汗，以二三日无里证，故用微发汗之法。

得病才二三日，无吐利、躁烦、呕、渴里证，其当从外解无疑。然少阴绝无发汗之法，汗之必至亡阳。惟此一证，其外发热无汗，其内不吐利、躁烦、呕渴，乃可温经散寒，取其微似之汗。此义甚微，在太①阳经但有桂枝加附子之法，并无麻黄加附子之法。盖太阳病无脉微、恶寒之证，即不当用附子。及见脉微、恶寒、吐利、躁烦等证，亡阳已在顷刻，又不当用麻黄。即此推之，凡治暴病而用麻黄者，其杀人不转睫矣。

少阴病，身体痛，手足寒，骨节痛，脉沉者，有用附子汤一法。

一身骨节俱痛者，伤寒太阳经病也。若手足寒而脉沉，则肾中真阳之虚审矣。可见身体骨节之痛皆阳虚所致，而与外感不相涉矣。故用附子汤以助阳而胜肾寒，斯骨属之痛尽除也。若以其痛为外感之痛，宁不杀人乎？

少阴下利，脉微者，有用白通汤一法。

利不止，厥逆无脉，干呕，烦者，有白通加猪胆汁一法。服汤脉暴出者死，微续者生。

少阴下利，其人肾脏虚，寒邪盛也。脉微者，与白通汤，驱寒助阳，斯利止脉健矣。服之利不止，转至无脉，呕烦有加，此因以热药治寒，寒甚而格药不入，徒增其逆乱之势也。加猪胆汁为向导，斯药入而寒不为拒，阳可回，脉可出矣。然脉必微续乃生，暴出反死。甚哉，虚阳之易出难回也！

---

① 太：原作"大"，据四库本改。

少阴下利，有水气，或咳或呕者，有用真武汤加减一法。

阴寒甚而水泛溢，由阳虚不能摄水，复不能生土以制水，以故腹痛，小便不利，四肢沉重疼痛，自下利，或小便亦利，或咳，或呕。水性泛溢，则无所不之也。因其见证不一，故有加减法，余见《尚论篇》。

少阴下利，里寒外热，手足厥逆，脉微欲绝，有用白通四逆汤加减一法。

面色赤者，加葱九茎。腹中痛者，去葱加芍药二两。呕者，加生姜二两。咽痛者，去芍药加桔梗一两。利止脉不出者，去桔梗加人参二两。

【点评】本篇论述少阴病阳虚阴盛用温法。其阳虚阴盛有轻重之别，附子汤、麻黄附子甘草汤、真武汤用炮附子，所治为一般阳虚证，麻黄附子甘草汤证为少阴病尚未至亡阳，兼有太阳，故用麻黄微发汗。白通汤、白通加猪胆汁汤、通脉四逆汤用生附子，所治为阳虚阴盛重证。两者有区别，不可不知。

少阴死证五条

少阴病，恶寒，身蜷而利，手足逆冷者，不治。

阴盛无阳也。

少阴病，下利止而头眩，时时自冒者，死。

阳回利止则生，若利止更加眩冒，则其止也。乃阴已先亡，故阳无依附，浮越于上，而神气散乱，时时自冒也。

少阴病，四逆，恶寒而身蜷，脉不至，不烦而躁者，死。

脉不至，阳已先绝。不烦而躁，孤阴顷刻自尽矣。

少阴病，六七日，息高者，死。

息高则真阳上越，其下无根，绵绵若存之地，神机化灭，故主死也。

少阴病，脉微沉细，但欲卧，汗出不烦，自欲吐，至五六日自利，复烦躁不得卧寐者，死。

伤寒忌见阴脉。故仲景谓：少阴病，脉沉者，急温之。今脉之微、沉、细具见，外证嗜卧，汗出不烦，阳不为用矣。自欲吐，阴邪上干矣。更加自利，则脏气必至尽绝矣。况始先不烦，今更烦躁，始先欲寐，今更不得卧寐，所存一线之阳，扰乱若此，可复收乎？

【点评】手足逆冷、时时自冒、不烦而躁、息高、烦躁不得卧寐等，是《伤寒论》少阴病阳虚阴盛危重证的死候。对推测危重证预后有参考价值。

厥阴经五法

病者手足厥冷，言我不结胸，少腹满，按之痛者，此冷结在膀胱关元一法。

阳邪当结于阳，不结胸则阳虚可知。阴邪当结于阴，冷结在膀胱关元则阴盛可知。

伤寒脉促，手足厥逆者，有灸之之法。

脉见喘促，阳气内陷，急遽不舒之状也。加以手足厥逆，阳微阴盛，必罹灭顶之凶，故当灸之，以通其阳也。

大汗出，热不去，内拘急，四肢疼，又下利，厥逆而恶寒，用四逆汤一法。

大汗出而邪不除，阳则反虚矣。内拘急，四肢疼，下利，厥逆，恶寒，则阳之虚者，已造于亡。而阴之盛者，尚未有极，故用四逆汤以胜阴复阳也。

下利清谷，里寒外热，汗出而厥者，用通脉四逆汤一法。

下利里寒，加以外热，是有里复有表也。然在阳虚之人，虽有表证，其汗仍出，其手足必厥，才用表药，立至亡阳。不用表药，终是外邪不服，故于四逆汤中加葱为治，丝丝必贯，为万世法程。

呕而脉弱，小便复利，身有微热，见厥者难治，用四逆汤一法。

呕与微热，似有表也。脉弱则表邪必不盛，小便利则里邪必不盛。可见其呕为阴邪上干之呕，热为阳气外散之热。见厥则阳遭阴掩，其势骎①危，非用四逆汤，莫可救药矣。"难治"二字，回互上条，多少叮咛！见呕而微热，与里寒外热，毫厘千里，用四逆汤即不可加葱，以速其阳之飞越，学者可不深研乎？

【点评】《伤寒论》厥阴病篇温法有灸法与四逆汤、通脉四逆汤。后者用生附子大者一枚，干姜三两，为《伤寒论》回阳救逆力量最强方剂。

厥阴死证四条

伤寒六七日，脉微、手足厥冷、烦躁，灸厥阴，厥不还者，死。

灸所以通阳也。厥不还，则阳不回可知矣。

伤寒发热、下利厥逆，躁不得卧者，死。

肾主躁，躁不得卧，肾中阳气越绝之象也。

发热而厥七日，下利者，为难治。

先热后厥，病邪已为加进，其厥复至七日之久，所望者阳回厥返耳。若更加下利，是其虚寒深锢，阳固无回驭之机，阴亦有立尽之势，故难治也。

伤寒六七日不利，便发热而利，其人汗出不止者，死。有阴无阳故也。

发热而利，里虚而外邪内入也，故曰有阴。汗出不止，表虚而内阳外出也，故曰无阳。

---

① 骎(qīn 亲)：马跑得很快的样子。引申为迅速。

再按：少阴肾中，内藏真阳，其死证，舍真阳外亡，别无他故矣。乃厥阴之死证，亦因厥逆不返，下利不止，致肾脏真阳久出不返，乃成死候。然则肾脏之真阳，岂非生身立命之根乎？观此而《卒病论》之旨，全现全彰矣。

【点评】厥不还、躁不得卧、发热而厥伴下利、汗出不止等，为《伤寒论》厥阴病篇所载伤寒之死候。其机理为真阳外亡，有阴无阳。对临床有参考价值。

比类《金匮》水寒五则

仲景《卒病论》既亡，昌于卒暴中寒证，归重少阴肾脏之真阳，惟真阳衰微不振，外寒始得卒然中之，著《阴病论》畅发其义矣。透此一关，于以读仲景之书，无往非会心之妙。如《金匮》水气病证治条下，泛而观之，以为论水而已，初不解其所指也。详而味之，乃知水虽有阴阳之分，要皆阴象，要皆少阴肾所专司。少阴之真阳蟠盛，屹然不露，则水皆内附，而与肾气同其收藏，无水患之可言也。必肾中真阳亏损，然后其水得以泛滥于周身，而心火受其湮郁，脾土受其漂没，其势骎成滔天莫返矣。故特发《金匮》奥义数则于下，以明治之一斑。

《金匮》五水之分，曰风水、曰皮水、曰正水、曰石水、曰黄汗。

其风水、皮水、黄汗，虽关于肾，属在阳分。至于正水、石水，则阴分之水，一切治阳水之法，所不得施之者矣。

正水其脉沉迟，外证自喘。北方壬癸自病，故脉见沉迟。肾藏水，肺生水，子病累母，标本俱病，故外证自喘。《内经》曰：肾者，胃之关。关门不利，故聚水成病，上下溢于皮肤，跗肿腹大，上为喘呼，不得卧。《金匮》正水之名，盖本诸此。

石水其脉自沉，外证腹满不喘。此因肾气并于水而不动，故脉沉。水畜膀胱之内胞，但少腹满硬，气不上干于肺，故不喘。《内经》曰：阴阳结斜，阴多阳少，名曰石水。又曰：肾肝并沉为石水，以肝肾两脏之气，皆得贯入胞中故也。而《巢氏病源》又谓：石水者，引两胁下胀痛，或上至胃脘则死。其说果何所据耶？盖石水既关肝、肾二脏，然则肾多即下结而难上，肝多则挟木势上犯胃界，亦势有必至耳。

叶永言少腹有瘕，即石水之证。偶因感发，痛楚叫喊，医不察，误以柴胡药动其肝气，且微下之，呕血如污泥而死。巢氏所指，殆此类矣。

门人问：治叶永言病施何法则愈？答曰：《经》言先痛而后病者，治其本。当先温其疝瘕，用附子、肉桂胜其寒，救其阳，止其痛，后治其感可也。医不知此，而用小柴胡汤，不应。见其大便不通用导法，不应，又微下之。讵知浊阴上逆，必用温药，阴窍乃通。设行寒下，则重阴冱寒，助其横发败浊之物，倾囊倒上，贯胃出口，所不免矣。仲景既有"动气在下，不可汗下"之戒，又谓趺阳脉当伏，今反紧，本自有寒疝瘕，腹中痛，医反下之，下之即胸满短气。早见及此，盖不温其疝瘕，反用寒下，虚其胸中之阳，则阳不布化，阴得上干，乃至胸满短气，败浊一齐上涌而死也。即是推之，凡有疝瘕腹痛之证，重受外寒，其当温经救阳，允为定法矣。本卷后采仲景治寒疝，用乌头煎方，可参阅。

《金匮》云：少阴脉紧而沉，紧则为痛，沉则为水，小便即难，脉得诸沉，当责有水，身体肿重，水病脉出者死。

此论少阴病水之脉出，见浮大则主死。然风水、皮水其脉皆浮，妊妇病水，其脉亦浮，不在此例也。夫少阴者，至阴也，于时主冬。沉脉见者，水象与经气皆所当然，故其脉反出，即是少阴经气不得藏而外绝，必主死矣。究竟所谓脉出主死者，非但以其浮也，惟沉之而无脉，然后浮之而主死耳。

《金匮》云：寸口脉沉而迟，沉则为水，迟则为寒，寒水相搏。趺阳脉伏，水谷不化，脾气衰则鹜溏，胃气衰则身肿。少阳脉卑，少阴脉细，男子则小便不利，妇人则经水不通。经为血，血不利则为水，名曰血分。

寸口脉沉为水，迟为寒，水与寒，皆非外入之邪，乃由脾胃与冲脉二海合病所致。盖胃海水谷之阳不布，则五阳虚竭，故生寒。冲脉血海之阴不生化，则群阴内结，故生水。水寒相搏于二海，故十二经脉所禀水寒之状，应见于寸口也。趺阳脾胃之脉，隐伏难于推寻，其人必水谷不化。脾气衰，则清浊不分于里而鹜溏。胃气衰，则阳气不行于表而身肿，两有必至者。冲脉为血之海，属右肾之藏，三焦是其腑，男子以之藏精，女子以之系胞，同一源也。然在女则阴，血海多主病。在男则阳，三焦多主病，其流各有不同焉。且冲脉无可诊也，男子诊其少阳脉卑，知为三焦气不化，而小便不利；妇人诊其少阴脉细，知为血海受病，而经水不通。是则男子之水，由于气不化；女子之水，由于血不通。诚一定之理矣。然而男子亦有病血者，女子亦有病气者，仲景方中气病多有兼血药者，血病多有兼气药者。盖必达权通变，然后可造精微之域耳。

《金匮》举治水寒次第之法，设为问答。问曰：病者苦水，面目、身体、四肢皆肿，小便不利，脉之不言水，反言胸中痛，气上冲咽，状如炙肉，当微咳喘，审如师言，其脉何类？师曰：寸口脉沉而紧，沉为水，紧为寒，沉紧相搏，结在关元。始时当微，年盛不觉。阳衰之后，荣卫相干，阳损阴盛，结寒微动，肾气上冲，咽喉塞噎，胁[①]下急痛。医以为留饮而大下之，气击不去，其病不除。重复吐之，胃家虚烦，咽燥欲饮水，小便不利，水谷不化，面目手足浮肿。又与葶苈丸下水，当时如小差，食饮过度，肿复如前，胸胁苦痛，象若奔

---

① 胁：原作"脚"，四库本同。据《金匮要略·水气病脉证并治》改。

豚，其水扬溢，则浮咳喘逆。当先攻击冲气令止，乃治咳。咳止，其喘自差。先治新病，病当在后。

脉沉为水，脉紧为寒为痛，水寒属于肾。足少阴之脉自肾上贯肝膈，入肺中，循喉咙；其支者，从肺出络心，注胸中。凡肾气上逆，必冲脉与之并行，随脉所过，与正气相冲击，遂成以上诸病。阳衰之后，结寒之邪，发而上冲。医不治其冲气，妄吐下之，遂损其腐熟水谷传化津液之胃，于是渴而饮水，小便不利，至积水四射，冲气乘虚愈击，尚可漫然治其水乎？故必先治冲气之本，冲气止，肾气平，则诸证自差。未差者，各随所宜，补阳泻阴，行水实胃，疏通关元之积寒久痹可也。立一法而前后次第了然无忒①，学者可不知所宗乎！

师曰：寸口脉迟而涩，迟则为寒，涩则为血不足。趺阳脉微而迟，微则为气，迟则为寒。寒气不足，则手足逆冷。手足逆冷，则荣卫不利。荣卫不利，则腹满胁鸣相逐，气转膀胱，荣卫俱劳。阳气不通即身冷，阴气不通即骨疼。阳前通则恶寒，阴前通即痹不仁。阴阳相得，其气乃行。大气一转，其气乃散。实则失气，虚则遗尿，名曰气分。桂枝去芍药加麻辛附子汤。论见本方下

寸口以候荣卫，趺阳以候脾胃。脾胃虚寒，则手足不得禀水谷气，日以益衰，故逆冷也。逆冷之气，入积于中而不泻，则内之温气去，寒独留，故腹满也。脾之募在季肋章门，寒气入于募，正当少阳经脉之所过。少阳之腑三焦也，既不能行升发之气于上焦，必乃引其在腹，与入募之寒相逐，入于膀胱，留积不去，荣卫愈益不通，腹满胡繇而散耶？有时阳虽前通，然孤阳独至，卫气终不充于腠理，故恶寒。阴虽前通，然孤阴独至，终不温分肉，故痹而不仁。必阴阳二气，两相协和，荣卫通行无碍，而膻中之宗气始转。宗气一转，则离照当空，浊阴之气自从下焦二阴之窍而散。第其散分虚实两途，气实

---

① 忒(tè 特)：差错。

则从后阴喧吹而出，气虚则从前阴淋滴而出。是则寒气之聚散，总关于温气之去存，故名之曰气分也。此等竿头进步之言，读其书者，明饮上池而不知其味，岂非腥秽汩之耶？

【点评】喻氏认为水病虽有阴阳之分，但主要表现皆为阴象，皆与少阴肾阳有关。少阴真阳旺盛，则无水患；若肾中真阳亏损，则水患泛滥于周身，心火受其湮郁，脾土受其漂没，而滔天莫返。正水、石水为阴分之水，治阳水之法，不得施之。治寒水之法，必先治冲气之本，使冲气止，肾气平，然后补阳泻阴，行水实胃，疏通关元之积寒久痹等。并论述了少阴水病脉象的临床意义。少阴水病脉当紧而沉，若见浮大则主死；寸口脉沉而迟，为寒水相搏，脾胃气衰则鹜溏、身肿。对临床有参考价值。

比类《金匮》胃寒四则

反胃一证，《金匮》无颛条，但于呕吐篇中发奥义四段。其脉其证，皆主阳气衰微立说，但隐而不露。今特发明，汇入《中寒门》后，以见人身阳气所关之重，又见胸中阳气，与肾中真阳差等不同，而治寒病之机，了然心目矣。

问曰：病人脉数，数为热，当消谷引饮①，而反吐者何也？师曰：以发其汗，令阳微膈气虚，脉乃数。数为客热，不能消谷，胃中虚冷故也。脉弦者，虚也。胃气无余，朝食暮吐，变为胃反。寒在于上，医反下之，令脉反弦，故名曰虚。

此条仲景形容脉证之变态，最为微妙。凡脉阳盛则数，阴盛则迟。其人阳气既微，何得脉反数？脉既数，何得胃反冷？此不可不求其故也。盖脉之数，由于误用辛温发散而遗其客热。胃之冷，由于阳

---

① 饮：四库本同。《金匮要略·呕吐哕下利病脉证并治》作"食"。

气不足而生其内寒。医不达权通变，见其脉数，反以寒剂泻其无过，致上下之阳俱损，其脉遂从阴而变为弦。上之阳不足，日中已前所食亦不消化。下之阳不足，日暮已后阳亦不入于阴，而糟粕不输于大小肠。从口入者，惟有从口出而已，故曰胃气无余，言胃中之阳气所存无几，所以反胃而朝食暮吐也。

寸口脉微而数，微则无气，无气则荣虚，荣虚则血不足，血不足则胸中冷。

此条颛论脉理，虽不言证，隐纬上条反胃之证，不重举耳。人身之脉，阳法天而健，阴法地而翕，两相和合，不刚不柔，不疾不徐，冲和纯粹，何病之有哉？今微则阳不健运，数则阴不静翕，阴阳两乖其度，荣卫不充而胸中冷，又不啻上条客热已也。夫荣卫之气，出入脏腑，流布经络，本生于谷，复消磨其谷，是荣卫非谷不充，谷非荣卫不化。胸中既冷，胃必不能出纳其谷，证成反胃，又何疑乎？

跌阳脉浮而涩，浮则为虚，涩则伤脾，脾伤则不磨食，朝食暮吐，暮食朝吐，宿谷不化，名曰胃反。脉紧而涩，其病难治。

脾气运动，则脉不涩。胃气坚固，则脉不浮。今脉浮是胃气虚，不能腐熟水谷。脉涩是脾血伤，不能消磨水谷。所以阳时食入，阴时反出；阴时食入，阳时反出。盖两虚不相参合，故莫繇转输下入大小肠也。河间谓：跌阳脉紧，内燥盛而湿气衰，故为难治。可见浮脉病成必变紧脉也，况紧而见涩，其血已亡乎！上脘亡血，膈间干涩，食不得入。下脘亡血，必并大小肠皆枯，食不得下，故难治也。

呕而脉弱，小便复利，身有微热，见厥者难治，四逆汤主之。

呕则谷气不资于脉，故脉弱。弱则阳气虚，不能充于内外。下焦虚则小便冷、自利。上焦虚则浊气升上，逼迫其阳于外。外虽假热，内实真寒，证成厥逆，所出之阳，顷刻决离而不返矣，治之诚难也。惟四逆一汤，胜阴回阳，差有可用耳。

呕证而兼厥逆下利，乃阴寒之极，阳气衰微，可知反胃之呕，乃关格之呕。阴阳两病，殊不与下利厥逆相杂。不知《金匮》缘何重录《伤寒论》中厥阴证一条，入在反胃一门，岂其误以呕与反胃为同证耶？医学之不明，自昔已然，可慨也已。兹并辨明，以见胸中之阳与肾中之阳大不同也。胸中之阳，如天之有日，其关系荣卫纳谷之道，最为扼要，前三条所云是也。盖胸中下连脾胃，其阳气虚者，阴血亦必虚，但宜用冲和之剂，以平调脏腑，安养荣卫，舍纯粹以精之药，不可用也。肾中之阳，如断鳌立极①，其关系命根存亡之机，尤为宏钜，后一条所云是也。盖肾中内藏真阳，其阳外亡者，阴气必极盛，惟从事刚猛之剂，以摧锋陷阵胜阴复阳，非单刀直入之法，不可行也。如是而读此四章，庶几用法之权衡，因误编而愈益明矣。

【点评】本篇选择《金匮要略·呕吐哕下利病脉证治》4 条与胃寒有关的呕吐、胃反条文内容，汇入《中寒病》进行论述。认为胃寒之呕吐为阳气不足所致。又将胃寒之呕吐与胃反进行比较，胃寒之呕吐是阳气衰微，反胃之呕乃关格之呕，有胸中之阳与肾中之阳之不同。尤指出朝食暮吐为胃中阳气所存无见。有临床参考意义。

中寒色脉六则

中寒之色必见青者，以青乃肝之色也。故仲景云：鼻头色青，腹中痛，苦冷者死。谓厥阴挟少阴肾水为寒，寒极则阳亡，阳亡则死耳。

唇口青，身冷，为入脏，即死。

五脏治内属阴，主藏精宅神。血气并寒邪而入，堵塞之，藏真之

---

① 断鳌立极：神话传说女娲氏断鳌之足以立地之四极。此喻肾脏阳气的重要性。

精气不行，神机化灭，升降出入之道皆绝，荣绝则唇口青。《灵枢》曰：足厥阴气绝则唇青。肝藏血，气绝则荣绝可知。

脉脱入脏即死，入腑即愈。

脱者，去也。经脉乃脏腑之隧道，为寒气所逼，故经气脱去其脉，而入于内之脏即死，入于内之腑即愈也。

《经》曰：血气并走于上，则为大厥，暴死。

上者，膻中、三焦之腑也，又不尽指入脏言矣。又如邪客五络，状若尸厥者，以通血脉为治。此但于头面络脉所过，通其血脉则愈，又不尽指入腑言矣。可见脉脱入脏入腑者，脉之征也；血气走痹于上者，证之征也。参互考[①]订，然后其死其愈，可得详耳。

中寒，脉散者死。

脉脱内入，脉散外出。内入犹有脏腑之分，外出则与阳俱亡而不返矣。

尺脉迟滞沉细，寒在下焦。

温经散寒，其人可愈。

【点评】本篇以中寒之色脉辨预后，并分析病机，或提出治疗方法。对临床有参考价值。

比类《金匮》胸腹寒痛十七则

寒痛多见于身之前，以身之背为阳，身之前为阴也。而身之前又多见于腹，以胸为阴之阳，腹为阴之阴也。仲景论心胸之痛，属寒证者十之二三；论腰腹之痛，属寒证者十之七八，亦可焕然明矣。兹举《内经》《金匮》之奥，相与绎之。

《经》曰：真心痛者，寒邪伤其君也。手足青至节，甚则旦发夕

---

① 考：原误作"者"，据四库本改。

死，夕发旦死。

心为神明之脏，重重包裹，百骸卫护，千邪万恶，莫之敢干。必自撤其藩，神明不守，寒邪乃得伤犯，其用胜寒峻猛之剂，僭逼在所不免。昌尝思之，必大剂甘草、人参中，少加姜、附、豆蔻以温之，俾邪去而药亦不存，乃足贵耳。若无大力者监之，其敢以暴易暴乎？

《针经》云：足太阴之脉，其支者，复从胃别上注心中。是动则病舌根胀，食则呕，胃脘痛，腹胀善噫，心中急痛。

此以脾病四迄之邪连及于心，其势分而差缓，不若真心痛之卒死矣。即太阴推之，足少阴、厥阴客邪，皆可犯心。惟阳虚阴厥，斯舟中皆敌国矣。

厥心痛，乃中寒发厥而心痛，寒逆心包，去真心痛一间耳。手足逆而通身冷汗出，便溺清利，不渴，气微力弱，亦主旦发夕死，急以术附汤温之。

诸经心痛，心与背相引，心痛彻背，背痛彻心，宜亟温其经。诸腑心痛，难以俯仰，小腹上冲，卒不知人，呕吐泄泻，其势甚锐，宜亟温其腑。至脏邪乘心而痛，不可救药者多，宜亟温其心包，并注邪别脉，经络脏腑，浅深历然，乃可图功。

心痛者，脉必伏，以心主脉，不胜其痛，脉自伏也。不可因其脉伏神乱，骇为心虚，而用地黄、白术补之。盖邪得温药则散，加泥药即不散，不可不慎之也。温散之后，可阴阳平补之。

《金匮》论胸痹心痛之脉，当取太过不及，阳微阴弦，以太过之阴乘不及之阳，即胸痹心痛。然总因阳虚，故阴得乘之。阳本亲上，阳虚知邪中上焦。设阴脉不弦，则阳虽虚而阴不上干，惟阴脉弦，故邪气厥逆而上，此与浊气在上，则生䐜胀同一病源也。胸痹有微甚不同，微者但通其上焦不足之阳，甚者必驱其下焦厥逆之阴。通胸中之阳，以薤白、白酒，或栝蒌、半夏、桂枝、枳实、厚朴、干姜、白术、人参、甘草、茯苓、杏仁、橘皮，择用对病三四味，即成一方。

不但苦寒不入，即清凉尽屏。盖以阳通阳，阴分之药所以不得预也。甚者则用附子、乌头、蜀椒，大辛热以驱下焦之阴，而复上焦之阳。发明三方于下，临病之工，宜取则焉。

《金匮》又错出一证云：病人胸中似喘不喘，似呕不呕，似哕不哕，愦愦然无奈者，生姜半夏汤主之。此即胸痹一门之证，故用方亦与胸痹无别，必编者之差误，今并论于此。盖阳受气于胸，阴乘阳位，阻其阳气布息呼吸往来之道，若喘、若呕、若哕，实又不然，但觉愦乱无可奈何，故用半夏、生姜之辛温，以燥饮散寒，患斯愈也。缘阴气上逆，必与胸中之饮结为一家，两解其邪，则阳得以布，气得以调，而胸际始旷也。其用橘皮、生姜，及加竹茹、人参，皆此例也。

发明《金匮》心痛彻背，背痛彻心，用乌头赤石脂丸。

心痛彻背，背痛彻心，乃阴寒之气，厥逆而上干者，横格于胸背经脉之间，牵连痛楚，乱其气血，紊其疆界，此而用气分诸药，则转益其痛，势必危殆。仲景用蜀椒、乌头一派辛辣以温散其阴邪。然恐胸背既乱之气难安，而即于温药队中，取用干姜之泥、赤石脂之涩，以填塞厥气所横冲之新隧，俾胸之气自行于胸，背之气自行于背，各不相犯，其患乃除，此炼石补天[1]之精义也。今人知有温气、补气、行气、散气诸法矣，亦知有堵塞邪气攻冲之窦，令胸背阴阳二气并行不悖者哉。

发明《金匮》胸痹缓急，用薏苡仁附子散。

胸中与太空相似，天日照临之所，而膻中之宗气，又赖以苞举一身之气者也。今胸中之阳痹而不舒，其经脉所过，非缓即急，失其常度，总因阳气不运，故致然也。用薏苡仁以舒其经脉，用附子以复其胸中之阳，则宗气大转，阴浊不留，胸际旷若太空，所谓化日舒长，

---

[1] 炼石补天：神话传说，女娲炼五色石以补苍天。此喻用辛辣温涩之品填塞厥逆新隧，驱散阴寒之气。

曾何缓急之有哉？

发明《金匮》九痛丸。

仲景于胸痹证后附九痛丸，治九种心痛。以其久着之邪，不同暴病，故药则加峻，而汤改为丸，取缓攻，不取急荡也。九种心痛，乃久客之剧证，即肾水乘心，脚气攻心之别名也。痛久血瘀，阴邪团结，温散药中加生狼牙、巴豆、吴茱萸驱之，使从阴窍而出。以其邪据胸中，结成坚垒，非捣其巢，邪终不去耳。合三方以观仲景用意之微，而肾中之真阳，有之则生，无之则死，其所重不可识耶？

《金匮》云：趺阳脉微弦，法当腹满，不满者，必便难，两胠疼痛，此虚寒从下上也，当以温药服之。

趺阳脾胃之脉，而见微弦，为厥阴肝木所侵侮，其阴气横聚于腹。法当胀满有加，设其不满，阴邪必转攻而上，决无轻散之理。盖阴邪既聚，不温必不散。阴邪不散，其阴窍必不通。故知其便必难，势必逆攻两胠，而致疼痛，较腹满更进一步也。虚寒之气，从下而上，繇腹而胠，才见一斑。亟以温药服之，俾阴气仍从阴窍走散而不至上攻，则善矣。

仲景所谓此虚寒自下上也，当以温药服之。苞举阴病证治，了无剩义。盖虚寒从下上，正地气加天之始，用温则上者下，聚者散，直捷痛快，一言而终。故《卒病论》虽亡，其可意会者，未尝不宛在也。

《金匮》云：病者腹满，按之不痛为虚。

腹满时减，复如故，此为寒，当与温药。

中寒，其人下利，以里虚也。

里虚下利，即当温补脏气，防其竭绝。

病者痿黄，躁而不渴，胸中寒实而利不止者死。

痿黄乃中州土败之象。躁而不渴，乃阴盛阳微之象。胸中寒实，乃坚冰凝沍之象。加以下利不止，此时即极力温之，无能济矣。盖坚在胸而瑕在腹，坚处拒药不纳，势必转趋其瑕而奔迫无度，徒促其脏气之绝耳。孰谓虚寒下利，可不乘其胸中阳气未漓，阴寒未实，早为温之也乎？

发明《金匮》腹中寒气，雷鸣切痛，胸胁逆满，呕吐，用附子粳米汤。

腹中阴寒奔迫，上攻胸胁，以及于胃，而增呕逆，顷之胃气空虚，邪无所隔，彻入阳位则殆矣。是其除患之机，所重全在胃气，乘其邪初犯胃，尚自能食，而用附子粳米之法温饱其胃。胃气温饱，则土厚而邪难上越，胸胁逆满之浊阴，得温无敢留恋，必还从下窍而出，旷然无余，此持危扶颠之手眼也。

发明《金匮》腹痛，脉弦而紧，弦则卫气不行，即恶寒。紧则不欲食，邪正相搏，即为寒疝。寒疝绕腹痛，若发则自汗出，手足厥冷，其脉沉弦者，用大乌头煎。

繇《内经》心疝之名推之，凡腹中结痛之处，皆可言疝，不独睾丸间为疝矣。然寒疝绕腹痛，其脉阳弦阴紧。阳弦故卫气不行而恶寒，阴紧故胃中寒盛不杀谷。邪即胃中之阴邪，正即胃中之阳气也。论胃中水谷之精气与水谷之悍气，皆正气也。今寒入荣中与卫相搏，则荣即为邪，卫即为正矣。绕脐腹痛，自汗出，手足厥冷，阳微阴盛，其候危矣。故用乌头之温，合蜜之甘，入胃以建其中而缓其势，俾卫中阳旺，荣中之邪自不能留，亦不使虚寒自下上之微旨也。

【点评】本篇对《内经》《金匮要略》等有关胸腹寒痛等病证进行阐发，涉及真心痛、厥心痛、诸经心痛、诸腑心痛、腹满、腹痛、痿黄等。对上述病证的涵义、病因病机进行论述，对治疗方法提出具体意见。如不能将心痛脉伏视作虚证而用生地、白术补之，宜温药散邪，温散之后，可阴阳平补之。对胸痹轻重不同证型提出了不同治法用药，微者但通其上焦不足之阳，以薤白、白酒或瓜蒌、半夏、桂枝、枳实等择出对病三四味，即成一方。甚者必驱其下焦厥逆之阴，用附子、乌头、蜀椒等大辛热之品以驱下焦之阴，而复上焦之阳等。并对《金匮要略》乌头赤石脂丸、薏苡仁附子散、九痛丸、附子粳米汤、大乌头煎等方剂进行分析、论述。对上述病证的理论探讨与临床实践有参考意义与实用价值。

比类《金匮》虚寒下利六则

《内经》曰：下利，发热者死。此论其常也。仲景曰：下利，手足不逆冷，反发热者，不死。此论其暴也。盖暴病有阳则生，无阳则死。故虚寒下利，手足不逆冷，反发热者，或其人脏中真阳未漓，或得温补药后，其阳随返，皆是美征。此但可收拾其阳，协和其阴，若虑其发热，反如常法行清解之药，鲜有不杀人者矣。

仲景曰：下利，手足厥冷，无脉者，灸之不温，若脉不还，反微喘者死。

手之三阳起于手，足之三阴起于足，故手足为诸阳之本，而脉又为气血之先。平人气动其息，血充其形，出阳入阴，互为其根。若阴寒极盛，则阳气不布于经脉，五液不行，聚而下利，其脉则无，其手足则冷，去生远矣。此时药不能及，姑灸之以艾，试其人阳气之存否。若微阳未绝，得艾气之接引，重布经脉，手足转温，随用温经回阳药以继之。若无根之阳，反从艾火，逆奔为喘，则阳从上脱不复返矣。吁嗟！万物触阳舒之暖而生，触阴惨之寒而杀。世人戕贼其阳，犹或诿为不知，医操活人之术，乃戕贼夫人之阳，以促人之亡者，岂亦诿之不知耶？

仲景又曰：下利，有微热而渴，脉弱者，今自愈。

上条昌会仲景意云：灸后手足转温，随用温经回阳药以继之。今观此条不药自愈之证，其奥妙愈推愈广。盖重纬下利，脉沉弦者，下重。脉大者，为未止。脉微弱数者，为欲自止。虽发热不死之文，而致其精耳。彼脉微弱而数,利欲自止,但得不死耳,病未除也。此独言脉弱,乃阴退阳复,在表作微热,在里作微渴,表里之间,微有不和,不治自愈,治之必反不愈矣。仲景凡吃紧叮咛处,俱金针未度。今僭明之,盖外感证在表则发热,在里则作渴,不但微热不可尽去,即作渴亦有不同。如少阴病五六日,自利而渴,其小便白者,则不为里热,而为肾虚引水自救。设以里热之渴治之,宁不杀人乎?昌故会仲景意云:不治自愈,治之必反不愈,谓夫虑周千变之医,世难轻觑耳。

仲景又云:下利,脉数而渴者,今自愈。设不差,必清脓血,以有热故也。

此一条病机,不但治伤寒病为扼要,即治阴病,最宜消息①。盖下利而本之阳虚阴盛,得至脉数而渴,是始焉阴盛。今则阳复矣,故自愈也。设不愈,则不但阳复,必其阳转胜夫阴而圊脓血也。五运六气,有胜必有复,《内经》谓无赞其复,是谓至治。可见复则必有过甚之害。夫既复矣,而更赞之,欲何求耶?治阴病者,其阳已复而重赞之,宁不亢而有悔哉?

仲景又云:下利,脉沉而迟,其人面少赤,身有微热,下利清谷者,必郁冒汗出而解,病人必微热。所以然者,其面戴阳,下虚故也。

太阳阳明并病,面色缘缘正赤者,为阳气拂郁在表,宜解其表。此之下利,脉沉迟,而面见小赤,身见微热,乃阴寒格阳于外,则身微热。格阳于上,则面小赤。仲景以为下虚者,谓下无其阳,而反在外在上,故云虚也。虚阳至于外越上出,危候已彰。或其人阳尚有根,或服温药以胜阴助阳,阳得复返而与阴争,差可恃以无恐。盖阳返虽阴不能格,然阴尚盛,亦未肯降,必郁冒少顷,然后阳胜而阴出

---

① 消息:斟酌。

为汗。阴出为汗，邪从外解，自不下利矣。郁冒汗出，俨有龙战于野，其血玄黄之象，阳入阴出，从危转安。其机之可畏尚若此，谁谓阴邪可听其盛耶？

仲景又云：下利后，脉绝，手足厥冷，晬时脉还，手足温者生，脉不还者死。

脉绝不惟无其阳，亦无其阴，阳气破散，岂得阴气不消亡乎？晬时脉还，乃脉之伏者复出耳，脉岂有一息之不续耶？仲景用灸法，正所以通阳气，而观其脉之绝与伏耳，故其方即名通脉四逆汤。服后利止而脉仍不出，是药已大应，其非脉绝可知。又加人参以补其亡血，斯脉自出矣。成法具在，宜究心焉。

【点评】本篇论述虚寒下利的预后。认为若虚寒下利见发热，为脏中真阳未尽，为可愈；下利，脉数，热太过则清脓血；虚寒下利，面赤戴阳，为虚阳外越于上，危候已彰；虚寒下利，手足厥冷，一昼夜脉不还者为死证。对临床有参考价值。

中寒门诸方①

附姜白通汤　治暴卒中寒，厥逆，呕吐，泻利色清气冷，肌肤凛栗无汗，盛阴没阳之证。

附子炮，去皮脐　干姜炮，各五钱　葱白五茎，取汁　猪胆大者半枚

上用水二大盏，煎附、姜二味至一盏，入葱汁并猪胆汁，和匀温服。再用葱一大握，以带轻束，切去两头，留白二寸许，以一面熨热，安脐上，用熨斗盛炭火，熨葱白上面，取其热气从脐入腹，甚者连熨二三饼。又甚者再用艾炷灸关元、气海，各二三十壮。内外协

---

① 中寒门诸方：此前原有"《医门法律》卷之二终"8字，与所处位置不符，已删。此后原有"卷之二"3字，疑为衍文，已删。本篇四库本位于卷四。

攻，务在一时①之内，令得阴散阳回，身温不冷，次用第三方。

附姜汤　治卒暴中寒，其人腠理素虚，自汗淋漓，身冷，手足厥逆，或外显假热躁烦。乃阴盛于内，逼其阳亡于外，即前方不用葱白也。

附子炮，去皮脐　干姜炮，各五钱

上用水二大盏，煎至一盏，略加猪胆汁一蛤蜊壳，侵和，温冷服，不用葱熨及艾灼。

附姜归桂汤　治暴病用附姜汤后，第二服随用此方继之，因附姜颛主回阳，而其所中寒邪，先伤荣血，故加归、桂，驱荣分之寒，才得药病相当也。

附子炮，去皮脐　干姜炮　当归　肉桂各二钱五分

上用水二大盏，煎至一盏，入蜜一蛤蜊壳，温服。

附姜归桂参甘汤　治阳气将回，阴寒少杀，略有端绪，第三服即用此方。

附子炮，去皮脐　干姜炮　当归　肉桂各一钱五分　人参　甘草炙，各二钱

上用水二大盏，煨姜三片，大枣二枚自汗不用煨姜。煎至一盏，入蜜三蛤蜊壳，温服。

辛温平补汤　治暴中寒证，服前三方后，其阳已回，身温色活，手足不冷，吐利渐除，第四方即用此平调脏腑荣卫，俾不致有药偏之害。

附子炮，去皮脐　干姜炮，各五分　当归一钱　肉桂五分　人参　甘草炙　黄芪蜜炙　白术土炒　白芍酒炒，各一钱　五味子十二粒

上用水二大盏，煨姜三片，大枣二枚劈，煎至一盏，加蜜五蛤蜊壳，温服。

甘寒补气汤　治中寒服药后，诸证尽除，但经络间微有窒塞，辛

---

①　一时：一个时辰，约2小时。

温药服之不能通快者，第五方用甘平助气药，缓缓调之。

人参一钱　麦冬一钱　黄芪蜜炙，一钱二分　白芍一钱，酒炒　甘草炙，七分　生地黄二钱　牡丹皮八分　淡竹叶鲜者取汁少许，更妙，干者用七分

上用水二大盏，煎至一盏，加梨汁少许热服。无梨汁，用竹沥可代。

【点评】上述6方为喻氏经验之方，有临床参考价值。但所用附子均为炮附子，与《伤寒论》遇阳虚阴盛危证用大剂生附子不同。

六方次第，昌所自订者也。然仲景《卒病方论》无传，难以征信。再取《伤寒论》并《金匮》治虚寒诸方，发明为例，见治热病、杂病之虚寒者，用药且若此。而治暴病之说，可深信不疑矣。更取诸家方治，评定得失大意，以昭法戒。《伤寒》十四方，《金匮》十二方，评定通用成方十则，共得四十二方。

桂枝汤加附子方　治伤寒发汗过多，汗漏不止，恶风，小便难，四肢微急，亡阳之证。方论俱见本集前

桂枝三钱　芍药三钱，酒炒　甘草二钱，炙　附子炮，去皮脐，三钱　煨姜二钱　大枣二钱，劈

上用水二大盏，煎至一盏，温服。

按：漏汗亡阳之证，煨姜辛散，酌用一钱可也。

真武汤　治太阳误汗不解，悸眩瞤振，亡阳之证。又治少阴腹痛，下利，有水气之证。

茯苓三两　芍药三两　生姜三两　白术二两　附子一枚，炮，去皮脐，破八片

上五味，以水八升，煮取三升，去滓，温服七合①，日三服。

① 合(gě 葛)：容器名。1合容今20毫升。

若咳者，加五味子半升，细辛、干姜各一两。细辛、干姜之辛，以散水寒。五味之酸，以收肺气而止咳。

若小便利者，去茯苓。茯苓淡渗而利窍，小便既利，即防阴津暗竭，不当更渗。

若下利者，去芍药，加干姜二两。芍药收阴而停液，非下利之所宜。干姜散寒而燠土，土燠则水有制。

若呕者，去附子，加生姜足成半斤。呕加生姜宜矣。乃水寒上逆为呕，正当用附子者，何以反去之耶？盖真武汤除附子外，更无热药，乃为肺胃素有积热留饮，惯呕而去之，又法外之法耳。观后通脉四逆汤，呕者，但加生姜，不去附子，岂不甚明？所以暴病之呕，即用真武，尚不相当也。

芍药甘草附子汤　治伤寒，发汗不解，反恶寒，阳虚之证。

芍药三两　甘草二两，炙　附子一枚，炮，去皮脐，破八片

上三味，以水五升，煮取一升五合，温服半升。

茯苓四逆汤　治伤寒，汗下屡误，阴阳两伤，烦躁之证。

茯苓六两　人参一两　甘草二两，炙　干姜一两　附子一枚，生用，去皮，破八片

上五味，以水五升，煮取三升，去滓，温服七合，日三服。

桂枝去芍药加附子汤　治伤寒，下之后，脉促，胸满，微恶寒，阳虚之证。又治风湿相搏之证。去芍药加白术，亦治风湿相搏。

桂枝三两，去皮　甘草二两，炙　附子一枚，炮　生姜三两，切　大枣十二枚，劈

上五味，㕮咀，以水七升，微火煮取三升，去滓，适寒温服一升。

干姜附子汤　治伤寒下之后，复发汗，昼烦躁，夜安静，脉沉微，阳虚之证。

干姜一两　附子一枚，去皮，生用

上二味，以水三升，煮取一升，去滓，顿服。

甘草附子汤　治风湿相搏，烦疼掣痛，短气，恶风，阳虚之证。

甘草二两，炙　附子二枚，炮，去皮　白术二两　桂枝四两，去皮

上四味，以水六升，煮取三升，去滓，温服一升，日三服。初服得微汗则解，能食汗止。复烦者，服五合，恐一升多者，宜服六七合为妙。

附子泻心汤　治伤寒，心下痞，恶寒，汗出，热邪既盛，真阳复虚之证。《金匮》有大黄附子汤，亦同此意，见二十九方。

大黄二两　黄连　黄芩各一两　附子一枚，炮，别煮取汁

上四味切，三味以麻沸①汤渍之，须臾绞去滓，内附子汁，分温再服。

四逆汤　治三阴经证，四肢厥冷，虚寒下利，急温其脏之总方。

甘草二两，炙　干姜三两，强人可四两　附子大者一枚，生，去皮

上三味，以水三升，煮取一升二合，分温再服。

【点评】本方用干姜三两，强人可四两，生附子大者一枚，即《伤寒论》之通脉四逆汤。

通脉四逆加减汤　治厥阴，下利清谷，里寒外热，厥逆恶寒，脉微欲绝之证，即用前四逆汤方。

面色赤者，加葱九茎。面色赤者，阳格于上也，加葱通阳气也，故名通脉。

腹中痛者，去葱，加芍药二两。腹中痛，真阴不足也。去葱，恶其顺阳也。加芍药，收阴也。

呕者，加生姜二两。

咽痛者，去芍药，加桔梗一两。咽痛，阴气上结也。去芍药，恶其敛气聚阴也。加桔梗，利咽也。

利止，脉不出者，去桔梗，加人参二两。利止，邪欲罢也。脉仍不出，阳气未复也。脉者，气血之先，阳气未复，亦兼阴血不充，故加人参补其气血也。去桔梗者，恶其上载而不四通也。

---

① 沸：原作"怫"，据四库本改。

白通汤　治少阴病，但见下利，脏寒阴盛，用此以通其阳，胜其阴。

葱白_{四茎}　干姜_{一两}　附子_{一枚，生，去皮}

上三味，以水三升，煮取一升，去滓，分温再服。

白通加猪胆汁汤　治少阴，下利，脉微，与上白通汤服之，利不止，厥逆无脉，干呕烦者，用此加猪胆汁汤为向导。服汤脉暴出者死，微续者生。

葱白_{四茎}　干姜_{一两}　附子_{一枚，生，去皮，破八片}　人尿_{五合}　猪胆汁_{一合}

已上三味，以水三升，煮取一升，去滓，内胆汁、人尿，和令相得，分温再服。若无胆汁，用人尿亦可。

【点评】本方用人尿五合，猪胆汁一合，除了反佐之外，又有益阴之功效。

附子汤　治少阴病，一二日口中和，背恶寒，阳虚之证，灸后用此方。又治少阴，身体痛，手足寒，脉沉阳虚之证。

附子_{二枚，去皮，破八片}　茯苓_{二两}　人参_{二两}　白术_{四两}　芍药_{三两}

上五味，以水八升，煮取三升，去滓，温服一升，日三服。

麻黄附子甘草汤　治伤寒，少阴经，二三日无里证，用此方温经，微发其汗。《金匮》用治少阴水病，少气，脉沉，虚胀者，发其汗即已。又少阴无里证而有表证，反发热者，去甘草加细辛，名麻黄附子细辛汤。二方皆少阴表法也。

已上十四方，引证仲景伤寒证治。

白术附子汤　《金匮》治风湿相搏，身体烦疼，不能转侧，脉浮虚而涩者，用桂枝附子汤。若大便坚，小便自利者，用此方。

白术_{二两}　附子_{一枚半，炮，去皮}　甘草_{一两，炙}　生姜_{一两半，切}　大枣_{六枚，劈}

上五味，以水三升，煮取一升，去滓，分温三服。一服觉身痹，半日许再服，三服都尽。其人如冒状勿怪，即是术、附并走皮中逐水气，未得除故耳。

又《近效方》术附汤，治风虚，头重眩，苦极，不知食味，用此方暖肌补中，益精气。

桂枝去芍药加麻辛附子汤　治气分，心下坚，大如盘，边如旋杯，水饮所作。

桂枝三两　生姜三两　甘草二两，炙　大枣十二枚　麻黄二两　细辛二两　附子一枚，炮

上七味，以水七升，煮麻黄去上沫，内诸药，煮取二升。分温三服，当汗出如虫行皮中即愈。

《金匮》论水气病，"寸口脉迟而涩"至"名曰气分"一段，奥义前明之矣。今观此证，气分之水，结聚心下，坚大如盘，内水与外风相挟，漫无解散之期。荣卫之气，且无繇通行相得，膻中之大气，更无繇豁然而转。其气只从边旁走动，如旋杯之状，苦且危矣！此方桂枝汤去芍药之酸收，而合麻黄附子细辛汤之温散，明是欲使少阴之水寒及所挟之外风，一汗而内外双解无余，故云当汗出如虫行皮中则愈。其非少阴水寒及不挟外风之证。自是胃中蓄积水饮至多，上结心下，但用枳实、白术二味，治其水饮，腹中软即当散矣。《金匮》虽未明言，究竟气分之水，不越此阴阳二治，故不厌其复，重绎于此方之下。

【点评】喻氏用麻黄附子细辛汤之辛温发散启动胸中之大气，临床可参。

崔氏八味丸　治脚气上入，少腹不仁。又治虚劳腰痛，少腹拘急，小便不利。又治短气有微饮，引从小便出。

干地黄八两　山茱萸　薯蓣各四两　泽泻　茯苓　牡丹皮各三两　桂

枝　附子_{各一两，炮}

上八味，末之，炼蜜和丸梧子大。酒下十五丸，日再服。

《金匮》用崔氏八味丸成方，治脚气上入，少腹不仁者。脚气即阴气，少腹不仁，即攻心之渐，故用之以驱逐阴邪也。其虚劳腰痛，少腹拘急，小便不利，则因过劳其肾，阴气逆于少腹，阻遏膀胱之气化，小便自不能通利，故用之以收摄肾气也。其短气有微饮者，饮亦阴类，阻其胸中空旷之阳，自致短气，故用之引饮下出，以安胸中也。乃消渴病饮水一斗，小便亦一斗，而亦用之者何耶？此不但肾气不能摄水，反从小便恣出，源泉有立竭之势，故急用之，以逆折其水，不使顺趋也。夫肾水下趋之消，肾气不上腾之渴，舍此曷从治哉！后人谓八味丸为治消渴之圣药，得其旨矣。然今世以为壮水益火，两肾平补之套药，曾不问其人小便之利与不利，口之渴与不渴，一概施之。总于《金匮》之义，有未悉耳。

【点评】本方为《金匮要略·中风历节病脉证并治》附方，与金匮肾气丸药物组成、剂量均相同。本条又补出了"脚气上冲，少腹不仁"等适应证，扩大了本方的临床应用。

栝蒌瞿麦丸　治小便不利，有水气，其人渴。

栝蒌根_{二两}　茯苓_{三两}　薯蓣_{三两}　附子_{一枚，炮}　瞿麦_{一两}

上五味，末之，炼蜜丸梧子大。饮服三丸，日三服。不知，增至七八丸，以小便利、腹中温为知。

《金匮》治小便不利，而淋且渴者用之。以其胃中有热，腹中有寒，故变八味丸之制为此丸。见其人趺阳脉数，即胃中有热，胃热必消谷引食，大便必坚，小便必数，是其淋而且渴，为胃热中消明矣。故用栝蒌以清胃热，茯苓、瞿麦以利小水。然肾中寒水之气上入于腹，则腹中必冷，故用附子以胜其寒。方下云：以小便利，腹中温为知。制方之义，可绎思也。

薏苡附子散 《金匮》治胸痹缓急之证。

薏苡仁二两　大附子一枚，炮

上二味，杵为散。服方寸匕，日三服。

乌头赤石脂丸 《金匮》治心痛彻背，背痛彻心。

蜀椒一两　乌头半两，炮　附子半两，炮　干姜半两，炮　赤石脂一两，煅淬

上五味，末之，蜜丸如桐子大。先食服一丸，日三服。不知，稍加服。

九痛丸 《金匮》治九种心痛，兼治卒中恶，腹胀痛，口不能言。又治连年积冷流注，心胸痛，并冷肿上气，落马坠车血疾等。

附子三两，炮　生狼牙一两，炙香　巴豆一两，去皮心，熬，研　人参干姜　吴茱萸各一两

上六味，末之，炼蜜丸如桐子大。酒下，强人初服三丸，日三服，弱者二丸。

附子粳米汤 《金匮》治腹中寒气，雷鸣切痛，胸胁逆满，呕吐。

附子一枚，炮　半夏半升　甘草一两　大枣十枚　粳米半升

上五味，以水八升，煮米熟汤成。去滓，温服一升，日三服。

大建中汤 《金匮》治心胸中大寒痛，呕不能饮食，腹中寒，上冲皮起，出见有头足，上下痛而不可触近者。

蜀椒二合，去皮　干姜四两　人参二两

上三味，以水四升，煮取二升，去滓，内胶饴一升，微火煎取一升半，分温再服。如一炊顷，可饮粥二升，后更服，当一日食糜，温覆之。

大乌头煎 《金匮》治心腹痛，脉弦紧，邪正相搏，即为寒疝，绕脐痛，若发则自汗出，手足厥冷者。

乌头大者五枚，熬，去皮，不咬咀

上以水三升，煮取一升，去滓，内蜜二升，煎令水气尽，取二

升，强人服七合，弱人服五合。不差，明日更服，不可日再服。

又方治寒疝，腹中痛，逆冷，手足不仁。若身疼痛，灸刺、诸药不能治，用本方以桂枝汤五合，解令少清，初服二合。不知，即服三合。又不知，复加至五合。其知者，如醉状，得吐者，为中病。

《外台》乌头汤治寒疝，腹中绞痛，贼风入攻，五脏拘急，不得转侧，发作有时，使人阴缩，手足厥逆，即此合桂枝汤方也。

大黄附子汤 《金匮》治胁下偏痛，发热，其脉紧弦，此寒也，以温药下之。

大黄二两　附子二枚，炮　细辛二两

上三味，以水五升，煮取二升，分温三服。若强人煮取二升半，分温三服。服后如人行四五里，进一服。

仲景治伤寒，热邪痞聚心下，而挟阳虚阴盛之证，用附子泻心汤之法矣。其杂证胁下偏痛，发热为阳，其脉弦紧，为阴寒上逆者，复立此温药下之一法。然仲景谆谆传心，后世领略者鲜。《金匮》又别出一条云：其脉数而紧乃弦，状如弓弦，按之不移。数脉弦者，当下其寒。脉紧而迟者，必心下坚。脉大而紧者，阳中有阴，可下之。读者罔识其指，讵知皆以温药下之之法耶？其曰当下其寒，曰阳中有阴，试一提出，其金针不跃然乎！

【点评】大黄附子汤为仲景温下代表方。

赤丸 治寒气厥逆。

茯苓四两　乌头二两，炮　半夏四两，洗，一方用桂枝　细辛一两，《千金》作人参

上四味，末之，内真朱为色，炼蜜丸如麻子大。先食酒饮下三丸，日再服。不知，稍增之，以知为度。

已上十二方引证《金匮》证治。

论建中之法

《伤寒》有小建中汤一法，乃桂枝汤加胶饴，共六味，治二三日，心悸而烦，欲传不传之邪。以其人中气馁弱，不能送邪外出，故用胶饴之甘，小小建立中气以祛邪也。《金匮》有黄芪建中汤一法，于小建中汤内加黄芪，治虚劳里急、自汗表虚、肺虚诸不足证，而建其中之卫气也。《金匮》复有大建中汤一法，以其人阴气上逆，胸中大寒，呕不能食，而腹痛至极，用蜀椒、干姜、人参、胶饴，大建其中之阳，以驱逐浊阴也。后人推广其义，曰乐令建中汤，治虚劳发热，以之并建其中之荣血。曰十四味建中汤，治脏气素虚，以之两建其脾中、肾中之阴阳。仲景为祖，后人为孙，一脉渊源，猗欤盛矣！建中如天子建中和之极，揖逊征诛①，皆建中内当然之事。虚羸之体，服建中后，可汗可下，诚足恃也。至理中则燮理②之义，治中则分治之义。补中温中，莫非惠先京国之大端矣！缘伤寒外邪，逼处域中，法难尽用。仲景但于方首以“小”之一字示其微意。至《金匮》治杂证，始尽建中之义。后人引伸触类，曲畅建中之旨。学者必于前人之方，一一会其大意，庶乎心手之间，无入而不自得也。

【点评】本节区分小建中、黄芪建中、大建中等方，透彻。

论东垣升阳益胃汤、黄芪补胃汤二方

汇方诸书，采治恶寒之证，其误最大。

恶寒一证，大率阳虚所致，有微、甚之不同。微者用桂枝汤加人

① 揖逊征诛：此喻重大事情。揖逊，帝王禅让。征诛，讨伐。
② 燮(xiè 谢)理：协和治理。

参、黄芪，甚者并加附子。仲景之法，精且备矣！后世全不究心，但曰外感遵仲景，内伤法东垣，取东垣升阳益胃、黄芪补胃二汤为表虚恶寒之治，此不可不辨也。盖表为阳，表虚即表之阳虚，故恶寒也。与升阳益胃之方迥不相涉。升阳益胃者，因其人阳气遏郁于胃土之中，胃虚不能升举其阳，本《内经》火郁发之之法，益其胃以发其火也。升阳方中，半用人参、黄芪、白术、甘草益胃，半用独活、羌活、防风、柴胡升阳。复以火本宜降，虽从其性而升之，不得不用泽泻、黄连之降，以分杀其势，制方之义若此。至黄芪补胃汤，则并人参不用，而用白芷、藁本、升麻、麻黄、黄柏，大升小降之矣。然阳火郁于胃土之中，其时寒必兼时热，其脉必数实，其证必燥渴。若不辨而简其方，以治阳虚阴盛，有寒无热，脉微，不渴之恶寒，宁不杀人乎！

【点评】桂枝汤加人参、黄芪、附子，以及升阳益胃汤、黄芪补胃汤三方中均有解表药，治疗各有侧重。桂枝汤祛风解肌，调和营卫，治太阳中风证；加人参、黄芪、附子益气温阳。升阳益胃汤证为脾胃不足兼见肺病洒淅恶寒，为脾胃虚弱，阳气不伸，用柴胡、防风、羌活、独活升阳（也能治表证之恶寒），用人参、黄芪、白术等补虚益胃。黄芪补胃汤出《兰室秘藏》卷下《泻痢门》，由黄芪、柴胡、当归身、益智仁、橘皮、升麻、红花等组成，治疗大便溏泄。此方无白芷、藁本、麻黄、黄柏等，故疑为《兰室秘藏》卷下《杂病门》之黄芪汤，由黄芪、甘草、香白芷、藁本、升麻、草豆蔻、橘皮、麻黄、当归身、莲花青皮、柴胡、黄柏等组成。原文曰："治表虚，恶风寒。"方中白芷、藁本、升麻、麻黄都有解表功效，可治恶风寒；黄芪益气固表，治表虚。临床当活法圆机，辨证应用。

论扶阳助胃汤

此方乃东垣弟子罗谦甫所制，治虚寒逆上胃痛之证。遵《内经》寒淫于内，治以辛热，佐以苦温之旨。用附子、干姜之大辛热者，温中散寒。用草豆蔻、益智仁，辛甘太①热者，驱逐胃寒，同为主治。用甘草之甘温，白术、陈皮之苦温，温养脾气以佐之。寒水挟木势侮土，故作急痛。用桂以伐肾邪，用芍药以泻肝木，用吴茱萸以泄胸中厥逆之气，三使分猷而出，井井有条。谦甫师事东垣二十年，尽得东垣之学。观此方以扶阳助胃为名，明是中寒。繇于胃寒一似韩祗和法门，较之升阳益胃不啻歧途矣。要知东垣治火郁，发其火则烟熄。谦甫治无火，补其土则气温，用方者可不辨之于早乎？《语》云：见过于师，方堪传授。见与师齐，减师半德。谦甫真不愧东垣弟子矣！

【点评】本方扶阳散寒，健脾益胃，治中气不足，寒气客于肠胃之证。属中寒无疑。

论附子理中汤

理中汤，古方也。仲景于伤寒证，微示不用之意，故太阳误下，协热而利，心下痞硬，表里不解，用理中汤加桂枝，而更其名曰桂枝人参汤。及治霍乱证，始仍理中之旧，此见理中非解外之具矣。然人身脾胃之地，总名中土，脾之体阴而用则阳，胃之体阳而用则阴。理中者兼阴阳体用而理之，升清降浊两擅其长。若脾肾两脏阳虚阴盛，本方加附子，又以理中之法兼理其下。以肾中之阳，较脾中之阳，关系更重也。后人更其名曰附子补中汤，换一"补"字去兼理之义远矣。

---

① 太：同"大"。四库本作"大"。

《宝鉴》复于本方加白芍、白茯、厚朴、草豆蔻、陈皮，名曰附子温中汤。治中寒腹痛自利，完谷不化，脾胃虚弱，不喜饮食，懒言，困倦，嗜卧等证。反重健运之阳，不重蛰藏之阳，爚乱①成法，无足取也。夫既重温脾，附子可以不用。既用附子温肾，即不当杂以白芍之酸寒。况完谷不化，亦岂厚朴、陈皮、豆蔻所能胜哉。嗟夫！釜底有火，乃得腐熟水谷，冷灶无烟，世宁有不炊自熟之水谷耶？后人之不逮古昔远矣。今人竞宗②补肾不如补脾，不知此语出自何典，而庸俗方信为实有是说，岂非俚浅易入耶！又《三因》桂香丸、洁古浆水散，未免太过。仲醇脾肾双补丸，未免不及。太过则阳亢，不及则阴凝，总不若附子理中之无偏无陂矣。

【点评】附子理中汤由理中汤衍变而来，为中医方剂学发展的途径之一。每方有每方的适应证，药物当随证候变化而加减。重要的是医生在临床如何准确把握具体方剂的应用。

论增损八味丸

古方崔氏八味丸，用附桂二味阳药，入地黄等六味阴药之中。《金匮》取治脚气上入，少腹不仁，其意颇微。盖地气上加于天，则独用姜附之猛以胜之。地气才入少腹，适在至阴之界，无事张皇，所以但用阳药加于阴药内，治之不必偏于阳也。至肾水泛溢，妇人转胞，小便不利，则变其名为肾气丸，而药仍不变。盖收摄肾气，则肾水归源而小便自行，亦无取偏阳为矣。观此则治阳虚阴盛之卒病，其当用纯阳无阴，更复何疑？后人于脚气入腹，少腹不仁，而见上气喘急，呕吐自汗，不识其证。地气已加于天，袭用此方不应。乃云此证

---

① 爚（yuè月）乱：炫惑扰乱。
② 宗：原作"字"，据四库本改。

最急，以肾乘心，水克火，死不旋踵。用本方加附、桂各一倍，终是五十步笑百步。不达卒病大关，徒以肾乘心，水克火，五脏受克为最急，不知五脏互相克贼，危则危矣，急未急也。厥后朱奉议治脚气，变八味丸为八味汤，用附子、干姜、芍药、茯苓、甘草、桂心、人参、白术，其义颇精。于中芍药、甘草、人参，临证更加裁酌，则益精矣。奈何无识之辈，复以此汤插入己见，去桂心，加干地黄，以阴易阳，奚啻千里。而方书一概混收，讵识其为奉议之罪人乎！

【点评】方剂的临床加减变化是常用方法，重要的是以病证为依据。有是证用是药，以取效为胜。

论《三因》治自汗用芪附、术附、参附三方

黄芪一两，附子五钱，名芪附汤。白术一两，附子五钱，名术附汤。人参一两，附子五钱，名参附汤。三方治自汗之证，审其合用何方，煎分三服服之。其卫外之阳不固而自汗，则用芪附。其脾中之阳遏郁而自汗，则用术附。其肾中之阳浮游而自汗，则用参附。凡属阳虚自汗，不能舍三方为治耳。然三方之用则大矣。芪附可以治虚风，术附可以治寒湿，参附可以壮元神，三者亦交相为用。其所以只用二物，比而成汤，不杂他味者，用其所当用，功效若神，诚足贵也。年高而多姬妾者，每有所失，随进参附汤一小剂，即优为而不劳。仕宦之家，弥老而貌若童子，得力于此方者颇众。故治自汗一端，不足以尽三方之长也。以黄芪、人参为君，其长驾远驭，附子固不能以自恣。术虽不足以制附，然遇阳虚阴盛，寒湿沉锢，即生附在所必用，亦何取制伏为耶？《金匮》《近效》白术附子汤中，即本方加甘草一味，仲景取之以治痹证，岂非以节制之师，缓图其成乎？急证用其全力，即不可制。缓证用其半力，即不可不制。至如急中之缓，缓中之急，不制而制，制而不制，妙不容言矣。

【点评】芪附汤、术附汤、参附汤，三方均用附子温阳。不同者分别用黄芪、白术、人参补虚。故卫表虚用芪附汤，脾虚有湿用术附汤，元阳虚用参附汤。喻氏分析丝丝入扣，对临床有实用价值。

论《宝鉴》桂附丸

方用川乌、黑附、干姜、赤石脂、川椒、桂六味为丸，疗风邪冷气入乘心络。脏腑暴感风寒，上乘于心，令人卒然心痛。或引背膂，乍间乍甚，经久不差。按此方原仿《金匮》九痛丸之例，治久心痛，而云暴感风寒，入乘于心，令人卒然心痛，则是素无其病，卒然而痛矣。卒病宜用汤以温之，岂有用丸，且服至一料之理？千万方中获此一方，有合往辙，又不达制方之蕴，学者将何所宗乎？况邪在经络，则治其经络。邪在腑，则治其腑。邪在脏，则治其脏。此方即变为汤，但可治脏病，不可治腑及经络之病。盖脏为阴，可胜纯阳之药。腑为阳，必加阴药一二味，以监制其僭热。经络之浅，又当加和荣卫，并宣导之药矣。因并及之。

【点评】汤者荡也，丸者缓也。临床可据病证之轻重缓急选用剂型。

论《得效》荜拨丸

虚寒泄泻，宜从温补，固矣。然久泻不同暴病，且有下多亡阴之戒。方中用附子胜寒，当兼以参、术，如理中之例可也。乃用干姜复用良姜，用荜拨复用胡椒，用丁香复用豆蔻，惟恐不胜其泻。曾不思五脏气绝于内，则下利不禁，其敢以一派香燥，坐耗脏气耶？后人复制万补丸，虽附子与人参、当归、白术同用，而仍蹈前辙，丁、沉、乳、茴、草蔻、肉蔻、姜、桂、荜拨，既无所不有，更加阳起、钟乳、赤脂石性之悍。冀图涩止其泻，而不知尽劫其阴，从速人脏气之绝耳，用方者鉴诸！

论《本事》温脾汤

学士许叔微制此方，用厚朴、干姜、甘草、桂心、附子各二两，大黄四钱，煎六合，顿服。治锢冷在肠胃间，泄泻腹痛，宜先取去，然后调治，不可畏虚以养病也。叔微所论，深合仲景以温药下之之法。其大黄止用四钱，更为有见。夫锢冷在肠胃而滑泄矣，即温药中宁敢多用大黄之猛重困之乎？减而用其五之一，乃知叔微之得于仲景者深也。仲景云：病人旧微溏者，栀子汤不可与服。又云：太阴病，脉弱，便利，设当行大黄、芍药者，宜减之。以其人胃气弱，易动故也。即是观之，肠胃锢冷之滑泄，而可恣用大黄耶？不用则温药必不能下，而久留之邪，非攻不去。多用则温药恐不能制，而洞下之势，或至转增。裁酌用之，真足法矣。《玉机微义》未知此方之渊源，不为首肯，亦何贵于论方哉！

【点评】本方为温下剂，治锢冷在肠胃间，泄泻腹痛。用大黄有通因通用之意，意在祛邪外出，但剂量不宜大。

论《本事》椒附散

治项筋痛连背髀①，不可转移。方用大附子一枚，炮，去皮脐，为末，每服二钱。用川椒二十粒，以白面填满，水一盏，生姜七片，同煎至七分。去椒入盐，空心服。叔微云：予一亲患此，服诸药无

① 髀（bì 辟）：股部。亦指大腿骨。

效，尝忆《千金髓》有肾气攻背强一证，处此方与之，一服瘥。观此而昌《阴病论》中，所谓地气从背而上入者，项之颈筋粗大，头项若冰，非臆说矣。夫肾藏真阳，阳盛则百骸温暖，阳衰则一身冱寒。至阳微则地气上逆者，其冷若冰，势所必至。此但项筋痛连背髀，殊非暴证，且独用附子为治，则暴病必借附子全力，大剂服之，不待言矣。少陵诗云：奇文共相赏，疑义相与析①。安得起宋代之叔微，剧谈②阴病乎？

【点评】喻氏以《普济本事方》椒附散医案论证中寒证，也阐发了附子的临床灵活应用。

---

① 奇文共相赏，疑义相与析：语本陶渊明《移居两首》："奇文共欣赏，疑义相与析。"
② 剧谈：畅所欲言。

卷之三

中风门① 论一篇　法四十一条　律五②条

中风论

喻昌曰：中风一证，动关生死安危，病之大而且重，莫有过于此者。《内经》风、痹、痿、厥四证，各有颛论。独风论中，泛及杂风。至论中风，惟曰风中五脏六腑之俞，亦为脏腑之风。各入其门户所中，则为偏风，不过两述其名而已。后论五脏并胃腑之风，亦但各述其状而已。赖仲景《金匮》书表章先圣云：夫风之为病当半身不遂，或但臂不举者，此为痹。脉微而数，中风使然。又云：寸口脉浮而紧，紧则为寒，浮则为虚，寒虚相搏，邪在皮肤。浮者血虚，络脉空虚，贼邪不泻，或左或右，邪气反缓，正气即急，正气引邪，喎僻不遂。邪在于络，肌肤不仁；邪在于经，即重不胜；邪入于腑，即不识人；邪入于脏，舌即难言，口流涎沫。又云：寸口脉迟而缓，迟则为寒，缓则为虚，荣缓则为亡血，卫缓即为中风。邪气中经，则身痒而瘾疹。心气不足，邪气入中，则胸满而短气，以及五脏风脉死证。语语金针，大有端绪之可求矣。仲景以后，英贤辈出，方书充栋，何反

---

① 中风门：本篇四库本位于卷五。
② 五：原作"六"，四库本同。据实际条数改。

漫无取裁，坐令中风一证，鲜画一之法，治之百不一效。昌生也晚，敢辞不敏，逐条引伸《内经》、仲景圣法为治例，而先立论以括其要焉。然世咸知仲景为立方之祖，至中风证，仲景之方，首推侯氏黑散为主方，后人罔解其意，谨并明之。夫八风之邪，皆名虚邪，人身经络，营卫素盛者，无从入之。入之者，因其虚而袭之耳。《内经》谓以身之虚，而逢天之虚，两虚相感，其气至骨，入则伤五脏。工候禁①之，不能伤也。又谓贼风数至，虚邪朝夕，内至五脏骨髓，外伤空窍肌肤。《灵枢》亦谓圣人避邪如避矢石，是则虚邪之来，为害最烈，惟良工知禁之，圣哲知避之矣。然风为阳邪，人身卫外之阳不固，阳邪乘阳，尤为易入。即如偏枯不仁，要皆阳气虚馁，不能充灌所致。又如中风卒倒，其阳虚更审。设非阳虚，其人必轻矫便捷，何得卒倒耶？仲景之谓脉微而数，微者指阳之微也，数者指风之炽也。所出诸脉诸证，字字皆本阳虚为言。然非仲景之言，而《内经》之言也。《内经》谓天明则日月不明，邪害空窍，可见风性善走空窍，阳虚则风居空窍，渐入腑脏。此惟离照当空，群邪始得毕散。若胸中之阳不治，风必不出矣。扁鹊谓虢太子尸厥之病曰：上有绝阳之络，下有破阴之纽。见五络之络于头者，皆为阳络。而邪阻绝于上，其阳之根于阴，阴阳相纽之处，而正复破散于下，故为是病。古人立言之精若此！仲景以后，医脉斩焉中断。后贤之特起者，如刘河涧②则主火为训，是火召风入，火为本，风为标矣。李东垣则主气为训，是气召风入，气为本，风为标矣。朱丹溪则主痰为训，是痰召风入，痰为本，风为标矣。然一人之身，每多兼三者而有之，曷不曰阳虚邪害空窍为本，而风从外入者，必挟身中素有之邪，或火或气或痰而为标耶？王安道谓审其为风，则从《内经》，审其为火、为气、为痰，则从三子。徒较量于彼此之间，得非无权而执一耶？且从三子，固各有

---

① 禁：四库本同。《素问·八正神明论》作"救"。
② 河涧：即河间。

方论可守，从《内经》果何着落耶？中风门中，大、小续命汤及六经加减法，虽曰治风，依然后人之法也。《金匮》取《古今录验》续命汤，治风痹之身无痛而四肢不收者。仲景所重，原不在此，所重维何？则驱风之中，兼填空窍为第一义也。空窍一实，庶风出而不复入，其病瘳矣。古方中有侯氏黑散，深得此意。仲景取为主方，随制数方，辅其未备，后人目睹其方，心炫其指，讵知仲景所为心折者，原有所本，乃遵《内经》久塞其空，是谓良工之语耶！观方下云：服六十日止，药积腹中不下矣。久塞其空，岂不彰明哉？后人以无师之智，燔乱成法，中风之初，治其表里，风邪非不外出，而重门洞开，出而复入，乃至莫御者多矣。又谓一气微汗，一旬微利，要亦五十步之走耳。正如筑堤御水，一旬一气，正程功课效之日，岂有姑且开堤泄水，重加板筑之理哉？是以后人委曲偏驳，不似先圣真切精粹。诸家中风方论，真是依样葫芦，不足观矣。非然也，三人行必有我师。况综列群方，赞其所长，核其所短，俾学者一简勘而心地朗然，坐进此道，用之如钟离丹熟①，铜铁皆金。其师资于前贤，岂不大耶？谨论。

【点评】本篇论述《内经》《金匮要略》等有关中风内容。认为仲景有关邪入经络、脏腑的论述语语金针，大有端绪可求。此后，各家纷呈，刘河间主火，李东垣主气，朱丹溪主痰。喻氏认为三者兼而有之，而以阳虚邪害空窍为本，风从外入，挟素邪，或火或气或痰为标。治法则驱风之中，兼填空窍为第一义，空窍实，风出不复入，其病则愈。古方有侯氏黑散等。此外，喻氏在《尚论后篇·真中篇》论述真中风时指出："真中风之风，乃人身自有之风，平素蕴蓄，而一旦内出者也。"即中风除外风外还有内

---

① 钟离丹熟：相传八仙之一的钟离权征战失利后，因迷路进入东华先生成道处。东华先生授其长真诀、金丹火候、青龙剑法等。后修炼成仙，能炼丹药、点石成金，普济众生。故称"钟离丹熟，铜铁皆金"。此喻方药久经前贤创立应用，具有灵丹妙药之效。

风，两者结合起来方为全面。本节中风涵义较广泛，除典型的中风外，又有风邪所致，后世称为痹病的风痹等，其涵义不得混淆。

中风之脉，各有所兼，兼则益造其偏，然必显呈于脉。盖新风挟旧邪，或外感，或内伤，其脉随之忽变。兼寒则脉浮紧，兼风则脉浮缓，兼热则脉浮数，兼痰则脉浮滑，兼气则脉沉涩，兼火则脉盛大，兼阳虚则脉微，亦大而空，兼阴虚则脉数，亦细如丝。阴阳两虚则微数，或微细。虚滑为头中痛，缓迟为营卫衰。大抵阳浮而数，阴濡而弱，浮滑沉滑，微虚散数，皆为中风。然虚浮迟缓，正气不足，尚可补救。急大数疾，邪不受制，必死无疑。若大数未至急疾，犹得不死。《经》言风气之病，似七诊而非，故言不死。可见大数为风气必有之脉，亦未可定为死脉耳。

【点评】本节以脉象辨中风的病机与预后，对临床有参考价值。

岐伯谓各入其门户所中则为偏风。仲景谓风之为病，当半身不遂，或但臂不举者此为痹，脉微而数，中风使然。

门户指入络、入经、入腑、入脏言也。《经》言百病之生，必先于皮毛，邪中之则腠理开，开则邪入，客于络脉，留而不去，传入于经。留而下去，传入于腑，廪于肠胃。此则风之中人，以渐而深，其人之门户，未至洞开，又不若急虚卒中，入脏之骤也。仲景会其意，故以臂不举为痹，叙于半身不遂之下，谓风从上入，臂先受之，所入犹浅也。世传大拇一指独麻者，三年内定中风，则又其浅者矣。然风之中人，必从荣卫而入，风入荣卫，则荣脉改微，卫脉改数，引脉以见，其人必血舍空虚而气分热炽。风之骤来，匪朝伊夕①也。

---

① 匪朝伊夕：不止一日。匪，同"非"。四库本作"匪伊朝夕"。

《内经》言偏枯者不一，曰汗出偏沮①，曰阳盛阴不足，曰胃脉内外大小不一，曰心脉小坚急，曰肾水虚。《灵枢》亦叙偏枯于《热病篇》中，皆不言风，皆不言其本于何邪。岂非以七情、饥饱、房室，凡能虚其脏气，致荣卫经脉，痹而不通者，皆可言邪耶？河涧主火立说，即肾水虚，阳盛阴不足之一端也。东垣主气立说，即七情郁遏之一端也。丹溪主痰立说，即饮食伤脾之一端也。一病之中，每多兼三者而有之，安在举一以括其他乎？《经》云：不能问其虚，安问其余？偏枯病，阳盛阴不足固有之，而阳气虚衰，痹而不通者尤多，可问其余耶？

中络者，肌肤不仁。中经者，躯壳重着。中腑即不识人。中脏即舌难言，口流涎沫。然中腑必归胃腑，中脏必归心脏也。

中络邪正入卫，犹在经脉之外，故但肌肤不仁。中经则邪入于荣脉之中，内而骨、外而肉皆失所养，故躯壳为之重着，然犹在躯壳之间。至入腑入脏，则离躯壳而内入，邪中深矣。腑邪必归于胃者，胃为六腑之总司也。禀于肠胃，非举大、小二肠并重。盖风性善行空窍，水谷入胃，则胃实肠虚，风邪即进入肠中，少顷水谷入肠，则肠实胃虚。风复进入胃中，见胃风必奔迫于二肠之间也。风入胃中，胃热必盛，蒸其津液，结为痰涎，壅塞隧道。胃之支脉络心者，才有壅塞，即堵其神气出入之窍，故不识人也。诸脏受邪至盛，必进入于心而乱其神明，神明无主，则舌纵难言，廉泉开而流涎沫也。

偏枯病，脉之迟缓见于寸口，荣卫之行不逮也。外则身痒而瘾疹，内则胸满而短气，荣脉内外，邪气充斥，去腑不远矣。

脉之行度，一昼一夜，复朝寸口。荣卫气衰，寸口之脉，迟缓不逮。身痒瘾疹，非但风见于外，由荣卫气弱，自致津凝血滞也。胸满非独风见于内，由荣卫不行，邪混胸中，阻遏正气也。荣卫气衰，邪

---

① 偏沮：即偏沮。沮，亦作"沮（jǔ举）"，败坏。

之入腑入脏，孰从禁之？故以寸口脉辨其息数，斯邪入之浅深，可得而谛之耳。

昔人云：中腑多着四肢。用一"多"字，明是卜度之辞。乃遂执此语，以当中腑见症，何其疏耶？夫四末在躯壳之外，非腑也。若谓脾主四肢，脾更属脏而非腑矣。大抵风淫末疾，但是风淫于内，毋论中经、中腑、中脏，必四末为之不用，其不专属中腑明矣。

然则四肢何以不举耶？人身荣卫，正行于躯壳之中者也。风入荣卫，即邪气盛而本气衰，如树枝得风，非摇则折，故知四肢不举者，荣卫之气短缩不行所致也。

中脏多滞九窍，此亦卜度之辞。五脏开窍于眼、耳、鼻、口、舌固矣。而前后二阴之窍，又属腑不属脏，未可并举也。五脏非一齐俱中，但以何窍不利，验何脏受邪差可耳。然诸家舍外候，别无内谛之法，且无画一之方，又何疏耶？盖风中入脏，关系生死安危，辨症既不清，用药自不当，故特引《内经》《金匮》奥义，详之如下。

风中五脏，后世忽略，诸家方论，无津可问。兹会《经》意，以明其治。《经》曰：肺中于风，多汗，恶风，时咳，昼差暮甚，诊在眉上其色白，此举其外候也。《金匮》曰：肺中风状，口燥而喘，身运而重，胃虚①而肿胀，则并详其内证矣。《经》曰：死肺脉来，如物之浮，如风吹毛，此形其浮散之状也。至《金匮》则曰：肺死脏，浮之虚，按之弱如葱叶，下无根者死。合沉以征其浮，而脏气之存否，始得焕然无疑矣。大凡仲景表章《内经》，皆自出手眼，以述为作，学者知之，他脏仿此。

风既中肺，则火热随之，耗其津液，搏其呼吸，口燥而喘，势有必至。然未入之先，已伤及荣卫所主之肌肉，水谷所容之胃腑。逮风入肺而乱其魄，运用之机尽失，故身运而重，胃虚而肿胀等证，相因

---

① 胃虚：四库本同。《金匮要略·五脏风寒积聚病脉证并治》作"冒"，无"虚"字。

互见也。然脏气未绝，犹属可生。若脉见浮之而虚，其脏真欲散可知，加以有浮无沉，按之弱如葱叶，则在上之阳不下入于阴矣。其下无根，则孤阴且以渐而亡矣。《内经》死阴之属，不过三日而死者，正指此等无根之脉而言也。

《经》曰：肝中于风，多汗，恶风，善悲，色苍，嗌干，善怒，时憎女子，诊在目下，其色青。《金匮》曰：肝中风者，头目瞤而胁痛，行常伛，令人嗜甘。肝死脏，浮之弱，按之如索不来，或曲如蛇行者，死。

风木之脏，更中于风，风性上摇，必头目瞤动。风耗血液，必筋脉纵急。其死脉浮之弱，按之如按索不来，则浮沉之间，阴阳已见决离。或曲如蛇行，仍是上下不动，惟在中者尽力奔迫，皆脏气垂绝之象也。

《经》曰：心中于风，多汗，恶风，焦绝，善怒吓，病甚则言不可快，诊在口，其色赤。《金匮》分为二候，其曰：心中风者，翕翕发热，不能食，心中饥，食即呕吐，此外因也。其曰：心伤者，劳倦即头面赤而下重，心中痛而自烦发热，当脐跳，其脉弦，此内因也。心死脏，浮之实如麻豆，按之益躁疾者，死。

心脏中风，分之为二者，其一以外入之风，必从他脏递至，心不受邪故也。宜随其脏气，兼去其风。其一以七情内伤神明，真阴不守，而心火炎上，头目发赤，脏真既从火上炎，阴之在下者，无阳以举之，则下重。其卫外之阳不得入通于心，则发热。其受盛之腑，脏气不交郁而内鼓，则当脐跳动。死心脉，《内经》形容不一，仲景总会大意，谓心脏垂绝之脉，一举一按，短数而动，浮沉不可息数之状若此。

《经》曰：脾中风状，多汗，恶风，身体怠惰，四肢不欲动，色薄微黄，不嗜食，诊在鼻上，其色黄。《金匮》曰：脾中风者，翕翕发热，形如醉人，腹中烦重，皮目瞤瞤而短气。脾死状，浮之大坚，按之如覆杯，洁洁①状如摇者，死。

风入脾脏，为贼邪外掣皮目，内乱意识，四肢怠惰，形如醉人，有必至也。加以胸中短气，脾脏之伤已见一斑。若脉更来去至止不常，浮之益大坚，是为独阳。按之洁洁，状如摇，是为独阴。故其动非活动，转非圆转，非脏气之垂绝而何？

《经》曰：肾风之状，多汗，恶风，面庞然②如肿，脊痛不能正立，其色炲，隐曲不利，诊在肌上，其色黑。《金匮》阙此。肾死脏，浮之坚，按之乱如转丸，益下入尺中者，死。

面庞然浮肿者，肾气不能蛰封收藏，浊气上干于面也。脊痛不能正立者，肾间生气不鼓，腰府惫而偻俯，与隐曲不利，同一源也。《金匮》虽见缺文，大要两肾藏精宅神，一身根本。多欲致虚，风最易入，腰曲脊垂，舌卷，小便不禁，皆其候也。中肾从来兼此四者，本实先拨可知。然肾藏真阳，肾基未坏，真阳可居，必无死脉。若浮之而坚，阳已离于阴位，按之乱如转丸，则真阳搏激而出，不能留矣。若益下入尺中，则真阳先去，所余孤阴，亦乱而下趋。正所谓阳从上脱，阴从下脱也。

风中入脏，最防迸入于心。后世悉用脑麝③，引风入心，尤而效之，莫有知其非者。兹举《金匮》二方，以明其治。

侯氏黑散　治中风四肢烦重，心中恶寒不足者。《外台》用之以治风癫。仲景制方，皆匠心独创，乃于中风证首引此散，岂非深服其长乎？夫立方而但驱风补虚，谁不能之？至于驱之补之中，行其堵截之法，则非思议可到。方中取用矾石，以固涩诸药，使之留积不散，以渐填其空窍。服之日久，风自以渐而熄。所以初服二十日，不

---

① 洁洁：即"潔潔"。《脉经·卷三》作"絜絜"。"潔"为"絜"之俗字。絜，同"挈"。挈挈，急切貌，此处比喻脉象急促。

② 庞然：巨大的样子。此喻脸肿大。

③ 脑麝：龙脑与麝香的并称。

得不用温酒调下，以开其痹着。以后则禁诸热食，惟宜冷食。如此再四十日，则药积腹中不下，而空窍填矣。空窍填，则旧风尽出，新风不受矣。盖矾性得冷即止，得热即行。故嘱云：热食即下矣，冷食自能助药力，抑何用意之微耶？

风引汤　治大人风引，少小惊痫瘛疭，日数十发，医所不疗，除热方可。见大人中风牵引，少小惊痫瘛疭，正火热生风，五脏亢甚，归逆入心之候。盖惊痫之来，初分五脏，后逆入心，故同治也。巢氏用此治脚气，岂非以石性易于下达，可胜其湿热，不使攻心乎？夫厥阴风木，与少阳相火同居，火发必风生，风生必挟木势，侮其脾土。故脾气不行，聚液成痰，流注四末，因成瘫痪。用大黄为君，以荡涤风火热湿之邪矣。随用干姜之止而不行者以补之，用桂枝、甘草以缓其势，用诸石药之涩以堵其路。而石药之中，又取滑石、石膏清金以伐其木，赤白石脂厚土以除其湿，龙骨、牡蛎以收敛其精神魂魄之纷驰，用寒水石以助肾水之阴，俾不为阳光所劫。更用紫石英以补心神之虚，恐主不安，则十二官皆危也。明此以治入脏之风，游刃有余矣。何后世以为石药过多，舍之不用，而用脑麝以散其真气，花蛇以增其恶毒。智耶？愚耶？吾不解矣。

按：《金匮》风引汤，当在侯氏黑散之下。本文有"正气引邪、㖞僻不遂"等语，故立方即以"风引"名之。侯氏黑散颛主补虚以熄其风，此方兼主清热火湿以除其风也。集者误次于"寸口脉迟而缓"之下，则证与方不相涉矣。

【点评】喻氏多次提到龙脑、麝香耗散真气，为一家之言。龙脑、麝香作为开窍药，只要对症，未尝不可用。

风中五脏，其来有自脏气先伤，后乃中之。火、热、气、湿、痰、虚，六贼勾引深入，一旦卒倒无知，遍身牵引，四末不用，但得不死亦成瘫痪。何脏先伤，调之使平，不令进入于心，乃为要也。

五脏各藏一神，不可伤之。《经》谓神伤于思虑则肉脱，意伤于忧愁则肢废，魂伤于悲哀则筋挛，魄伤于喜乐则皮槁，志伤于盛怒则腰膝难以俯仰。是风虽未入，脏真先已自伤。火热气湿痰虚，迎之内入，多汗恶风等证，因之外出，治之难矣！善治者，乘风未入，审其何脏先伤何邪，彻土绸缪，最为扼要之法也。

中风外证，错见不一。风火相煽，多上高巅。风湿相搏，多流四末。手足麻木，但属气虚。关节肿痹，湿痰凝滞。

偏正头痛，愈风丹。目瞤、面肿，胃风汤。风湿，薏苡仁汤、排风汤。麻木，人参补气汤。肿痹，舒筋保安①散。

寒热似疟，解风为宜。风藏痰隧，搜风最当。

解风散、搜风顺气②丸。

经络及腑，治分浅深。表里之邪，大禁金石。

中络，桂枝汤。中经，小续命汤加减。表里兼治，防风通圣散、祛风至宝膏。攻里，三化汤、搜风顺气丸。

左瘫右痪，风入筋骨。宣导其邪，缓以图之。

舒筋保安散。

卒中灌药，宜用辛香。开痰行气，调入苏合。

摄生饮③调苏合丸、乌药④顺气散、匀气散、稀涎散。

四肢不举，有虚有实。阳明虚，则宗筋失润，不能束骨而利机关。阳明实，则肉理致密，加以风邪内淫，正气自不周流也。

虚用六君子汤，实用三化汤合承气汤。

口眼㖞斜，邪急正缓。左急治左，右急治右。先散其邪，次补其正。

---

① 保安：原脱，据本方方名补。
② 顺气：原脱，据本方方名补。
③ 摄生饮：原作"南星汤"，据本方方名改。
④ 乌药：原脱，据本方方名补。

左急，三圣散。右急，匀气散。

转舌、正舌，方名虽美，少阴脉萦舌本，三年之艾不言标矣。资寿解语，犹为近之。

转舌膏、正舌散、资寿解语汤。

风初入腑，肌肉蠕瞤，手足牵强，面肿能食。胃风宜投。

胃风汤。

风初入脏，发热躁烦，先用泻青，兼解表里；次用愈风，磨入四白。

泻青丸、愈风汤、四白丹。

养血豁痰，枘凿不入，先其所急，不宜并施。

养血，大秦艽汤、养血①当归地黄汤、天麻丸。豁痰，涤痰汤、青州白丸子。热痰，竹沥汤、贝母栝蒌散。阴虚夹痰，《千金》地黄汤。

心火内蕴，膻中如燔，凉膈清心，功见一班。心血内亏，恍惚不寐，服二丹丸，可以安睡。火盛壮水，勿辞迂缓，水升火降，枯回燥转。

凉膈散、清心散、二丹丸、地黄饮子②。

真阳上脱，汗多肢冷，气喘痰鸣，此属不治。黑锡三建，引阳回宅，水土重封，虞渊浴日。

黑锡丹、三建二香汤。

肾水泛痰，真阳未脱，治以星附，十中九活。

星附汤。

外风暴发，内风易炽。热溉甘寒，避居密室，毋见可欲，毋进肥鲜，谨调千日，重享天年。

世传中风之人，每遇外风一发，宜进续命汤以御之。殊为不然，

---

① 养血：原脱，据本方方名补。
② 地黄饮子：原作"壮水地黄汤"，据本方方名改。

风势才定，更用续命汤重引风入，自添蛇足也。惟用甘寒药频频热服，俾内不召风，外无从入之路。且甘寒一可息风，二可补虚，三可久服，何乐不用耶？

【点评】喻氏引用《内经》之旨与仲景之法论述中风脉象，风邪入络、入经、入腑、入脏途径与临床表现，风邪中五脏的病机、临床表现及治疗等。指出善治者，乘风未入，审其何脏先伤何邪，彻土绸缪，最为扼要之法。是在《内经》、仲景论述基础上的阐发。

律五条

凡风初中经络，不行外散，反从内夺，引邪深入者，医之过也。

治中风一如治伤寒，不但邪在三阳引入三阴为犯大禁，即邪在太阳引入阳明、少阳，亦为犯禁也。故风初中络，即不可引之入经，中经即不可引之入腑，中腑即不可引之入脏。引邪深入，酿患无穷，乃至多死少生，可无戒欤？

凡治中风自汗证，反利其小便者，此医之过也。

毋论风中浅深，但见自汗，则津液外出，小便自少。若更利之，使津液下竭，则荣卫之气转衰，无以制风火之势，必增其烦热，而真阴日亡也。况阳明经利其小便，尤为犯禁，少阴经利其小便，必失溲而杀人矣。可无戒欤？

凡治中风病，不明经络腑脏，徒执方书，妄用下法者，必至伤人，医之罪也。

风中经络，只宜宣之使散，误下则风邪乘虚入腑入脏，酿患无穷。若夫中脏之候，多有平素积虚，脏真不守者，下之立亡，不可不慎。惟在胃腑一证，内实便秘者，间有可下。然不过解其烦热，非大下也。所谓一气之微汗，一旬之微利，亦因可用始用之。至于子和以下立法，《机要》以中脏者宜下为言，则指下为定法，胡可训耶？然中脏有缓急二候，中腑日久，热势深极，传入脏者，此属可下，而下必使风与热俱去。填其空窍，则风不再生。若开其瘀壅，必反增风势，何以下为哉？其卒虚身中急证，下药入口，其人即不苏矣，可无辨欤？后世以中腑之便秘，指为中脏，见其误下，不致损人。益信子和《机要》之法为可用，设遇真中脏证，下不中病，难可复追矣。

凡治中风四肢不举证，不辨虚实，妄行补泻者，医之过也。

四肢不举，皆属脾土。膏粱太过，积热内壅者，为脾土瘀实，宜泻以开其壅。食少体羸，怠惰嗜卧者，为脾土虚衰，宜补以健其运。若不辨而实者补之，虚者泻之，宁不伤人乎！

凡治外中于风，不辨内挟何邪，误执一家方书，冀图弋获，其失必多，医之过也。

风邪从外入者，必驱之使从外出。然挟虚者，非补虚则风不出。挟火者，非清热则风不出。挟气者，非开郁则风不出。挟湿者，非导湿则风不出。挟痰者，非豁痰则风不出。河间、东垣、丹溪，各举一端，以互明其治。后学不知变通，但宗一家为主治，倘一病兼此五者，成方果安在？况不治其所有，反治其所无，宁不伤人乎！

【点评】本节提出中风初起宜外散，中风自汗证不宜利小便，中风兼夹证宜补虚、清热、开郁、导湿、豁痰等，不宗一家之法。强调对中风宜辨明经络、腑脏、虚实等，反映辨证论治思想。对临床有参考价值。

附风痱 法一条

岐伯谓中风大法有四：一曰偏枯，半身不遂；二曰风痱，于身无痛，四肢不收；三曰风懿，奄忽不知人；四曰风痹，诸痹类风状。后世祖其说而无其治。《金匮》有《古今录验》三方，可类推之。

《经》谓内夺而厥，则为风痱。仲景见成方中，有治外感风邪兼治内伤不足者，有合《经》意，取其三方，以示法程。一则曰《古今录验》续命汤，再则曰《千金》三黄汤，三则曰《近效》白术附子汤。前一方治荣卫素虚而风入者，中一方治虚热内炽而风入者，后一方治风已入脏，脾肾两虚，兼诸痹类风状者。学者当会仲景意，而于浅深寒热之间，以三隅反矣。

古今录验续命汤、千金三黄汤、近效白术附子汤。

【点评】《诸病源候论》对风痱的临床表现与预后进行了论述："风痱之状，身体无痛，四肢不收，神智不乱，一臂不随者，风痱也。时能言者可治，不能言者不可治。"喻氏推荐《金匮要略》所附三方治疗风痱，对临床有参考价值。

附风懿

按：风懿曰奄忽不知人，即该中风卒倒内。《金匮》不重举其证，意可知矣。

【点评】风懿，《诸病源候论》作"风癔"。卷一《风病诸候·风癔候》载："风邪之气，若先中于阴，病发于五脏者，其状奄忽不知人，喉里噫噫然有声，舌强不能言。发汗身软者可治；眼下及鼻人中左右上白者可治；一黑一赤，吐沫者不可治；汗不出，体直者，七日死。"《备急千金要方》卷八《论杂风状》载："风懿者，奄忽不知人，咽中塞，窒窒然，《巢源》作噫噫然有声，舌强不能言，病在脏腑，先入阴后入阳。"载有独活汤、附子散等方。《杂病源流犀烛》卷十二《中风源流》认为："风懿，亦名风癔，其病亦在脏腑间，由痰水制火，闭塞心窍，故猝然昏倒，舌强不言，喉中窒塞，噫噫有声是也。"提出热者用牛黄清心丸、虚者用导痰汤等方剂治疗。可供参考。

附风痹 法七条

中风四证，其一曰风痹，以诸痹类风状，故名之也。然虽相类，实有不同。风则阳先受之，痹则阴先受之耳。致痹之因，曰风、曰寒、曰湿，互相杂合，匪可分属。但以风气胜者为行痹，风性善行故也。以寒气胜者为痛痹，寒主收急故也。以湿气胜者为著①痹，湿主重滞故也。

邪之所中，五浅五深，不可不察。在骨则重而不举，在筋②则屈而不伸，在肉则不仁，在脉则血凝而不流，在皮则寒。此五者，在躯壳之间，皆不痛也。其痛者随血脉上下，寒凝汁沫，排分肉而痛，虽另名周痹，亦隶于血脉之中也。骨痹不已，复感于邪，内舍于肾；筋痹不已，复感于邪，内舍于肝；脉痹不已，复感于邪，内舍于心；肌痹不已，复感于邪，内舍于脾；皮痹不已，复感于邪，内舍于肺。此五者，亦非径入五脏也。五脏各有合病，久而不去，内舍于其合也。盖风、寒、湿三气，杂合牵制，非若风之善行易入，故但类于中风也。

《经》论诸痹至详，然有大阙，且无方治。《金匮》补之，一曰血痹，二曰胸痹，三曰肾着，四曰三焦痹。

《金匮》论血痹，谓尊荣人骨弱肌肤盛，重困疲劳汗出，卧不时动摇，加被微风遂得之。但以脉自微涩，在寸口关上小紧，宜针引阳气，令脉和，紧去则愈。

血痹阴阳俱微，寸口关上微，尺中小紧，外证身体不仁，如风痹状，黄芪桂枝五物汤主之。

《经》但言在脉则血凝而不流，《金匮》直发其所以不流之故。言

---

① 著(zhuó 浊)：同"着"。
② 筋：原作"经"，据四库本改。

血既痹，脉自微涩，然或寸或关或尺，其脉见小紧之处，即风入之处也。故其针药所施，皆引风外出之法也。

《金匮》论胸痹脉证，并方治绎明，入二卷"胸寒痹痛"条下，此不赘。

《金匮》肾着之病，其人身体重，腰中冷如坐水中，形如水状，反不渴，小便自利，饮食如故，病属下焦。身劳汗出，衣里冷湿，久久得之，腰以下冷痛，腹重如带五千钱，甘姜苓术汤主之。

《经》但言骨痹不已，复感于邪，内舍于肾。仲景知湿邪不能伤肾脏之真，不过舍于所合，故以身重腰冷等证为言，曰饮食如故，曰病属下焦，意可知矣。然湿土之邪，贼伤寒水，恐害两肾所主生气之原，关系尤大，故特举肾着一证，立方以开其痹着。

《金匮》复有总治三痹之法，今误编"历节""黄汗"之下，其曰诸肢节疼痛，身体魁羸，脚肿如脱，头眩短气，遇湿欲吐，桂枝芍药知母汤主之是也。

短气，中焦胸痹之候也。属连头眩，即为上焦痹矣。遇湿欲吐，中焦痹也。脚肿如脱，下焦痹也。肢节疼痛，身体魁羸，筋骨痹也。荣卫筋骨，三焦俱病，又立此法以治之，合四法以观精微之蕴，仲景真百世之师矣。

治痹诸方，不另立门，姑附风门之后，实与治风不侔，不可误施。

痹症琐屑，不便立法者，俱于用方条下发之，宜逐方细玩。

【点评】《灵枢·寿夭刚柔》："病在阳者命曰风，病在阴者命曰痹，阴阳俱病，命曰风痹。"《灵枢·论疾诊尺》："尺肤涩者，风痹也。"《诸病源候论·风痹候》也记载有"痹者，风、寒、湿三气杂至合而成痹。其状肌肉顽厚，或疼痛。由人体虚，腠理开，故受风邪也。病在阳曰风，在阴曰痹。阴阳俱病，曰风痹"，并论述了筋痹、脉痹、肌痹、皮痹、骨痹等的病因病机与临床表现，是早期有关痹病的珍贵资料。喻氏认为"以诸痹类风状，故名之"，据感受病邪致病特点不同将痹病分为行痹、痛痹、着痹，并对《金匮要略》的血痹、肾着等进行了论述。是在前人论述基础上的阐发。

律一条

凡治痹症，不明其理，以风门诸通套药施之者，医之罪也。

痹症非不有风，然风入在阴分，与寒湿互结，扰乱其血脉，致身中之阳，不通于阴，故致痹也。古方多有用麻黄、白芷者，以麻黄能通阳气，白芷能行荣卫。然已入在四物、四君等药之内，非颛发表明矣。至于攻里之法，则从无有用之者，以攻里之药，皆属苦寒，用之则阳愈不通，其痹转入诸腑，而成死症者多矣。可无明辨而深戒欤？

【点评】喻氏认为痹证的病机是风入阴分与寒湿相结，扰乱血脉，阳气不通，故不能用治中风的方药治疗，强调要"明辨而深戒"，体现了辨证论治的精神。

风门杂法七条

鹤膝风者，即风、寒、湿之痹于膝者也。如膝骨日大，上下肌肉日枯细者，且未可治其膝，先养血气，俾肌肉渐荣，后治其膝可也，此与治左右半身偏枯之证大同。夫既偏枯矣，急溉其未枯者，然后既枯者，得以通气而复荣。倘不知从气引血，从血引气之法，但用麻黄、防风等散风之套药，鲜有不全枯而速死者。故治鹤膝风而亟攻其痹，必并其足痿而不用矣。比而论之，其治法不益明乎？

古①方治小儿鹤膝风，用六味地黄丸，加鹿茸、牛膝，共八味。

---

① 古：四库本作"右"。

不治其风，其意最善。盖小儿非必为风、寒、湿所痹，多因先天所禀，肾气衰薄，阴寒凝聚于腰膝而不解，从外可知其内也。故以六味丸补肾中之水，以鹿茸补肾中之火，以牛膝引至骨节，而壮其里撷之筋。此治本不治标之良法也，举此为例而推之。

破伤风之证最难治。人之壮盛者，随其外证，用表、里、中三法，及驱风之药，此无难也。人之素弱，及老人小儿，或因跌仆去血过多，或因疮口脓①水淋漓未合，风邪乘虚，深入血分者，宜比治血痹之例，四物汤中加去风药可也。其元气大虚，不胜外风，昏迷厥逆，证属危急者，先进独参汤，随进星附汤，驱治虚风可也。其外科及军中备急诸方，皆为壮盛者而设，预备以俟破伤证，随即灌药，故其功效敏捷，非方之有奇特也。倘风入既久，必难为功矣。欲为大医，备急诸药，不可不蓄。和荣汤、急风散、独圣散。

再论半身不遂，口眼㖞斜，头目眩运②，痰火炽盛，筋骨时疼。乃原于血虚血热，挟痰挟火，经络肌表之间，先已有其病根，后因感冒风寒，或过嗜醇酒膏粱而助痰火，或恼怒而逆肝气，遂成此证。其在于经络肌表筋骨之间，尚未入于脏腑者，并以通荣卫为治。如和荣汤中有补血活血之功，不至于滞；有健脾燥湿消痰之能，不致于燥；又清热，运动，疏风，开经络，通腠理。内固根本，外散病邪。王道剂也，多服可以见功。

凡治疠风之法，以清荣卫为主，其汗宜频发，血宜频刺，皆清荣卫之捷法也。生虫由于肺热，其清肃之令不行，故由皮毛渐及腠理胃肠，莫不有虫。清其金，则虫不驱自熄。试观金风一动，旱魃③绝踪，其理明矣。然清肺亦必先清荣卫，盖荣卫之气，腐而不清，传入

---

① 脓：原作"浓"，据四库本改。

② 眩运：即"眩晕"。运，通"晕"，眩晕。《灵枢·经脉》："五阴气俱绝，则目系转，转则目运。"

③ 旱魃(bá 拔)：传说中引起旱灾的怪物。此喻疠虫。

于肺，先害其清肃之令故也。苦药虽能泻肺杀虫，亦能伤胃，不可久服。胃者，荣卫从出之源也。久服苦寒，荣卫转衰，而腐败壅郁，不可胜言矣。所以苦参丸之类，荣卫素弱，谷食不充之人，不宜服也。大枫子油，最能杀虫驱风，然复过于辛热，风未除而目先坏者多矣。其硫黄酒，服之必致脑裂之祸。又醉仙散入轻粉和末，日进三服，取其人昏昏若醉，毒涎从齿缝中出，疠未瘥而齿先落矣。盖除疠之药，服之近而少，疠必不除。服之久且多，疠虽除，药之贻害更大。惟易老祛风丸、东坡四神丹二方可以久服取效，取为法焉。祛风丸、四神丹。

要知脉风成则为疠，然人之荣血，正行于十二经脉之中者也。用平善之药，生血清热为主，驱风杀虫为辅，更行汗之、刺之之法，无不愈者。且非极意惩创之人，不可与治，以戒色欲、禁口腹二者，非烈汉不能也。

痛风，一名白虎历节风，实即痛痹也。《经》既言以寒气胜者，为痛痹矣。又言凡伤于寒者，皆为热病，则用药自有一定之权衡。观《金匮》用附子、乌头，必用于表散药中，合桂枝、麻黄等药同用，即发表不远热之义。至攻里必遵《内经》，不远于寒可知矣。诸家方中不达此义，即攻里概不远热，独下《千金》犀角汤一方，深有合于《经》意，特表之为例。犀角汤。

更有内热因血虚炽盛，始先表散药中早已不能用辛热者，即当取夏月治温热病之表法为例。诸家复无其方，独《本事方》中有牛蒡子散，先得我心，亦并表出。牛蒡子散。

【点评】治鹤膝风宜先养血气，后治其膝。小儿鹤膝风，用六味地黄丸加鹿茸、牛膝，为治本之法。破伤风宜随其外证，用表、里、中三法，及驱风之药。风邪乘虚，深入血分者，宜参照治血痹之例，用四物汤加去风药。元气大虚，不胜外风，昏迷厥逆，证属危急者，先进独参汤，随进星附汤，治虚风。半身不遂宜随病因病机分别用通营卫、健脾、燥湿、消痰、清热、疏风、开经络、通腠理等法。治疠风以清荣卫为主。治痛风，表散用附子、乌头，合桂枝、麻黄等药。攻里用《备急千金要方》犀角汤之类。为喻氏之临床经验，可供参考。

中风门诸方①

侯氏黑散 治大风四肢烦重，心中恶寒不足者。《外台》治风癫，方论见前法中。然以菊花为君，亦恐风邪乘虚，迸入心脏故也。

菊花四十分　白术十分　细辛三分　茯苓三分　牡蛎三分　桔梗八分　防风十分　人参三分　矾石三分　黄芩三分　当归三分　干姜三分　芎䓖三分　桂枝三分

上十四味，杵为散，酒服方寸匕，日三服。初服二十日，用温酒调服。禁一切实肉、大蒜，常宜冷食，六十日止。即药积在腹中不下也，热食即下矣，冷食自能助药力。

风引汤 除热瘫痫，方论见前法中。盖风者外司厥阴，内属肝木，上隶手经，下隶足经，中见少阳相火。所以风自内发者，由火热而生也。风生必害中土，土主四支，土病则四末不用，聚液成痰。瘫痪者，以风火挟痰注于四支故也。观《金匮》此方，可见非退火则风必不熄，非填窍则风复生。风火一炽，则五神无主，故其用药如是之周到也。

大黄　干姜　龙骨各四两　桂枝三两　甘草　牡蛎各二两　滑石　石膏　寒水石　赤石脂　白石脂　紫石英各六两

上十二味，杵，粗筛，以韦囊盛之。取三指撮，井花水②三升，煮三沸，温服一升。治大人风引、少小惊痫、瘈疭，日数十发，医所不疗除热方。

---

① 中风门诸方：此后原有"卷三"2字，疑为衍文，已删。本篇四库本位于卷六。
② 井花水：又作井华水。清晨初汲的水。

巢氏用此方治脚气。

愈风丹　治诸风证，偏正头痛。

防风通圣散　四物汤　黄连解毒汤_{各一料}　加羌活　细辛　甘菊花　天麻　独活　薄荷　何首乌_{各一两}

上为细末，炼蜜丸如弹子大。每服一丸，细嚼，茶清下，不拘时服。

按：外风与身中之火热相合，以阳从阳，必上攻于头。然风火盛，荣血必亏，故其药如是也。

胃风汤　治虚风证，能食，手足麻木，牙关急搐，目内蠕瞤，胃风面肿。

升麻　白芷_{各一钱二分}　麻黄　葛根_{各一钱}　当归　苍术　甘草_炙柴胡　羌活　藁本　黄柏　草豆蔻　蔓荆子_{各五分}

上水二盏，姜三片，枣一枚，煎一盏，去滓服。

按：风入胃中，何以反能食？盖风生其热，即《内经》瘅[①]成为消中之理也。方中但去其风，不去其热者，以热必随风外解，不必加治耳。

薏苡仁汤　治中风，手足流注疼痛，麻痹不仁，难以屈伸。

薏苡仁_{三钱}　当归　芍药_{各一钱二分}　麻黄_{五分}　官桂_{五分}　苍术_{米泔水浸，剉，炒，一钱五分}　甘草_{八分}

上水二盏，生姜七片，煎八分，去粗[②]，温服，食前下。自汗减麻黄，有热减官桂。

按：此为风湿相搏、关节不利之证，故用药如是也。

排风汤　治风虚冷湿，邪气入脏，狂言妄语，精神错乱，及五脏

---

①　瘅：通"疸"。黄疸病。清代朱骏声《说文通训定声·乾部》："瘅，假借为疸。"《素问·玉机真脏论》："发瘅，腹中热，烦心，出黄。"王冰注："脾之为病，善发黄瘅，故发瘅也。"

②　粗(zhā 楂)：渣滓。四库本作"渣"。

风发等证。

防风　白术　当归　芍药　肉桂　杏仁　川芎　白鲜皮　甘草炙,
各一钱　麻黄　茯苓　独活各三钱

上作二服，每服水二盏，姜三片，煎七分，去渣服。

按：虚风冷湿，虽已入脏，其治法必先宣之，使从外散，故用药如是也。

人参补气汤　治手指麻木。

人参　黄芪各二钱　升麻　柴胡　芍药　生甘草　炙甘草　五味
子各五分

上水一盏，煎至五分，食远、临睡服，查①再煎。

按：诸阳起于指，手指麻木，风已见端，宜亟补其气，以御外入之风，故用此为绸缪计也。

舒筋保安散　治左瘫右痪，筋脉拘挛，身体不遂，脚腿少力，干湿脚气，及湿滞经络，久不能去，宣导诸气。

木瓜五两　萆薢　五灵脂　牛膝酒浸　续断　白僵蚕炒　松节　白
芍药　乌药　天麻　威灵仙　黄芪　当归　防风　虎骨酒炙,各一两

上用无灰酒一斗，浸上药二七日，紧封扎。日足取药焙干，捣为细末。每服二钱，用浸药酒调下，酒尽用米汤调下。

按：此治风湿搏结于筋脉之间，凝滞不散，阻遏正气，不得通行，故用药如是也。

解风散　治风成寒热，头目昏眩，肢体疼痛，手足麻痹，上鬲壅滞。

人参两半　麻黄二两　川芎　独活　细辛　甘草各一两

上为细末，每服五钱，水盏半，生姜五片，薄荷叶少许，煎八分，不拘时服。

---

① 查(zhā 楂)：渣滓。四库本作"渣"。

按：风成为寒热，乃风入胃中，而酿荣卫之偏胜。第四方胃风汤，正驱胃风，使从外解之药。此因风入既久，胃气致虚，故以人参为君，臣以麻黄、川芎，佐以独活、细辛，使以甘草，而和其荣卫，乃可收其外解之功也。若夫久风成为飧泄，则风已入于里。又当用人参为君，桂枝、白术为臣，茯苓、甘草为佐使，而驱其风于内。此表里之权衡，《内经》之旨要也。本方虽用"风成寒热"四字，漫无着落，今并及之。

搜风顺气丸 治风燥便秘，因致气闭不行，暂时用之，以疏风润燥顺气，殊不可少。本方条下过于夸大，谓久服百病皆除，老者还少，岂理也哉？然又云孕妇勿服，如服药觉脏腑微痛，以羊肚肺羹补之，则其药有偏峻，不可久服明矣。

车前子二两半　白槟榔　火麻仁微炒，去壳　牛膝酒浸　郁李仁汤泡，去皮，另研　菟丝子制　干山药各二两　枳壳麸炒　防风　独活各一两　大黄五钱，半生半熟

上为末，炼蜜为丸，如梧桐子大。每服二十丸，酒茶、米饮任下，空心临卧各一服。去肠风宿滞，并肠风下血。

桂枝汤 治风从外来，入客于络，留而不去，此方主之。

桂枝　芍药　甘草　生姜各三钱　大枣二枚

上用水盏半，微火煎八分，温服。须臾啜热稀粥，以助药力。温覆令一时许，遍身漐漐[1]微似有汗者益佳。详见《尚论·太阳上篇》。

【点评】桂枝汤若治杂病中风，则不须啜热稀粥、温覆等。

按：此方为中风一证群方之祖。不但风中入络，即中经、中腑、中脏药中，皆当加入本方。以风从外入者，究竟必驱从外出故也。后人竞用续命汤为加减，此方置之不录，未免得流忘源矣。又况源流俱

---

① 漐漐(zhí zhí 直直)：出汗貌。此指微微出汗。

失者哉！

小续命汤　治中风不省人事，渐觉半身不遂，口眼歪斜，手足战掉，语言蹇涩，肢体麻痹，精神昏乱，头目眩晕，痰火并多，筋脉拘急，不能屈伸，骨节烦疼，不得转侧，诸风服之皆验。脚气缓弱，久服得瘳。久病风人，每遇天色阴晦，节候变易，预宜服之，以防喑哑。

防风　桂心　黄芩　杏仁去皮尖，炒　芍药　甘草　川芎　麻黄去节　人参各一钱四分　防己二钱　大附子炮，七分

上㕮咀，作二帖，每帖水盏半，姜五片、枣一枚，煎八分服。

精神恍惚，加茯神、远志。

骨节烦疼，有热者，去附子倍芍药；无热者，倍官桂、附子。

心烦，多惊，加犀角。

呕逆，腹胀，加半夏，倍人参。

烦躁，大便涩，去附子，倍芍药，加竹沥。

脏寒下利，去防己、黄芩，倍附子，加白术。

自汗，去麻黄、杏仁，加白术。

脚膝弱，加牛膝、石斛。

身痛，加秦艽。

腰痛，加桃仁、杜仲姜汁炒。

失音，加杏仁。

【点评】本方出《备急千金要方》卷八《诸风第二》，为治中风之经典名方。喻氏称本方不分经络，不辨虚实寒热，若不细辨加减，难以取效。故例举《六经加减法》，强调临床当辨证论治，随证加减。方后加减较《备急千金要方》多，也体现了此精神。

按：此方无分经络，不辨虚实寒热，若不细辨加减，难以取效。今并录易老《六经加减法》为例，用方者师其意焉可矣。

易老六经加减法：

麻黄续命汤 治中风，无汗，恶寒。本方中麻黄、杏仁、防风各加一倍。

桂枝续命汤 治中风，有汗，恶风。本方中桂枝、芍药、杏仁各加一倍。二证皆太阳经中风也。

白虎续命汤 治中风，有汗，身热，不恶寒。本方中加知母、石膏各一钱四分，去附子。

葛根续命汤 治中风，身热，有汗，不恶风。本方中加葛根、桂枝、黄芩各一倍。二证皆阳明经中风也。

附子续命汤 治中风，无汗，身凉。本方中加附子一倍，干姜、甘草各一钱，此证乃太阴经中风也。

桂附续命汤 治中风，有汗，无热。本方中加桂枝、附子、甘草各一倍，此少阴经中风也。

羌活连翘续命汤 中风，六证混淆，系之于少阳、厥阴，或肢节挛痛，或麻木不仁。本方中加羌活、连翘各一钱半。

防风通圣散 治诸风潮搐，手足瘛疭，小儿急惊风，大便结，邪热暴甚，肌肉蠕动，一切风症。

防风　川芎　当归　芍药　大黄　芒硝　连翘　薄荷　麻黄　山栀子　石膏　桔梗　黄芩　白术　荆芥　甘草　滑石各五分

上水二盏，姜三片，煎至八分服。涎嗽，加半夏、生姜制。开结，加大黄二钱。破伤风，加羌活、全蝎各五分。腰胁痛，加芒硝、当归各一钱。

按：此方乃表里通治之轻剂。用川芎、当归、芍药、白术以和血益脾，所以汗不伤表，下不伤里，可多服也。

祛风至宝膏 治诸风热。

防风二两半　白术一两半　芍药二两半　芒硝五钱　石膏一两　滑石三两　当归二两半　黄芩一两　甘草二两　大黄五钱　连翘五钱　川芎二两半

麻黄五钱，不去节　天麻一两　荆芥五钱　山栀子五钱　熟地黄一两　黄柏五钱　桔梗一两　薄荷五钱　羌活一两　人参一两　全蝎五钱　细辛五钱　黄连五钱　独活一两

上为细末，炼蜜丸弹子大。每服一丸，细嚼，茶酒任下，临卧服。

按：此方亦表里通治，即前防风通圣散十七味，更加熟地黄益血，人参益气，黄柏、黄连除热，羌活、独活、天麻、全蝎、细辛去风，乃中风门中不可移易之颛方。又非前通套泛用之方比也。

不换金丹　退风散热，治中风口㖞。

荆芥穗　僵蚕　天麻　甘草炙，各一两　羌活　川芎　白附子　乌头　蝎梢　藿香叶各半两　薄荷叶三两　防风一两

上为末，炼蜜丸弹子大。每服一丸，细嚼，茶酒任下。涂㖞处亦可。

按：此方祛风之力颇大，至清火散热，殊未必然。大势风而挟寒，痰气窒闭者宜之。

三化汤　治中风，外有六经之形证，先以加减续命汤主之。内有便溺之阻鬲①，此方主之。

厚朴　大黄　枳实　羌活各等分

每服一两，水煎。

按：此乃攻里之峻剂，非坚实之体，不可轻服。盖伤寒证胃热肠枯，不得不用大承气以开其结。然且先之以小承气、调胃承气，恐误用不当，即伤人也。在中风证，多有虚气上逆，关隘阻闭之候，断无用大承气之理。古方取药积腹中不下，以渐填其空窍，俾内风自熄。奈何今人每开窍以出其风，究竟窍空而风愈炽，长此安穷也哉！

〖**点评**〗中风证用本方有急下之意。

摄生饮调苏合丸　治一切卒中，不论中风、中寒、中暑、中湿、

---

① 鬲：通"隔"。清·米骏声《说文通训定声·解部》："鬲，假借为隔"。

中气，及痰厥、饮厥之类，初作皆可用此。先以皂角去皮弦，细辛、生南星、半夏为末，吹入鼻中，俟其喷嚏，即进前药。牙禁者，中指点南星、半夏、细辛末并乌梅肉，频搽自开。

天南星圆白者，湿纸裹，煨 南木香 苍术 细辛 甘草生用 石菖蒲各一钱 半夏百沸汤泡少顷，一钱半

上件剉散，分二服，水一盏半，生姜七厚片，煎取其半，乘热调苏合香丸半丸灌下。痰盛者，加全蝎二枚，炙。

按：此方治卒中，气闭痰迷，不得不用之剂。但正气素虚之人，不能当脑麝及辛香摧枯拉朽之势，裁节而用十之二三可也。其牛黄清心丸与苏合丸异治，热阻关窍，可用牛黄丸开之。寒阻关窍，可用苏合丸开之。其口开、手撒、遗尿等死症，急用人参、附子峻补，间有得生者。若牛黄、苏合之药，入口即毙，此无异以千钧镇一丝也。

乌药顺气散 治风气攻注四肢，骨节疼痛，遍身顽麻，及疗瘫痪，语言蹇涩，脚气，步履多艰，手足不遂。先宜多服此药以疏气逆，然后随证投以风药。

麻黄去节 陈皮去白 乌药去木，各二两 白僵蚕炒，去嘴 川芎 白芷 甘草炙 枳壳麸炒 桔梗各一两 干姜炮，五钱

上为末，每服三钱，水一盏，姜三片，枣一枚煎。憎寒，壮热，头痛，身体倦怠，加葱白三寸煎，并服出汗。或身体不能屈伸，温酒调服。

按：中风证，多挟中气，不但卒中急证为然，凡是中风证皆有之。严用和云：人之元气强壮，营卫和平，腠理致密，外邪焉能为害？或因七情饮食劳役，致真气先虚，营卫空疏，邪气乘虚而入，故致此疾。若内因七情而得者，法当调气，不当治风。外因六淫而得者，亦当先调气，后依所感六气治之，此良法也，宜八味顺气散。严氏此说，于理甚当。其用八味顺气散，乃人参、白术、茯苓、甘草、陈皮，六君子汤中用其五，加乌药、青皮、白芷共八味为剂。较前

《局方》乌药顺气散不用麻黄、枳、桔、僵蚕等风药，正先治气后治风之妙旨。后人反惜其说有未备，且谓方中不当杂入白芷，吹毛责备。讵知白芷香而不燥，正和营卫之善药也。《和剂》合两方，取用干姜、人参、川芎、陈皮、桔梗、厚朴、白芷、甘草、白术、麻黄，更加葛根，治感风头痛，鼻塞声重，尚为合宜，故知论方不可横以己见也。

【点评】中风因七情而得者，法当调气，不当治风；因外感六淫而得者，亦当先调气，后依所感六气治之。对临床有参考意义。

匀气散　治中风中气，半身不遂，口眼㖞斜，先宜服此。

白术二钱　天麻五分　沉香　白芷　青皮　甘草炙，各三分　人参五分　乌药一钱半　紫苏　木瓜各三分

上水二盏，姜三片，煎八分服。风气腰痛，亦宜服之。

按：匀气之说甚长。身内之气有通无壅，外风自不能久居，而易于解散。故知匀气即调气之旨，非有两也。

稀涎散　治风涎不下，喉中作声，状如牵锯，或中湿肿满。

半夏大者十四枚　猪牙皂角一个，炙

上咀，作一服。水二盏，煎一盏，入生姜自然汁少许服。不能咽者，徐徐灌之。

按：此以半夏治痰涎，牙皂治风，比而成方。盖因其无形之风挟有形之涎，胶结不解，用此二物，俾涎散而风出也。其有涎多难散，又非小吐不可，则用明矾合牙皂等分为末，白汤调服吐之。或用萝卜子合牙皂等分为末，煎服半盏吐之。其风多涎少，人事不昏，则用虾半斤，入酱、葱、姜等料物水煮，先吃虾，次吃汁，后以鹅翎探引吐之。活法在心，无施不当也。

加味六君子汤　治四肢不举，属于脾土虚衰者，须用此颛治其

本，不可加入风药。

人参　白术　茯苓　甘草　陈橘皮　半夏<small>各一钱</small>　加竹沥<small>半小盏</small>麦冬<small>三钱</small>

上用水二盏，姜三片，枣二枚，煎六分，温服。口渴去半夏，加葳蕤、石膏。虚甚不热者，加附子。

按：中风门中，从不录用此方，所谓治末而忘其本也。夫风淫末疾，四肢不举，乃风淫于内，虚者多，实者少。审其果虚，则以六君子加甘寒药，如竹沥、麦冬之属，允为治虚风之仪式也。

【点评】载录此方反映了喻氏治中风注重正气与辨证论治的思想。

三化汤 <small>见前。</small>

按：《经》谓土太过，则令人四肢不举。此真膏粱之疾，非肝肾经虚之比。其治泻令气弱阳虚，土平斯愈，而用三化汤及调胃承气汤。然土实之证，十不见一，非审谛无忒，未可尝试也。

三圣散　治中风，手足拘挛，口眼㖞斜，脚气行步不正。

当归<small>酒洗，炒</small>　玄胡索<small>微炒，为末</small>　肉桂<small>去粗皮，各等分</small>

上为末，每服二钱，空心，温酒调下。

按：此方治血虚风入之颛剂也。故取以治口眼㖞斜之左急右缓者。然血药中而加地黄、白芍、秦艽、杜仲、牛膝；风药中而加天麻、防风、羌活、白芷、细辛，或加独活以去肾间风，加草薢以除下焦热，又在随证酌量矣。

匀气散 <small>见前</small>

取其方以治口眼㖞斜之右急左缓者。然倍用生熟甘草，加苡仁以缓其急，加麦冬、葳蕤、竹沥以熄其风，得效去白芷、苏叶，可常服也。

转舌膏 治中风瘖痪①，舌塞不语。

用凉膈散加菖蒲、远志各等分，蜜丸弹子大，朱砂为衣。薄荷汤化下，临卧或食后服。

凉膈散见前

按：此乃治心经蕴热之方也。

正舌散 治中风，舌本强难转，语不正。

蝎梢去毒，二七个　茯苓一两

上为细末，每服一钱，食前温酒调服。又擦牙更效。

按：此乃治风涎壅塞之方也。

资寿解语汤 治中风，脾缓，舌强不语，半身不遂。

防风　附子炮　天麻　酸枣仁各一钱　羚羊角锉②　官桂各八分　羌活　甘草各五分

上水二盏，煎八分，入竹沥二匙，姜汁二滴，食远服。

按：此方乃治风入脾脏，舌强不语之证。至于少阴脉萦舌本，肾虚风入，舌不能言，吃紧之候，古今从无一方及之。昌每用此方，去羌、防，加熟地、何首乌、枸杞子、甘菊花、胡麻仁、天门冬，治之获效。今特识于此方之下，听临病之工酌用焉。后检《宣明方》，有地黄饮子，治肾虚气厥，不至舌下，先得我心，补录。

【点评】资寿解语汤的临床加减应用乃喻氏临证经验，有实用价值。

胃风汤 见第四方　治虚风证，能食，手足麻木，牙关急搐，目内瞤瞤，胃风面肿。

按：虚风入胃，反能食者，乃风入而助其胃之火热，故比平常食加进也，此去瘅成为消中不远。此方但治其风，不治其火热，殊不合

---

① 瘖痪：原脱，据四库本补。
② 锉：削。

《内经》之旨。必于竹沥、麦冬、花粉、葳蕤、石膏、生地、梨汁甘寒药中加入升麻、葛根、甘草为剂，始克有当。况风既入胃，《内经》述其五变，曰厥巅，曰寒热，曰消中，曰飧泄，曰疠风。随人之寒热，或上或下，变病若此，其可畏。奈何不习不察，徒欲检方而治病耶？有志于医者，自为深造，无寄后人篱下可矣。

泻青丸 治中风，自汗，昏冒，发热，不恶寒，不能安卧，此是风热，躁烦之故也。

当归 川芎 栀子 羌活 大黄 防风 龙胆草各等分

上为末，蜜丸弹子大。每服一丸，竹叶汤化下。

按：此方以泻青为名者，乃泻东方甲乙之义也。风入厥阴，风木之脏，同气相求，其势必盛。所虑者虚而眩运，热而躁烦，虚也，热也。其可以为壮实而轻泻之乎？审果壮实，乃可施此。审属虚热，必以四物汤全方，加人参、竹沥、秦艽、羌活八味为剂，始合法度也。

【点评】喻氏补充中风属虚热者，以四物汤加人参、竹沥、秦艽、羌活治疗，可供参考。

愈风汤 初觉风动，服此不致倒仆，此乃治未病之圣药也。又治中风证，内邪已除，外邪已尽，当服此药以行导诸经。久服大风悉去，纵有微邪，只从此药加减治之。然治病之法不可失于通塞，或一气之微汗，或一旬之通利，如此乃常服之药也。久则清浊自分，营卫自和矣。

羌活 甘草 防风 当归 蔓荆子 川芎 细辛 黄芪 枳壳 人参 麻黄 白芷 甘菊 薄荷 枸杞子 知母 地骨皮 独活 秦艽 黄芩 芍药 苍术 生地黄各四两 肉桂一两

上咀，每服一两，水二盏，生姜三片，空心煎服。临卧煎渣服。空心一服，吞下二丹丸，谓之重剂。临卧一服，吞下四白丹丸，谓之轻剂。

假令一气之微汗，用愈风汤三两，加麻黄一两作四服，加姜空心服。以粥投之，得微汗则住。如一旬之通利，用愈风汤三两，加大黄一两，亦作四剂，如前临卧服，得利为度。此药常服之，不可失四时之辅。

春将至，大寒后，本方加半夏、人参、柴胡，谓迎而夺少阳之气也。

夏将至，谷雨后，本方加石膏、黄芩、知母，谓迎而夺阳明之气也。

季夏之月，本方加防己、白术、茯苓，谓胜脾之湿也。

秋将至，大暑后，本方加厚朴、藿香、肉桂，谓迎而夺太阴之气也。

冬将至，霜降后，本方加附子、官桂、当归，谓胜少阴之气也。此药四时加减，临病酌宜，诚治风证之圣药也。

按：此一方，相传谓是愈风之圣药，后人见其种种敷陈，次第有法，骇以为奇，而深信不疑。及用之治病，百无一愈。盖似是而非，昌不得不为辨之。其云初觉风动，服此不致倒仆，此乃治未病之圣药也。夫觉风势初动，不服端本澄原之药以固护其营卫，反服风药而招风取中。以汉武之虚耗，称为成周之上理①，其谁欺乎？又云：内邪已除，外邪已尽，当服此以行导诸经，久服大风悉去。夫既内邪除、外邪尽，广服补益以养其正可也。岂有久服此药之理耶？岂舍内邪外邪，别有大风当去耶？何其自呈缺漏耶？至于一旬通利，以本方一剂，加大黄二钱或可。若夫一气微汗，计本药分七十二剂，每剂已用麻黄四分零，而此四剂中，各加二钱五分，如此重剂，岂微汗之剂耶？方中发汗之药，已复用至十二味矣。必更重加麻黄，始为微汗

① 以汉武之虚耗，称为成周之上理：汉武虚耗，指汉武帝刘彻在位后期，因穷兵黩武等原因，造成"海内虚耗，户口减半"的局面。成周，此指周公辅成王的兴盛时代。周公为周武王的弟弟，在武王建立周王朝两年病死后辅佐周成王。代理天子职权，一心朝政，忠心不二。排内忧，征外患，巩固了周王朝的统治，并给"成康之治"奠定了基础。此喻将两件性质不同的事件等同起来，难以令人信服。

者，何耶？仲景用桂枝汤解表，恐其力轻，故啜热稀粥以继之。用麻黄汤恐其力重，多致亡阳，多方回护。岂有反投热粥之理？后人无识，奉此为第一灵宝。宁知其骄矜自用，欺己欺人也哉！

【点评】愈风汤出刘完素《素问病机气宜保命集》卷中，文载："中风证，内邪已除，外邪已尽，当服此药，以行导诸经。"刘氏认为本方"能安心养神，调阴阳无偏胜及不动荣卫"。方后有四时加减法，主要用于中风证后行导诸经，或初患中风证及预防中风等。方后明确指出"虽立法于四时之加减，更宜临病之际，审病之虚实热寒，土地之宜，邪气之多少……无使五脏偏胜，及不动于荣卫"。由此可见临床当辨证论治，方药、剂量均按病情来随证加减。

四白丹 清肺气养魄。中风多昏冒，缘气不清利也。

白术 白茯苓 人参 宿砂 香附 甘草 防风 川芎各五钱 白芷一两 白檀香一钱半 知母二钱 羌活 薄荷 独活各二钱半 细辛二钱 麝香 牛黄 龙脑各五分，俱另研 藿香钱半 甜竹叶

上为细末，炼蜜为丸。每两作十丸，临睡嚼一丸，煎愈风汤送下。上清肺气，下强骨髓。

按：此方颇能清肺养魄，方中牛黄可用，而脑麝在所不取，以其耗散真气，治虚风大非所宜。然本方以四君子汤作主，用之不为大害。今更定牛黄仍用五分，龙脑、麝香各用二分，取其所长，节其所短，庶几可也。其他犯脑麝诸方，一概不录。如牛黄清心丸、四君子药中甘草加至四倍，其意亦善。仿此为例，脑麝裁酌用十之二，足可备清心宁神之用。其粤中蜡丸，脑麝原少，且经久蓄，品味和合，用时仍浓煎甘草汤调服为善，方不赘。

【点评】昏冒者用麝香、龙脑开窍，不在禁例。

大秦艽汤 治中风，外无六经之形证，内无便溺之阻隔。知血弱不能养筋，故手足不能运动，舌强不能言语，宜养血而筋自柔。

秦艽 石膏_{各一钱} 甘草 川芎 当归 芍药 羌活 独活 防风 黄芩 白芷 生地黄 熟地黄 白术 茯苓_{各七分} 细辛_{五分} 春夏加知母一钱。

上水二盏煎，如遇天阴，加姜七片。心下痞，加枳实五分。

按：此方既云养血而筋自柔，何得多用风燥之药？既欲静以养血，何复用风以动之，是其方与言悖矣。偶论三化汤、愈风汤及大秦艽汤三方，为似是而非。及查三方皆出《机要》，方中云是通真子所撰，不知其姓名。然则无名下士，燔乱后人见闻，非所谓一盲引众盲耶？业医者，当深入理要，自具只眼可矣！

【点评】 大秦艽汤出《素问病机气宜保命集》卷中，治疗中风兼血弱不能养筋者。三化汤、愈风汤、大秦艽汤 3 方均见《素问病机气宜保命集》卷中。通真子为宋代医家刘元宾，字子仪，号通真子，著有《脉诀机要》《补注王叔和脉诀》《通真子续注脉赋》等。若喻氏所说"三方皆出《机要》，方中云是通真子所撰"可靠的话，以上三方当出刘元宾。

养血当归地黄汤

当归 地黄 川芎 芍药 藁本 防风 白芷_{各一钱} 细辛_{五分}

上水二盏，煎一盏，通口食前温服。

按：此出《拔萃》，方中用血药、风药各四味，半润半燥，亦不善于立方者矣。即谓治本不可忘标，四物汤中加风药一味足矣。因以此药遍索诸方，适《良方》中有六合汤一方，治风虚眩运，先得我心。用四物各一两，秦艽、羌活各半两，虽用风药二味，其分两则仍一味也。举此为例，方不重赘。

【点评】 方药的临床应用当据病情灵活加减。

天麻丸　治风因热而生，热盛则动，宜以静胜其燥，是养血也。此药行营卫，壮筋骨。

天麻　牛膝二味用酒同浸三日，焙干用　萆薢　玄参各四两　杜仲炒，去丝，七两　附子炮，一两　羌活四两　当归十两　生地黄一斤

一方有独活四两，去肾间风。

上为细末，炼蜜丸梧桐子大。每服五七十丸，空心温酒，或白汤下，良久进食。服药半月后，觉塞壅，以七宣丸疏之。

按：此方大意，主治肾热生风。其以天麻入牛膝同制，取其下达。倍用当归、地黄生其阴血，萆薢、玄参清下焦之湿热，附子补下焦之真阳。盖惟肾中阳虚，故风得以久据其地也。用羌活之独本者，即真独活，不必更加也。吁嗟！多欲之人，两肾空虚，有如乌风洞，惨惨黯黯，漫无止息。环视风门诸药，有一能胜其病者乎？此方杂在群方内，未易测识，特表而出之。

涤痰汤　治中风，痰迷心窍，舌强口不能言。

南星姜煮　半夏泡七次，合二钱　枳实一钱　白茯苓一钱半　橘红一钱　石菖蒲八分　人参　竹茹各七分　甘草五分

上水二盏，生姜五片，煎八分，食前服。

按：此证最急，此药最缓，未免有两不相当之弊。审其属热，此方调下牛黄清心丸。审其属虚，此方调下二丹丸。庶足以开痰通窍也。

青州白丸子　治男子、妇人手足瘫痪，风痰壅盛，呕吐涎沫，及小儿惊风并治。

白附子二两，生用　半夏七两，水浸去衣，生用　南星二两，生　川乌去皮脐，五钱，生

上罗为末，生绢袋盛于井花水内，摆出粉。未出者，以手揉令出，渣再擂再摆，以尽为度。用磁盆日中曝，夜露，每日一换新水，

搅而后澄。春五、夏三、秋七、冬十日，去水晒干如玉片。以糯米粉作稀糊丸如绿豆大。每服二十丸，生姜汤下无时。如瘫痪，酒下；小儿惊风，薄荷汤下三五丸。

按：此方治风痰之上药也。然药味虽经制炼，温性犹存，热痰迷窍，非所宜施。

竹沥汤　治四肢不收，心神恍惚，不知人事，口不能言。

竹沥二升　生葛汁二升　生姜汁二合

上三汁和匀，分温三服。

按：人身之积痰、积热，常招致外风，结为一家。令人心神恍惚，如邪所凭，实非邪也。消风清热开痰，其神自安，此方可频服也。

贝母栝蒌散　治肥人中风，口眼㖞斜，手足麻木，左右俱作痰治。

贝母　栝蒌　南星炮　荆芥　防风　羌活　黄柏　黄芩　黄连
白术　陈皮　半夏汤泡七次　薄荷　甘草炙　威灵仙　天花粉各等分

上每服，水二盏，姜三片，煎八分，至夜服。

按：中风证多挟热痰，而肥人复素有热痰，不论左右俱作痰治，诚为当矣。但肥人多虚风，瘦人多实火。虚风宜用甘寒一派，如竹沥、人参、麦冬、生地、生葛汁、生梨汁、鲜淡竹叶汁、石膏、瓜蒌、葳蕤、胡麻仁等药。此方三黄并用，治瘦人实火或可，治肥人虚风，甚不宜也。至泛论治热痰之药，诸方中又惟此足擅其长，存之以备实火生风、生热之选。

千金地黄汤　治热风，心烦，及脾胃热壅，食不下。

生地黄汁　枸杞子汁各五升　真酥　生姜汁各一升　荆沥　竹沥各五升　人参八两　白茯苓六两　天门冬八两　大黄　栀子各四两

上十一味，以后五味为细末，先煎地黄等汁，内末药，调服方寸匕，再渐加服，以利为度。

按：此方补虚清热润燥，涤痰除风，开通瘀壅，美善具备，诚足贵也。因养血豁痰难于两用，姑举此方为例，以听临症酌量。又四肢不举，脾土属虚、属实，分途异治，苟其虚实不甚相悬，此方更在所必用。法无穷尽，人存政举，未易言耳。

凉膈散　治心火上盛，膈热有余，目赤头眩，口疮唇裂，吐衄，涎嗽稠黏，二便淋闭，胃热发斑。小儿惊急潮搐，疮疹黑陷。大人诸风瘈疭，手足掣搦，筋挛疼痛。

连翘　栀子仁　薄荷　大黄　芒硝　甘草　黄芩

上水二盏，枣一枚，葱一根，煎八分，食远服。

清心散　即凉膈散加黄连。

上水盏半，加竹叶十片，煎八分，去渣，入蜜少许，温服。头痛加川芎、防风、石膏。

按：中风证，大势风木合君相二火主病，多显膈热之证。古方用凉膈散最多，不但二方已也。如转舌膏用凉膈散加菖蒲、远志。如活命金丹用凉膈散加青黛、蓝根。盖风火之势上炎，胸膈正燎原之地，所以清心宁神、转舌活命，凉膈之功居多。不可以宣通肠胃之法，轻訾之也。

地黄饮子《宣明方》　治舌喑不能言，足废不能用，肾虚弱，其气厥，不至舌下。

熟地黄　巴戟去心　山茱萸　肉苁蓉酒浸，焙　石斛　附子炮　五味子　白茯苓　菖蒲　远志去骨　官桂　麦冬各等分

上为末，每服三钱，生姜五片，枣一枚，薄荷七叶，水一盏半，煎八分，服无时。

按：肾气厥，不至舌下，乃脏真之气不上荣于舌本耳。至其浊阴之气，必横格于喉舌之间，吞咯维艰，昏迷特甚，又非如不言之证可以缓调。方中所用附、桂、巴、苁，原为驱逐浊阴而设，用方者不可执己见而轻去之也。

三因白散子　治肝肾中风，涎潮壅塞不语，呕吐痰沫，头目眩晕。兼治阴症伤寒，六脉沉伏，及霍乱吐泻，小便淋滴不通。

大附子_{去皮脐，生}　滑石_{桂府者，各五钱}　制半夏_{七钱半}

上为末，每服二钱，水二盏，姜七片，蜜半匙，煎七分，空心冷服。

按：此方甚超。但不明言其所以然，且引兼治阴症伤寒、霍乱吐泻等证为言，转觉泛而不精矣。盖此即上条昌所论浊阴上逆之证。缘肝肾之气，厥逆而上，是以涎潮壅塞，舌喑不语，痰沫吐咯难出，头目重眩，故非附子不能驱其浊阴。然浊阴走下窍者也。浊阴既上逆，其下窍必不通，故用滑石之重，引浊阴仍顺走前阴之窍，亦因附子雄入之势，而利导之也。更虑浊阴遇胸中之湿痰，两相留恋，再加半夏以开其痰，庶涎沫与浊阴俱下。方中具有如此之妙义，而不明言以教后人，殊可惜也。

【点评】《伤寒论》用生附子于阳虚阴盛证，以回阳救逆。此方用生附子，既治肝肾中风又兼治阴证伤寒、霍乱吐泻，且用大附子，其证当属阳虚阴盛无疑。又生附子当久煎。

二丹丸　治风邪健忘，养神定志和血，内安心神，外华腠理，得睡。

丹参　熟地黄　天门冬_{去心，各两半}　朱砂　人参　菖蒲　远志_{各五钱}　茯神　麦门冬　甘草_{各一两}

上为细末，炼蜜为丸，桐子大。每服五十丸至一百丸，空心食前服。

按：中风证，心神一虚，百骸无主，风邪扰乱，莫繇驱之使出。此方安神益虚，养血清热息风，服之安睡，功见一斑矣。相传用愈风汤吞下，殊失用方之意。

豨莶丸　治肝肾风气，四肢麻痹，骨痛膝弱，风湿诸疮。

上以豨莶草，五月五日、六月六日，采叶九蒸、九曝。凡蒸，用酒蜜洒，晒干为末，蜜丸桐子大。空心，酒下百丸。

按：豨者，猪也。其畜属亥，乃风木所生之始，故取用其叶以治风。凡肾脏生风之证，服此其效最著。江宁节度使成讷、知益州张咏，两以方药进献至尊，讷以弟讦中风，伏枕五年，一道人传此方服之愈。咏以掘地得碑，制服千服，髭须乌黑，筋力轻健。见都押衙罗守一中风坠马，失音不语，与药十服，其病立瘥。又和尚智严，年七十，或患偏风，口眼㖞斜，时时吐涎，与十服亦便得痊。古今用此获效者最多，然莫知其所以然也。其妙处全在气味之荟劣，与肾中之腥臊同气相求，故能入肾而助其驱逐阴风之力也。因治肾风之方，百不得一，特录此丸。合前天麻丸，两发其义也。

黑锡丹 治真元虚惫，阳气不固，阴气逆冲，三焦不和，冷气刺痛，饮食无味，腰背沉重，膀胱久冷，夜多小便。女人血海久冷，赤白带下，及阴证阴毒，四肢厥冷，不省人事，急用枣汤吞一百粒，即便回阳。此药大能升降阴阳，补虚益元，坠痰除湿破癖。

沉香　葫芦巴酒浸，炒　附子炮　阳起石研细，水飞，各一两　肉桂半两　破故纸　舶茴香　肉豆蔻面裹，煨　木香　金铃子蒸，去皮核，各一两　硫黄　黑锡去滓称，各二两

上用黑盏或铁铫，内如常法。结黑锡、硫黄子地上出火毒，研令极细。余药并细末和匀，自朝至暮，以研至黑光色为度。酒糊丸如梧子大，阴干入布袋内，擦令光莹。每四十丸，空心，盐姜汤或枣汤下。女人艾枣汤下，急症用百丸。

按：此方用黑锡水之精，硫黄火之精，二味结成灵砂为君，诸香燥纯阳之药为臣，用金铃子苦寒一味为反佐，用沉香引入至阴之分为使。凡遇阴火逆冲，真阳暴脱，气喘痰鸣之急症，舍此药再无他法可施。昌每用小囊佩带随身，恐遇急症，不及取药，且欲以吾身元气温养其药，借手效灵，厥功历历可纪。即如小儿布痘，与此药迥无相涉，然每有攻之太过，如用蜈蚣、穿山甲、桑虫之类，其痘虽勃然而

起，然头面遍身肿如瓜匏，疮形湿烂难干，乃至真阳上越，气喘痰鸣，儿医撒手骇去。昌投此丸领其阳气下入阴中，旋以大剂地黄汤峻补其阴，以留恋夫真阳，肌肤之热反清，肿反消，湿烂反干而成厚靥。如此而全活者不知凡几，因附本方项下，以广用方者之识。

三建二香汤　治男妇中风，六脉俱虚，舌强不语，痰涎壅盛，精神如痴，手足偏废。此等不可攻风，只可补虚。

天雄　附子　乌头各二钱，俱去皮脐，生用　沉香　木香各一钱，俱水磨汁

上作二服，每服水盏半，姜十片，煎七分，食前服。

按：此方天雄、附子、乌头同时并用其生者，不加炮制，惟恐缚孟贲①之手，莫能展其全力耳。必因其人阴邪暴甚，埋没微阳，故用此纯阳无阴，一门三将，领以二香，直透重围，驱逐极盛之阴，拯救将绝之阳。此等大关，虽有其方，能用者罕。方下妄云治中风六脉俱虚，又云不可攻风，只可补虚。全是梦中说梦，误人最大。当知此证，其脉必微而欲绝，不可以虚之一字漫无着落者言脉。其方更猛悍毒厉，不可以补虚二字和平无偏者言方。此方书所为以盲引盲耶。

　　【点评】三建二香汤见《袖珍方》卷一引《济生方》，具有温阳散寒行气之功效。天雄、附子、乌头三味生用者，意在急救回阳。

星附散　治中风，能言，口不歪，而手足𣃁曳②者。
南星　半夏各制　茯苓　僵蚕炒　川乌去皮脐　人参　黑附子　白附子各八分

上水二盏，煎八分，食远热服，得汗愈。

按：此方乃治虚风寒痰之主药也。风虚则炽，痰寒则壅，阻遏脾

---

①　孟贲：战国时勇士。力大无穷，相传能生拔牛角。此喻天雄、附子、乌头的药效。
② 　𣃁曳(duǒyè 朵叶)：弛纵。此喻手足瘫痪。𣃁，下垂。曳，牵引。

中阳气不得周行，故手足为之𤺥曳。用此方热服，以助脾中之阳。俾虚风寒痰，不相互结，乃至得汗，则风从外出，痰从下出，分解而病愈矣。凡用附子药多取温冷服，谓热因寒用也。此用乌头、附子、人参一派温补，绝无发散之药，向非加以热服，亦胡繇而得汗耶？敬服！敬服！

【点评】星附散若加通络之品更佳。

古今录验续命汤　治中风痱，身体不能自收，口不能言，冒昧不知痛处，或拘急不得转侧。

麻黄　桂枝　当归　人参　石膏　干姜　甘草各三两　芎劳　杏仁四十枚

上九味，以水一斗，煮取四升，温服一升。当小汗薄覆脊，凭几坐，汗出则愈。不汗更服无所禁，勿当风。并治但伏不得卧，咳逆上气，面目浮肿。

按：此合后三方，《金匮》取用之意，已发之于本条下。今细玩此方，细详其证，乃知痱即痹之别名也。风入而痹其营卫，即身体不能自收，口不能言，冒昧不知痛处，或拘急不能转侧也。然营卫有虚有实，虚者自内伤得之，实者自外感得之。此方则治外感之痹其营卫者，故以得小汗为贵。然已变越婢之制，而加芎、归养血，人参益气矣。其内伤而致营卫之痹者，于补气血药中，略加散风药为制更可知矣。

【点评】喻氏认为"痱即痹之别名"，此说欠妥。本条之痱为"风痱"，表现为身体不能自收，口不能言，冒昧不知痛处，或拘急不得转侧，属中风。而痹病为正气不足，感受风、寒、湿等病邪，临床以肌肉、筋骨、关节疼痛、麻木、重着、屈伸不利，甚或关节肿大灼热等为主要临床表现的病证。

千金三黄汤　治中风，手足拘急，百节疼痛，烦热心乱，恶寒，经日不欲饮食。

麻黄_{五分}　独活_{四分}　细辛_{二分}　黄芪_{二分}　黄芩_{三分}

上五味，以水六升，煮取二升，分温三服，一服小汗，二服大汗。心热加大黄二分。腹满加枳实一枚。气逆加人参三分。悸加牡蛎三分。渴加栝蒌根三分。先有寒，加附子一枚。_{分字当作去声读}

按：此方治风入营卫肢节之间，扰乱既久，证显烦热，恶寒，不食，邪盛正虚可知。其用麻黄为君者，以麻黄能通阳气而开痹也，故痹非得汗不开。然内虚当虑，须用参芪以佐之。而虚复有寒热之不同，虚热则用黄芩，虚寒则加附子，此仲景所以深取之也。

近效白术附子汤　治风虚，头重眩苦极，不知食味。暖肌补中，益精气。

白术_{二两}　附子_{一枚半，炮，去皮脐}　甘草_{一两，炙}

上三味剉，每五钱匕^①，姜五片，枣一枚，水盏半，煎七分，去滓服。

按：此方治肾气空虚之人，外风入肾，恰似乌洞之中，阴风惨惨，昼夜不息。风挟肾中浊阴之气，厥逆上攻，其头间重眩之苦，至极难耐，兼以胃气亦虚，不知食味，故方中全不用风门药，但用附子暖其水脏，白术、甘草暖其土脏。水土一暖，则浊阴之气尽趋于下，而头苦重眩及不知食味之证除矣。试观冬月井中水暖，土中气暖，其阴浊之气，且不能出于地，岂更能加于天乎？制方之义，可谓精矣。此所以用之而获近效耶。

【点评】上述 3 方由整理者作为附方收入《金匮要略·中风历节病脉证》篇，以丰富中风的治疗方剂。

---

①　匕：原作"七"，据四库本改。

史国公浸酒方 治诸风五痹，左瘫右痪，口眼㖞斜，四肢疼痛，七十二般风，二十四般气，其效不可尽述。

当归 虎胫骨酥油炙 川羌活 川萆薢 防风各二两 秦艽四两 鳖甲一两，醋炙 川牛膝酒浸 松节 晚蚕砂炒，各二两 枸杞子五两 干茄根八两，饭上蒸熟 苍耳子四两，炒，捶碎

上十三味，用无灰酒一大坛，将绢袋盛药悬于酒内，密封固。候十四日后开坛取酒，取时不可面对坛口，恐药气冲人面目。每饮一盏，勿令药力断绝，饮尽病痊，将药渣晒为末，米糊丸梧桐子大。每服八十丸，空心温酒下，忌食动风辛热之物，此药可以常服。

按：治风治痹，药酒方亦不可少。此方平中之奇，功效颇著。后有增入白花蛇一条者，此又以肠胃漫试其毒，吾所不取。

【点评】酒剂是治疗中风的常用剂型，具有活血通络等功效。

痹证诸方

三痹汤 治血气凝滞，手足拘挛，风、寒、湿三痹。

人参 黄芪 当归 川芎 白芍药 生地黄 杜仲姜汁炒 川续断 防风 桂心 细辛 白茯苓 秦艽 川牛膝 川独活 甘草各等分

上水三盏，生姜三片，枣一枚，煎五分，不拘时服。

按：此用参芪四物，一派补药。内加防风、秦艽以胜风湿，桂心以胜寒，细辛、独活以通肾气。凡治三气袭虚而成痹患者，宜准诸此。

【点评】三痹汤体现了治痹证注重扶正固本祛邪的思想。

痹在上，用**桂枝五物汤**

黄芪三两 桂枝三两 芍药三两 生姜六两 大枣十二枚

上五味，以水六升，煮取二升，温服七合，日三服。一方有人参。

按：此乃《金匮》治血痹之方也。血痹而用桂枝汤加黄芪，以其风邪独胜，风性上行，故其痹在上也。其脉微涩，寸口关上小紧，紧处乃邪着之验也。然又曰寸口关上微，尺中小紧，外症身体不仁，如风痹状，此方主之。又可见风性善行，随其或上或下，一皆主以此方矣。

痹在臂，用**十味剉散**　原治中风，血弱臂痛，连及筋骨，举动难支。

附子_炮　黄芪　当归　白芍药_{各一钱}　川芎　防风　白术_{各七分}
茯苓　肉桂_{各五分}　熟地黄_{酒洗，焙干，二钱}

上水二盏，姜三片，枣二枚，食后，临卧服。

按：臂痛乃筋脉不舒，体盛者可去其筋脉中之风。然既已血痹，所受风燥之累不浅，故取此方。养血之中加附子之力，通其阳气，而用防风反佐黄芪，出其分肉腠理之风也。

【点评】用炮附子重在温振阳气。

痹在手足，风淫末疾，则用**乌头粥**　原治风寒湿，麻木不仁。

乌头_{生研为末}

每用香熟白晚米二合，入药末四钱，同米以砂罐煮作稀粥，不可太稠。下生姜汁一匙，白蜜三匙，搅匀。空心，温啜之为佳。如中湿多，更加薏苡仁末三钱。服此粥，大治手足不随，及肿痛不能举者，服此预防之。

按：四肢为诸阳之本，本根之地，阳气先已不用，况周身经络之末乎？故用乌头合谷味，先从营卫所生之地注力，俾四末之阳，以渐而充也，用方者知之。

痹在手足，湿流关节，则用**薏苡汤**　原治手足流注，疼痛，麻木不仁，难以屈伸。

薏苡仁　当归　芍药　桂心　麻黄各一钱　甘草五分　苍术米泔浸，炒，二钱

上水二钟，姜五片，煎八分，食前服。有汗去麻黄，有热去桂心。

按：此方以薏苡仁为君，舒筋除湿，其力和缓，当三倍加之。至于麻黄，虽能通其阳气，然在湿胜方中，即无汗不可多用，减大半可也。

【点评】喻氏认为本方当加重薏苡仁剂量，可供参考。临床当据病证具体情况决定药物剂量。

痹在身半以下，用**通痹散**　原治腰以下至足，风、寒、湿三气合而成痹，两足至脐冷如冰，不能自举，或因酒热立冷水中，久成此疾。

天麻　独活　当归　川芎　白术　藁本等分

上为细末，每服二钱，热酒调下。

按：此方因风、寒、湿三气，混合入于阴股，其邪已过于营卫，故变桂枝五物之制，而用此散，缓缓分出其邪也。

痹在遍身，走痛无定，用**控涎丹**　原治人忽患胸背、手脚、腰胯痛不可忍，牵连筋骨，坐卧不宁，走移无定。乃痰涎伏在胸膈上下，变为此疾。或令人头重不可举，或神意昏倦多睡，或饮食无味，痰唾稠黏，口角流涎，卧则喉中有声，手脚肿痹，气脉不通，疑似瘫痪。但服此药数服，其病如失。

甘遂　大戟　白芥子

上等分为末，曲丸桐子大。食后，临卧姜汤下五七丸或十丸，量人服。

按：风、寒、湿三痹之邪，每借人胸中之痰为奥援①。故治痹方中，多兼用治痰之药。昌于中风第四十一方，取用《三因》白散子之用半夏，已见大意。但彼治浊气上干，此治浊痰四注，以浊痰不除则三痹漫无宁宇也。凡遇痰积极盛之症，此方亦不可少。实非谓子和之法，足胜治痹之用也。学者辨诸。

又方用

白茯苓二两　半夏四两　枳壳一两　风化硝三钱

姜汁糊丸，梧桐子大。每服五十丸，姜汤下。然治痹以开通阳气，补养阴血为贵。着意治痰，必转燥其血，不可以为此善于彼而渎用之矣。

【点评】以方测证，本方专为痰而设。

痹在脉，用人参丸

人参　麦门冬　茯神　赤石脂　龙齿　石菖蒲　远志　黄芪各一两　熟地黄二两

上为末，炼蜜和捣五百杵为丸，梧桐子大。每服三十丸，食远，清米饮送下。

按：心主脉，《内经》脉痹不已，复传于心。可见五脏各有所主，各有所传也。此方安心神，补心血，先事预防，功效更敏。加当归、甘草、姜、枣、粳米汁煎服更效。

【点评】本方加当归、甘草、姜、枣、粳米，增强了养血、和中的功效。

痹在胸，用栝蒌薤白半夏汤　治胸痹不得卧，心痛彻背。

栝蒌实一枚，捣　薤白三两　半夏三两　白酒四升

---

① 奥援：内援。

上四味，同煮，取一升五合。分三服，温服半升，一日服之。

按：胸痹之症，人所通患。仲景于《金匮》出十方以治之，然不明言也。盖胸如中太空，其阳气所过，如离照当空，旷然无外。设地气一上，则窒塞有加。故知胸痹者，阳不主事，阴气在上之候也。仲景微则用薤白、白酒以通其阳，甚则用附子、干姜以消其阴。以胸痹非同他患，补天浴日，在医之手眼耳。后世总不知胸痹为何病，昌特发明于乙集胸寒痹痛条下。文学钱尊王，胸中不舒者经年，不能自名其状，颇以为虑。昌投以薤白汤，次日云：一年之病，一剂而顿除。抑何神耶？昌不过以仲景之心法为法耳，何神之有。然较诸家之习用白豆蔻、广木香、诃子、三棱、神曲、麦芽等药，坐耗其胸中之阳者，亦相悬矣。

【点评】喻氏指出胸痹的治疗在于温通胸阳，消散阴邪。

痹在胞，用**肾沥汤**　原治胞痹，小腹急痛，小便赤涩。

麦门冬　五加皮　犀角镑，各一钱　杜仲　桔梗　赤芍药　木通各一钱五分　桑螵蛸一个

上水盏半，加入羊肾一只，去脂膜切细。竹沥少许，同煎一盏。去渣，空心顿服，日再服。

一方有桑皮，无螵蛸。

按：此方名肾沥者，形容其胞中之气，痹而不化，外肾①之溺滴沥不出之苦也。乃因虚热壅其膀胱，肺气不能下行所致。桑皮、桑蛸，咸为治肺而设。此方大意，聊见一斑。不可误认为其人内肾素虚而小便淋滴也。

【点评】桑螵蛸，甘、咸，平，入肝、肾经，具有补肾，固精，收缩小便功效。桑白皮，甘，寒，入肺经，具有泻肺平喘，

---

①　外肾：此指外阴。

行水消肿功效。两者不尽相同。

痹在肠，用**吴茱萸散** 原治肠痹，寒湿内搏，腹痛满，气急，大便飧泄。

吴茱萸汤泡，焙干 干姜炮 甘草炙 肉豆蔻煨，各五钱 砂仁 神曲 白术各一两 厚朴姜汁炒 陈皮 良姜各一两

上为末，每服一钱，食前，米饮下。

按：肠痹之证，总关于脾胃。寒邪、湿邪先伤其太阴之脾，风邪先伤其阳明之胃。太阴伤故腹满，阳明伤故飧泄。《内经》谓胃风久蓄为飧泄。明非朝夕之故也。脾胃有病，三痹互结于肠，此宜以辛辣开之。非如胞痹为膀胱之热，当用清凉之比矣。

痹在筋，用**羚羊角散** 原治筋痹，肢节束痛。

羚羊角 薄荷 附子 独活 白芍药 防风 川芎各等分

上水盏半，姜三片，煎五分服。

按：此方治筋痹之义，美则美矣，未尽善也。以七味各用等分，漫无君臣佐使之法耳。盖筋痹必以舒筋为主，宜倍用羚羊角为君。筋痹必因血不荣养，宜以白芍、川芎，更加当归为臣。然恐羚角性寒，但能舒筋，不能开痹，必少用附子之辛热为反佐。更少用薄荷、独活、防风，入风寒湿队中，而为之使可也。用方者必须识此。

【点评】喻氏按语可供参考。临床当有是证用是药，辨证论治。

痹在皮，用**羌活汤** 原治皮痹，皮中状如虫走，腹胁胀满，大肠不利，语不出声。

羌活 细辛 附子炮，去皮脐 沙参 羚羊角镑 白术 五加皮 生地黄 官桂 枳壳麸炒 麻黄去节 白蒺藜 杏仁 丹参 草薢 五味子 石菖蒲 木通 槟榔 郁李仁泡，去皮 赤茯苓各等分

上水盏半，姜五片，煎七分，不拘时，温服。

按：皮痹不已，传入于肺，则制方当以清肺气为主。此方杂沓，不适于用。今取沙参、羚羊角、麻黄、杏仁、白蒺藜、丹参、五味子、石菖蒲八味，去羌活、细辛、附子、白术、五加皮、生地黄、官桂、枳壳、萆薢、木通、槟榔、郁李仁、赤茯苓九味，而加石膏以清肺热，甘草以和肺气，更加干姜少许为反佐，以干姜得五味子，能收肺气之逆也。

【点评】喻氏对本方药物增损很大，临床还是当据证情辨证论治。

热痹，用升麻汤　原治热痹，肌肉极热，体上如鼠走，唇口反缩，皮毛变红黑。

升麻三钱　茯神　人参　防风　犀角镑　羚羊角镑　羌活各一钱
官桂三分

上水二钟，姜三片，入竹沥半酒盏，不拘时服。

按：此方乃刘河间所制，后人治热病，遵用河间，诚足法矣。方中以升麻为君，除阳明肌肉之热。然热甚必乱其神识，故以人参、茯神、犀角、羚羊角为臣而协理之，以官桂三分为反佐，以羌、防为使。如秋月寒潭，碧清可爱。鄙意羌、防使药，更少减其半。匪故饶舌，无非欲为引掖后来之助耳。

冷痹，用巴戟天汤　原治冷痹，脚膝疼痛，行步艰难。

巴戟天去心，一钱　附子制　五加皮各七分　川牛膝酒炒，一钱　石斛
甘草炙　萆薢　白茯苓　防风　防己各五分

上水二盏，姜三片，煎八分，空心服。

按：冷痹之证，其风、寒、湿三痹之气，皆挟北方寒水之势，直有温之而不易热者。方中之用巴戟天为君，韪矣。其附子、加皮、牛膝、石斛、茯苓、甘草，亦大小臣工之意。然不用当归、肉桂，温其

血分。辅君之药，尚有未切。草薢反佐，防风、防己为使，则俱当也。

心痹，用**犀角散** 原治心痹，神恍惚，恐畏，闷乱不得睡，志气不宁，语言错乱。

犀角 羚羊角 人参 沙参 防风 天麻 天竺黄 茯神 升麻 独活 远志 麦门冬 甘草各一钱 龙齿 丹参各五分 牛黄 麝香 龙脑各一分

上为末和诸药重研，令极细。每服钱半，不拘时，麦门冬汤调下。

按：此散每服中脑麝才得一厘五毫，且有人参、甘草和胃固气，庶几可用。然二物不过借以通心开窍耳。原不必多，更减三之一为长也。

肝痹，用**人参散** 原治肝痹气逆，胸膈引痛，睡卧多惊，筋脉挛急，此药镇邪。

人参 黄芪 杜仲酒炒 酸枣仁微炒 茯神 五味子 细辛 熟地黄 川芎 秦艽 羌活各一两 丹砂五钱，另研

上为极细末，入丹砂再研匀。每服一钱，不拘时调下，日二服。

按：厥阴肝脏，所生者血也，所藏者魂也。血痹不行，其魂自乱，今不通其血，而但治其惊，此不得之数也。方中用参芪益气以开血，当矣。其诸养血宁神镇惊之药，多泛而不切。昌尝制一方，以人参为君，黄芪、肉桂、当归、川芎为臣，以代赭石之颛通肝血者，佐参芪之不逮，少加羌活为使。盖气者血之天也，气壮则血行，然必以肉桂、当归大温其血，预解其凝泣之势。乃以代赭之重坠，直入厥阴血分者，开通其瘀壅。而用羌活引入风痹之所，缘厥阴主风，风去则寒湿自不存耳。录出以质高明。

【点评】养血行血，安神定惊，并行不悖。

脾痹，用**温中法曲丸** 原治脾痹，发咳呕涎。

法曲炒 麦芽炒 白茯苓 陈皮去白 厚朴制 枳实麸炒，各一两 人参 附子制 干姜炮 当归酒洗，焙 甘草炙 细辛 桔梗各五钱 吴茱萸汤泡，三钱

上为细末，炼蜜丸，梧桐子大，每服七八十丸，食前热水送下。

按：脾为太阴之脏，其痹必寒湿多而风少。此方温中理气，壮阳驱阴，种种有法。但既曰发咳呕涎，半夏似不可少。

肺痹，用**紫苏汤** 原治肺痹，心膈室塞，上气不下。

紫苏子炒 半夏制 陈皮去白，各一钱 桂心 人参 白术各五分 甘草二分

上水盏半，姜五片，枣二枚，煎七分，不拘时温服。

按：肺为相傅之官，治节行焉，管领周身之气，无微不入，是肺痹即为气痹明矣。苏子虽能降气，其力甚轻，且桂心、半夏之燥，人参、白术之泥，俱非肺痹所宜。其陈皮，虽能下气，然必广东化州所产，口中嚼试，其辣气直入丹田者为贵。今肆中药无道地，下气亦非陈皮所胜矣。夫心火之明克肺金者，人之所知。而脾土之暗伤肺金者，多不及察。盖饮食入胃，必由脾而转输于肺，倘脾受寒湿，必暗随食气输之于肺，此浊气干犯清气之一端也。肝之浊气，以多怒而逆干于肺。肾之浊气，以多欲而逆干于肺。三阴之邪，以渐填塞肺窍，其节治不行而痹成矣。开肺痹之法，昌颇有寸长，见《寓意》等集中，兹不赘。

肾痹，用**牛膝酒** 原治肾痹虚冷，复感寒湿为痹。

牛膝 秦艽 川芎 白茯苓 防己 官桂 独活各二两 五加皮四两 丹参 薏苡仁 火麻仁炒 麦冬 石斛 杜仲炒，各一两 附子制 地骨皮 干姜炮，各五钱

上㕮咀，生绢袋盛之，好酒一斗浸。春秋五日，夏三日，冬十日，每服半盏，空心，食前服，日二次。

按：肾为北方寒水之脏，而先天之真火，藏于其中，故谓生气之原，又谓守邪之神。今风、寒、湿之邪，入而痹之，去生渐远矣。此方防己、麦冬、丹参、地皮，迂缓不切。

风门杂方七道

和荣汤 论见前

白术　川芎各一钱半　南星　半夏　芍药　茯苓　天麻各一钱　川归　生地黄　熟地黄　牛膝　酸枣仁　黄芩　橘红各八分　羌活　防风　官桂各六分　红花　甘草炙，各四分　黄柏三分

水煎，入竹沥、姜汁，晨服。

急风散 治新久诸疮，破伤中风，项强背直，口噤不语，手足抽搐，眼目上视，喉中拽锯，及拔箭头。

丹砂一两　草乌二两，半生半熟，烧存性，末，醋淬晒干　川乌生，二钱五分，与生草乌同研末　麝香一钱，另研

上为细末和匀，每服五分，以酒下。血止痛定如神。出箭头先进一服，次以药敷箭头上。

独圣散 治破伤风久未愈，手背强直，牙关紧急立效。

蝉蜕去头足，五钱

上为末，好酒一盏，煎滚，服之立苏。

祛风丸 易老方

黄芪　枳壳　防风　枸杞子　芍药　甘草　地骨皮　生地黄　熟地黄各等分，蜜丸

四神丹 东坡方

羌活　玄参　当归　生地黄

各等分，或煎，或丸服。

犀角汤《千金方》 治热毒流于四肢，历节疼痛。

犀角_{三两} 羚羊角_{一两} 前胡_{四两} 黄芩_{四两} 栀子仁_{四两} 射干_{四两} 大黄_{四两} 升麻_{四两} 新豆豉_{一两}

上方㕮咀，每服五钱，水二盏，煎服。

按：此方壮火内热炽盛者宜之。肠胃弱者，当减去大黄，勿用。

牛蒡子散《本事方》

牛蒡子_{三两，炒} 新豆豉_{三两} 羌活_{三两} 生地黄_{二两半} 黄芪_{一两半}

上为细末，汤调二钱，空心，食前，日三服。

按：此方不但不用乌、附，并不用麻、桂。凡治血虚内热炽盛，而欲外解其势，宜仿此而推之也。

卷之四

热湿暑三气门① 　法二十五条　论三篇　律十一条

六气，春主厥阴风木，秋主阳明燥金，冬主太阳寒水，各行其政。惟春分以后，秋分以前，少阳相火，少阴君火，太阴湿土，三气合行其事。是故天本热也，而益以日之暑。日本烈也，而载以地之湿。三气交动，时分时合。其分也，以风动于中，胜湿解蒸，不觉其苦。其合也，天之热气下，地之湿气上，人在气交之中，受其炎蒸，无隙可避，多有体倦，神昏，肌肤痱②起，胸膺痤出，头面疖生者矣。甚则消渴，痈疽，吐泻，疟痢，又无所不病矣。其不能澹泊滋味、屏逐声色者，且以湿热预伤金水二脏，为秋冬发病之根。故病之繁而且苟者，莫如夏月为最。夫天气无形之热，与地气有形之湿交合，而大生广生之机益彰。然杀机每伏于生机之内，所称移星易宿，龙蛇起陆者，即于夏月见之，人身亦然。《内经》运气主病，凡属少阴君火，即与太阴湿土一类同推，不分彼此。而太阴司天，湿淫所胜，平以苦热，佐以酸辛，以苦燥之，以淡泄之，治湿之法则然矣。下文即出治热之法云：湿上甚而热，治以苦温，佐以甘辛，以汗为故而止。可见湿淫而至于上甚，即为热淫。其人之汗，必为湿热所郁而不能外泄，故不更治其湿，但令汗出如其故常，斯热从汗散，其上甚

---

① 热湿暑三气门：本篇四库本位于卷七。
② 痱：痱子。

之湿，即随之俱散耳。观于《内经》湿热二气合推，即以得汗互解，妙义彰彰矣。

仲景以痉病、湿病、暍病，其为太阳经外感之候者，合而名篇。盖痉为热病之最恶者，而要皆为湿热之所酿，正从三气交动中会其微旨也。然三气杂病，非伤寒之比者，曷可枚举？但有一端为时令所乘，即当推三气主病，何有何无，孰浅孰深，以求确然之治。如当风冒湿，饮醇啖爆，精津素亏，热毒内蕴，湿邪久着之体，发为疮疡、疟痢、黄瘅、肿满、消渴、痿厥之病。既有湿热多寡之不同，又有气血虚实之各异。向非深入轩岐、仲景堂奥，而取途于诸家之狭隘，所称活人手眼，果安在哉？故会三气交病之义，以审脉辨证用方，其于湿热之孰多孰少，治疗之从上从下，补救之先阴先阳，纤悉毕贯矣。不遵圣法而欲免过差，其可得乎？

《金匮》论痉病，于风木主事之时，早已申不可汗下之戒。云：夫风病下之则痉，复发汗，必拘急。见风与热合而生病，风则内应肝而主筋，热则内应心而主脉。妄下损阴，则筋失养而成痉。妄汗损阳，则脉失养而拘急矣。至湿暍所酿之痉，其不可汗下之意，则为少变。维时阳气在外，既屡以发汗为戒，及遇无汗之刚痉，又不得不用葛根汤取其微汗。至于下法，全不示戒，且云可与大承气汤，其意甚微。见身内之阴为外热所耗，容有不得不下之证，但十中不得一二，终非可训之定法。略举其端，听用者之裁酌耳。热亦见风寒之邪中人，不可妄用苦寒。湿热之邪中人，不可妄用辛温矣。

【点评】喻氏联系《内经》气化学说论述痉、湿、暍三病之病因病机，认为痉病、湿病、暍病均为太阳经外感之候，其发病与热、暑、湿三气密切相关，临床当分清湿热之多寡，气血之虚实，辨证论治。而痉为热病之最恶者，而要皆为湿热之所酿，其治疗无可训之定法，当审证求因，随证治之。

论《金匮》治痉用栝蒌根桂枝汤方

本文云：太阳病，其证备，身体强，几几然，脉反沉迟，此为痉，栝蒌根桂枝汤主之。

《伤寒》方中，治项背几几，用桂枝加葛根汤矣。此因时令不同，故方亦少变。彼之汗出恶风，其邪在表。而此之太阳证，罔不具备，其邪之亦在于表可知也。但以脉之沉迟，知其在表之邪，为内湿所持而不解。即系湿热二邪交合，不当从风寒之表法起见，故不用葛根之发汗解肌，改用栝蒌根味苦入阴，擅生津彻热之长者为君，合之桂枝汤和荣卫，养筋脉，而治其痉，乃变表法为和法也。

【点评】本方用栝楼根清热生津、桂枝汤调和营卫，为治邪在表之法，不属八法中的和法，"和"应理解为使之和。

论《金匮》治痉用葛根汤方

本文云：太阳病，无汗而小便反少，气上冲胸，口噤不得语，欲作刚痉，葛根汤主之。

《伤寒论》太阳篇中，项背几几，无汗恶风者，用葛根汤。此证亦用之者，以其邪在太阳、阳明两经之界，两经之热并于胸中，必延伤肺金清肃之气，故水道不行而小便少，津液不布而无汗也。阳明之筋脉，内结胃口，外行胸中，过人迎、环口。热并阳明，斯筋脉牵引，口噤不得语也。然刚痉无汗，必从汗解。况湿邪内郁，必以汗出如故而止。故用此汤合解两经之湿热与风寒之表法，无害其同也。

【点评】葛根汤中葛根生津液、舒经脉，为针对项背强几几，欲作刚痉而设。

论《金匮》治痉用大承气汤方

本文云：痉为病，胸满口噤，卧不着席，脚挛急，必龂齿，可与大承气汤。

仲景之用此方，其说甚长，乃死里求生之法也。《灵枢》谓：热而痉者死，腰折、瘈疭、齿龂也。兹所云卧不着席，即腰折之变文。脚挛急，即瘈疭之变文。且龂齿加以胸满，口噤，上、中、下三焦热邪充斥，死不旋踵矣。何以投是汤乎？在伤寒证，腹满可下，胸满则不可下，又何以投是汤乎？须知所谓胸满不可下者，谓其邪尚在表，未入于里，故不可下。此证入里之热，极深极重，匪可比伦。况阳热至极，阴血立至消亡，即小小下之，尚不足以胜其阳救其阴，故取用大下之方。以承领其一线之阴气，阴气不尽为阳热所劫，因而得生者多矣。"可与"二字甚活，临证酌而用之，初非定法也。既有下之重伤其阴之大戒，复有下之急救其阴之活法。学者欲为深造，端在斯矣。

【点评】"可与"二字甚活，临证酌情用之。

痉病论

喻昌曰：六淫之邪，至于成痉，乃病证之最多、最深、最恶、最易惑人者。轩岐、仲景奥中之奥，后世罔解。因至肆无忌惮，凿空妄谭，此唱彼和，夭枉接踵，岂操生人之术以杀人耶？繇辨之不审辨耳。夫痉者，强也。后名为痓，传者之误也。《素问》谓：诸痉项强，皆属于湿。是病机颛主于湿矣。《千金》推广其义，谓太阳中风，重感寒湿则变痉。见太阳中风，身必多汗，或衣被不更，寒湿内袭。或重感天时之寒，地气之湿，因而变痉。是合风、寒、湿三者以论痉矣。《金匮》以痉、湿、暍名篇，又合热、暑、湿三者言之。然所谓柔痉、刚痉，未尝不兼及风寒。且亦云发汗过多因致痉。见夏月人本多汗，尤不可过发其汗也。古今言痉之书止此，后世王海藏论痉，知宗仲景，虽识有未充，要亦识大之贤矣。《伤寒论》载痉病五条，《尚论篇》中已明之。兹复详《金匮》所增十条，其旨已悉。然终古大惑，不立论以破其疑，心有未慊。诚以仲景论痉病，所举者太阳一经耳。后之治此病者，谓太阳行身之背，故颈项强，背反张，属在太阳，而用《金匮》桂枝、葛根二方，茫不应手，每归咎仲景之未备。不思外感六淫之邪，由太阳而传六经，乃自然之行度，邪不尽传即不已，故三阳三阴，皆足致痉。仲景之书，通身手眼，虽未明言，其隐而不发之旨，未尝不跃然心目。如太阳之传阳明项背几几，少阳之颈项强，是知三阳皆有痉矣。而三阴岂曰无之？海藏谓三阳、太阴皆病痉，独不及少阴、厥阴。云背反张属太阳。低头视下，手足牵引，肘膝相构属阳明；一目或左或右斜视，一手一足搐搦属少阳；发热，脉沉细，腹痛属太阴。以防风当归汤治太阳、阳明发汗过多而致痉者；以柴胡加防风汤治少阳汗后不解，寒热往来而成痉者。虽不及少阴、厥阴，然其制附子散、桂心白术汤、附子防风散，意原有在。观其白术汤下云：上解三阳，下安太阴。一种苦心，无非谓传入少阴、厥阴必成死证耳。讵知传经之邪如风雨之来，而画地以限其不至，岂可得乎？况足少阴、厥阴之痉，不死者亦多。《灵枢》谓足少阴之经筋，循脊内，侠膂，上至顶，与足太阳筋合，其病在此，为主痫瘛及痉。在外阳病者不能俯，在内阴病者不能仰。是则足少阴之脏，与足太阳之腑两相联络，而以不能俯者，知为太阳主外；不能仰者，知为少阴主内，其辨精矣。《素问》亦谓太阳者，一日而主外，则二日阳明，三日少阳之主外，从可识矣。少阴主内，则太阴、厥阴之主内，从可识矣。仲景之以头强脊强不能俯者，指为太阳之痉，原以该三阳也。而其以身蜷足蜷不能仰者，指为少阴之痉，以该三阴。实所谓引而不发，跃然心目者也。《素问》谓：肾病①者，善胀，尻以代踵，脊以代头。形容少阴病俯而不能仰之状更著。海藏谓：低头视下，肘膝相构，正不能仰之阴病，反指为阳明之痉，立言殊有未确。况仲景谓：少阴病，下利，若利自止，恶寒而蜷卧，手足温者可治。又谓：少阴病，恶寒而蜷，时自烦，欲去衣被者可治。言可用温以治之也。然仲景于太阳证，独见背恶寒者，无俟其身蜷，早已从阴急温，而预救其不能仰。于少阴证而见口燥，咽干，及下利纯清水者，无俟项背牵强，蚤已从阳急下，而预救其不能俯。盖脏阴之盛，腑有先征。腑阳之极，入脏立槁，此皆神而明之之事。后代诸贤，非不心维其义，究莫能口赞一辞，亦可见由贤希圣，升天之难。若不肖者之涉诞，则坠渊之易矣。即如小儿之体脆神怯，不耐外感壮热，多成痉病。后世妄以惊风立名，有四证生八候之凿说。实则指痉病之头摇手劲者，为惊风之抽掣。指痉病之卒口噤、脚挛急者，为惊风之搐搦。指痉病之背反张者，为惊风之角弓反张。幼科翕然宗之，病家坦然任之，不治外淫之邪，反投金石、脑麝之药，千中千死而不悟也。又如新产妇人，血舍空虚，外风袭入，而成痉病。仲景之所明言，不肖者不顾悖圣，辄称产后惊风，妄投汤药，亦千中千死而不悟也。昌不惜金针度人，其如若辈之不受度者转生仇恨。何哉？可慨也已！

【点评】"三阳三阴，皆足致痉"是喻氏对仲景痉病的阐发。而对惊风的言论有欠妥之处。

痉脉论

喻昌曰：痉证之显者，后世且并其名而失之，况痉脉之微乎？然而可得言也。痉证异于常证，痉脉必异于常脉。是故体强其脉亦强，

---

① 病：四库本同。《素问·痹论》作"痹"。

求其柔软和缓，必不可得。况强脉恒杂于阴脉之内，所以沉弦、沉紧，邪深脉锢，难于甄夺。仲景谓：脉阴阳俱紧，亡阳也。此属少阴，见非太阳之紧比也。又谓少阴病，脉紧，至七八日脉暴微，手足反温，脉紧反去者，为欲解。可见痉证之欲解，必紧实之脉转为微弱。而现剧病之本象，乃可渐返平脉，不遽解也。古今言痉证之及脉者，莫如《金匮》。然皆片言居要，非深明伤寒比类互推之法，茫不知其立言之意，故因论痉病而并及痉脉焉。其曰：太阳病，发热，脉沉而细，名曰痉，为难治。以发热为太阳证，沉细为少阴脉，阳病而得阴脉，故难治也。难治，初非不治。仲景治发热脉沉，原有麻黄附子细辛之法，正当比例用之。设仍用太阳之桂枝、葛根二方，则立铲孤阳之根，真不治矣。以少阴所藏者精，所宅者神。精者阴也，神者阳也。凡见微脉，即阳之微。见细脉，即阴之细。微则易于亡阳，细则易于亡阴，此其所以难治也。故病传厥阴，而少阴之精神未亏，即无死证。其厥逆，下利，烦躁，脉微而死者，究竟以厥阴而累少阴之绝耳。此脉中之真消息，凡病皆然，不但为痉脉之金针也。其曰：太阳病，其证备，身体强几几然，脉反沉迟，此为痉。虽亦阳证阴脉，而迟与微细大有不同。迟乃太阳荣血之阴受病，故脉之朝于寸口者，是荣血不能充养筋脉而成痉。但取益阴生津，以和筋脉，而不与少阴同法矣。两证之夹阴脉，其辨如此。其引《脉经》云：痉家，其脉伏坚，直上下。而复以"按之紧如弦，直上下行"互发其义。明伏非伏藏之伏，按之可得，即所谓沉也。坚非漫无着落，即紧如弦，不为指挠，邪气坚实也。直上下行者，督脉与足太阳合行于脊里，太阳邪盛，督脉亦显其盛。缘督脉行身之背，壬脉[①]行身之前，如天地子午之位，居南北之中，故其脉见则直上直下。《脉经》谓直上下行者，督脉也。见之则大人癫，小儿痫者是也。惟其夹于沉脉之内，重按始

---

① 壬脉：即任脉。

得，所以病癫及痓，有非阳病可比。若举指即见直上直下，则病为阳狂，其证登高逾垣，勇力且倍平昔，何至挛缩若是耶？痓证阴脉之似阳，其辨又如此。然在伤寒误发少阴汗者，必动其血，为下厥上竭，亡阴而难治。而痓病之误发其汗者，必动其湿。湿虽阴类，乃外受之阴邪，非身中阴血之比。但所动之阳，奔入湿中，为湿所没，而成灭顶之凶，即是亡阳之变证。仲景曰：其脉如蛇，不言其证。然未发汗之先，已见恶寒，头摇，口噤，背张，脚挛几几，阳之欲亡。则发汗以后，肉瞤筋惕，舌卷囊缩，背曲肩垂，项似拔，腰似折，颈筋粗劲，四末逆冷，皆痓病之所毕具，不待言矣。第因发汗而动下焦之湿，又因发汗逼令真阳脱入湿中，是则多汗亡阳之外，更添亡阳一证，所以形容其脉如蛇。言脱出之阳本急疾亲上，轻矫若龙，为湿之迟滞所纽，则如蛇行之象，尽力奔进，究竟不能奋飞也。此脉之至变，义之至精，而从来未解者也。更有暴腹胀大者为欲解，脉如故，反复弦者。痓之文不叙病之原委，突云欲解，如禅家半偈，令人何处下参耶？试一参之，妙不容言矣。盖伤寒传至厥阴，有欲解者，有过经不解者。此之出欲解之证，复出不解之脉，殆谓痓传厥阴，其经已尽，解与不解，辨其脉证而可知也。欲解之证，厥阴之邪，必传脾土，克其所胜，腹当为之暴胀。本《内经》厥阴在泉，民病腹胀之义以论证，亦见厥阴不再传太阳，而但转太阴，邪欲解耳。解则其脉必见微浮，何以知之？于伤寒，厥阴中风，脉微浮为欲愈，不浮为未愈而知之也。若脉仍阴象，反见沉弦，必自病其筋脉，而拘急成痓。亦如过经之例，未可定其解期矣。至于论治，六经皆有成法，《金匮》但取太阳二方、阳明一方为例，而厥阴之筋脉自病，又必少阴之阳虚，不能柔养筋脉所致。所以脉反沉弦，此当用温以救其阳也。伤寒，厥阴亡阳，必显内拘急之证。内拘急者，即《灵枢》在内者阴病不能仰之奥旨，故知少阴主内。厥阴之用温，仍从少阴温之也。又厥阴下利，腹胀满者，仲景亦先温其里。病机虽云诸腹胀大，皆属于热。而暴腹胀大，乃是少阴阳虚，更兼阴盛，故其腹之胀大，不徐而暴也。阴故暴，阳即不暴，故知厥阴亦从少阴之温法也。不温则不但无解期，且有死期矣。昌特推原仲景，以诱掖来学，未知其能弋获否也？谨论。

《经》曰：伤于湿者，下先受之。言地湿之中人，先中其履地之足，然后渐及于上者也。曰湿流关节，言地湿之中人，流入四肢百节，犹未入于脏腑者也。曰阴受湿气，言地湿之中人，已入于太阴脾土，未入于阳明胃土者也。曰湿上甚为热，此则下受之湿，袭入三阳，胸背头面之间，从上焦之阳，而变为热湿者也。湿至上焦而变热，其证夏月为最多。盖夏月地之湿气，上合于天之热气、日之暑气，结为炎蒸。人身应之，头面赤肿，疮疖丛生，疫邪窃据，其繇来自非一日矣。

诸家论湿，但云湿流关节止耳。至湿上甚为热之旨，从未言及，今悉论之。湿上甚为热，《内经》竖一义云：汗出如故而止，妙不容言。盖湿上甚为热，即所谓地气上为云也。汗出如故，即所谓天气下为雨也。天气下为雨，而地气之上升者，已解散不存矣。治病之机，岂不深可会哉！

湿上甚为热，其人小便必不利。盖膀胱之气化，先为湿热所壅而不行，是以既上之湿，难于下趋。《经》又云：治湿不利小便，非其治也。可见治上甚之湿热，利其小便，即为第二义矣。然有阳实、阳虚二候：阳实者，小便色赤而痛，利其小便，则上焦遏郁之阳气通，其湿热自从膀胱下注而出矣；阳虚者，小便色白，不时淋滴而多汗，一切利小水之药，即不得施。若误施之，即犯虚虚之戒，不可不辨也。

《金匮》治上焦之湿，本《内经》湿上甚为热之义，而分轻重二证。轻者但发热，面赤而喘，头痛，鼻塞而烦。邪在上焦，里无别病者，但内药鼻中，搐去湿热所酿黄水而已。以鼻窍为脑之门户，故即从鼻中行其宣利之法，乃最神最捷之法也。重者身热，足寒，时头热，面赤，目赤，皆湿上甚为热之明征。湿热上甚，故头热，面赤，目赤。湿热上甚，故阳气上壅，不下通于阴而足寒。自成无己谓是湿伤于下，风伤于上，仲景发明《内经》奥旨，成土苴①矣。岂其不读《内经》耶？岂风始生热，湿不生热耶？在冬月伤寒，已为热病，岂夏月伤湿，反不为热病耶？详仲景以上甚为热之重证，发入痉病最重之条，而不言其治。昌欲于此，微露一缄。然而竿头之步，观者得无望之却走乎？《内经》原有上者下之之法，邪从下而上，必驱之使从下出，一定之理也。其证轻者，里无别病，但搐其黄水，从清阳之鼻窍而下出。则其重而里多危证者，必驱其黄水，从前后二阴之窍而出，所可意会也。《金匮》于本文之下，增若发其汗者二十四字，垂戒初不以下为戒，又可意会也。但下法之难，不推其所以不可汗之故，即不得其所以用下之权。仲景以其头摇口噤，背张几几，阳之欲亡。若更发其汗，重虚卫外之阳，恶寒必转甚。若发汗已，其脉如蛇，真阳脱离，顷刻死矣。繇是推之，湿上甚为热之重者，非用下法，难以更生。而下法必以温药下之，庶几湿去而阳不随之俱去耳。此非无征之言也。仲景即于本篇申一义云：下之额上汗出微喘，小便利者死。岂非因下而并夺其阳之大戒乎？噫嘻！此殆与性与天道同义矣。

【点评】本篇论述痉病脉象，指出脉微为阳虚，脉细为阴虚，脉迟乃太阳荣血之阴受病，荣血不能充养筋脉而成痉病等，对痉病的辨证论治有参考意义。又论述湿邪致病特点、病因病机、临床表现、治疗方法等，对临床有指导意义。

---

① 土苴：糟粕。

论《金匮》治湿用麻黄白术汤方

本文云：湿家，身烦疼，可与麻黄汤①。发其汗为宜，慎不可以火攻之。

此治热湿两停，表里兼治之方也。身烦者，热也。身疼者，湿也。用麻黄取微汗以散表热，用白术健脾以行里湿，而麻黄得术，则虽发汗，不至多汗；术得麻黄，并可行表里之湿，下趋水道，又两相维持也。伤寒失汗而发黄，用麻黄连翘赤小豆汤分解湿热，亦是此意。但伤寒无用术之法，《金匮》复出此法，又可见杂证脾湿内淫，必以术为主治矣。

【点评】本证兼湿邪，加白术健脾行湿。

合论《金匮》治湿用桂枝附子汤、白术附子汤、甘草附子汤三方

凡夏月之湿，皆为热湿，非如冬月之湿为寒湿也。而《金匮》取用附子之方，不一而足者何耶？宜乎据方推证者，莫不指热湿为寒湿矣。不思阳气素虚之人，至夏月必且益虚，虚故阳气不充于身，而阴湿得以据之。此而以治湿之常药施之，其虚阳必随湿而俱去，有死而已。故阳虚湿盛，舍助阳别无驱湿之法，亦不得不用之法耳。

【点评】"凡夏月之湿，皆为热湿，非如冬月之湿为寒湿"，此说欠妥。由于病邪性质、病人体质禀赋的不同，夏月也可见寒湿，冬月也可患热湿。当以临床表现为凭。"据方推证"即以方测证，是学习、理解《伤寒论》《金匮要略》的有效方法。

---

① 麻黄汤：四库本同。据《金匮要略·痉湿暍病脉证并治》当为"麻黄加术汤"。

桂枝附子汤　白术附子汤

本文云：伤寒八九日，风湿相搏，身体疼烦，不能自转侧，不呕不渴，脉浮虚而涩者，桂枝附子汤主之。若大便坚，小便自利者，去桂加白术汤主之。

用桂枝附子，温经助阳，固护表里以驱其湿。以其不呕不渴，津液未损，故用之也。若其人大便坚，则津液不充矣。小便自利，则津液不走矣。故去桂枝之走津液，而加白术以滋大便之干也。此连下条甘草附子汤，俱《伤寒论》太阳篇中之文也。《伤寒》痉湿暍篇中不载，而《金匮》痉湿暍篇中载之，可见治风湿与治热湿，其阳虚者之用本方，不当彼此异同矣。而《伤寒论》但云：若大便坚，小便自利者，去桂加白术汤主之。《金匮》重立其方，且于方下云：一服觉身痹半日许，再服三服都尽，其人如猬①状勿怪，即是术附并走皮中逐水气，未得除故耳。成无己注伤寒于此条云：以桂枝散表之风，附子逐经中之湿，总不言及阳虚。而昌谆复言之，得此一段，始为有据。其一服觉身痹者，药力虽动其湿，而阳气尚未充，不便运旋也。三服都尽，阳气若可行矣。遍身如攒针之刺，其涣而难萃之状尚若此，《金匮》可谓善于形容矣。不但此也，人身借有阳气，手持足行，轻矫无前，何至不能自转侧乎？此岂可诿咎于湿乎？即谓湿胜，阳气果安往乎？况其证不呕不渴，其脉浮虚而涩，阳虚确然无疑。无己辄以治风湿之外邪为训，宁不贻误后人耶？

甘草附子汤

本文云：风湿相搏，骨节疼烦，掣痛，不得屈伸。近之则痛剧，汗出短气，小便不利，恶风不欲去衣，或身微肿者，甘草附子汤主之。

此亦阳虚之证，与前条大约相同。风伤其卫，而阳不固于外。湿流关节，而阳不充于经。用此固卫温经散湿也。

---

①　猬(wèi 胃)：刺猬。据后文之义，此喻药后遍身有如攒针刺之的感觉。

【点评】《伤寒论·辨痉湿暍脉证》不载此三方，为整理者所为，与风湿、热湿无关。《伤寒论》《金匮要略》上述 3 方的药物剂量不同，提示病之新久、轻重不同，当灵活应用。此三方均为治疗风寒湿痹的经典名方。

论《金匮》防己黄芪汤

本文云：风湿，脉浮，身重，汗出，恶风，防己黄芪汤主之。

此治卫外之阳大虚，而在里之真阳无患者，附子即不可用，但用黄芪实卫，白术健脾，取甘温从阳之义，以缓图而平治之。方下云：服后当如虫行皮中，从腰以下如水，暖坐被上。又以一被围腰以下，温令微汗差。可见汗出乃是阳虚自汗，而腰以下属阴之分，则无汗也。服此虽动其湿，而卫外之阳，尚不足以胜之。故皮中如虫行较前遍身如猬之状为少杀矣。姑以暖被围腰以下，接令微汗，以渐取差，亦从下受者，从下出之之法也。

【点评】本方两见于《金匮要略·痉湿暍病脉证治》与《水气病脉证并治》，《痉湿暍病脉证治》中本方后有加减；《水气病脉证并治》中"风水"开头，条文末有"腹痛者加芍药"6 字，且两处白术剂量表述不同，一般认为是后人编入。据药物组成，本方具有祛风燥湿、益气固表、健脾利水之功效。既可治风湿，又可治风水。

脾恶湿，夏月湿热相蒸，多有发黄之候。然与伤寒阳明瘀热发黄，微有不同。彼属热多，其色明亮。此属湿多，其色黯晦。

【点评】治疗热多、湿多，除参考时令外，更应验之临床表现。

《内经》云：湿胜为着痹。《金匮》独以属之肾，名曰肾着。云：

肾着之病，其人身体重，腰中冷，如坐水中，形如水状，反不渴，小便自利，饮食如故。病属下焦，身劳汗出，衣里冷湿，久久得之，腰以下冷痛，腹重如带五千钱，甘姜苓术汤主之。

此证乃湿阴中肾之外廓，与肾之中脏无预者也。地湿之邪，着寒脏外廓，则阴气凝聚，故腰中冷，如坐水中，实非肾脏之精气冷也。若精气冷，则膀胱引之，从夹脊逆于中上二焦，营卫上下之病，不可胜言。今邪止着下焦，饮食如故，不渴，小便自利，且于肠胃之腑无预，况肾脏乎？此不过身劳汗出，衣里冷湿，久久得之。但用甘草、干姜、茯苓、白术，甘温从阳，淡渗行湿足矣，又何取暖胃壮阳为哉！甘姜苓术汤。

【点评】喻氏阐明肾着非肾脏之精气冷，故治法宜甘温从阳，淡渗行湿。

《内经》病机十九条，叙热病独多。谓诸病喘呕吐酸，暴注下迫，转筋，小便混浊，腹胀大，鼓之有声如鼓，痈疽疡疹，瘤气结核，吐下霍乱，瞀郁肿胀，鼻塞鼽衄，血溢血泄，淋闷，身热恶寒，战栗惊惑，悲笑谵妄，衄蔑血污，皆属于热。刘河间逐病分注了明，所以后世宗之，故《原病式》不可不读也。

杂病恶寒者，乃热甚于内也。《经》云：恶寒战栗者，皆属于热。又云：禁栗如丧神守，皆属于火。《原病式》曰：病热甚而反觉其寒，此为病热，实非寒者是也。古人遇战栗之证，有以大承气汤下燥粪而愈者。恶寒战栗，明是热证，但有虚实之分耳。

【点评】此节阐述杂病恶寒有寒热虚实之分。

杂病发热者，乃阴虚于下也。《经》云：阴虚则发热。夫阳在外，为阴之卫；阴在内，为阳之守。精神外驰，嗜欲无节，阴气耗散，阳无所附，遂至浮散于肌表之间而恶热也。实非有热，当作阴虚治，而用补养之法可也。

【点评】此节阐述杂病发热当作阴虚治。

东垣：发热，恶热，大渴不止，烦躁，肌热，不欲近衣，其脉洪大，按之无力者，或无目痛、鼻干者，非白虎汤证也。此血虚发燥，当以当归补血汤主之。又有火郁而热者，如不能食而热，自汗，短气者，虚也。以甘寒之剂，泻热补气。非如能食而热、口舌干燥，大便难者，可用寒下之比。

【点评】此节区分血虚发热、火郁而热的证治，有临床参考意义。

又有脚膝痿弱，下尻臀皆冷，阴汗臊臭，精滑不固，脉沉数有力，为火郁于内，逼阴向外，即阳盛拒阴。当用苦寒药下之者，此水火征兆之微，脉证治例之妙，取之为法。

夏月火乘土位，湿热相合，病多烦躁，闷乱，四肢发热，或身体沉重，走注疼痛，皆湿热相搏，郁而不伸，故致热也。

《内经》叙病机十九条，而属火者五。谓诸热瞀瘛，暴喑冒昧，躁扰狂越，骂詈惊骇，胕肿疼酸，气逆冲上，禁栗如丧神守，喘呕疮疡，喉痹耳鸣，及聋呕涌溢，食不下，目昧不明，暴注䐃瘛，暴病暴死，皆属于火。《原病式》解之甚详。

丹溪曰：相火易起，五性厥阳之火相扇，则妄动矣。火起于妄，变化莫测，无时不有煎熬真阴，阴虚则病，阴绝则死。君火之气，《经》以暑与热言之。相火之气，《经》以火言之。盖表其暴悍酷裂，有甚于君火者也。然则厥阴风木之后，少阳相火虽分主六十日，而相火实随触而动，四时皆然，不定主于春夏之间矣。但热、暑、湿三气交合，而相火尤为易动，则有之也。

黄连泻心火，黄芩泻肺火，芍药泻脾火，柴胡泻肝火，知母泻肾火，此皆苦寒之味，能泻有余之火耳。若饮食劳倦，内伤元气，火不两立，为阳虚之病，以甘温之剂除之，如黄芪、人参、甘草之属。若阴微阳强，相火炽盛，以乘阴位，日渐煎熬，为血虚之病，以甘寒之剂降之，如当归、地黄之属。若心火亢极，郁热内实，为阳强之病，以咸冷之剂折之，如大黄、朴硝之属。若肾水受伤，真阴失守，无根之火，为阴虚之病，以壮水之剂制之，如生地黄、玄参之属。若右肾命门火衰，为阳脱之病，以温热之剂济之，如附子、干姜之属。若胃虚过食冷物，抑遏阳气于脾土，为火郁之病，以升散之剂发之，如升麻、葛根之属。不明谙此，求为大病施治，何所依据耶？

【点评】此节举例说明泻实、补虚、升散之临床应用，有临床参考意义。

《内经》曰：诸湿肿满，皆属脾土。《原病式》曰：诸痉强直，积饮痞膈，中满，霍乱吐下，体重，胕肿肉如泥，按之不起，皆属于湿。《脉经》曰：脉来滑疾，身热，烦喘，胸满，口燥，发黄者，湿热。脉洪而缓，阴阳两虚，湿热自甚，脉洪而动，湿热为病也。

《内经》因于湿，首如裹。丹溪解之甚明。谓：湿者土之浊气，首为诸阳之会，其位高，其气清，其体虚，故聪明系焉。浊气熏蒸，清道不通，沉重不利，似乎有物蒙之。失而不治，湿郁为热，热留不去，大筋腰短者，热伤血不能养筋，故为拘挛。小筋弛长者，湿伤筋不能束骨，故为痿弱。

因于气为肿，王注亦明。谓素常气疾，湿热加之，气湿热争，故为肿也。邪气渐盛，正气渐微，阳气衰少，致邪代正。气不宣通，故四维发肿，诸阳受气于四肢也。然则今人见膝间关节肿疼，全以为风治者，岂不误耶？

湿病所主，内伤外感不同，况有寒湿、风湿各异。而夏月三气杂合为病，不过大同小异，多少先后之分耳。

人只知风寒之威严，不知暑湿之炎暄，感人于冥冥之中。《原病式》云：诸强迫积饮等症，皆属于湿。或肿满体寒，而有水气乘，必小便赤少不通或浊，是蓄热入里极深，非病寒也。

大抵治法，宜理脾清热，利小便为上。故治湿不利小便，非其治也。宜桂苓甘露，木香、葶苈、木通治之。守真曰：葶苈木香散下神芎丸，此药下水湿，消肿胀，利小便，理脾胃，无出乎此也。腹胀，脚肿甚者，舟车丸下之。湿热内深发黄，茵陈汤下之，或佐以防己、黄芪。当以脉证辨之，如脉滑数，小便赤涩引饮者，皆不宜下之也。

【点评】此节论述治湿诸法及代表方，对临床有指导意义。

湿温之证，因伤湿而复伤暑也。治在太阴，不可发汗，汗出必不能言，耳聋不知痛所在，名曰重暍。如此死者，医杀之也。详见卷之一

中湿有与中风相似者，其脉必沉涩沉细。緣脾虚素多积痰，偶触时令湿热，内搏其痰，心胸涎壅，口眼㖞邪①，半身不遂，昏不知人。其治亦在太阴。若作中风治，则脾气立亏，亦杀之也。暑风见本门后

【点评】此节阐述湿温病因、治法与治禁，以及中湿病机、临床表现、治法等，有临床参考意义。

风湿论

喻昌曰：风也，湿也，二气之无定体而随时变易者也。湿在冬为寒湿，在春为风湿，在夏为热湿，在秋为燥湿。以湿土寄王于四季之末，其气每随四时之气而变迁，昌言之矣。惟风亦然。风在冬为臕

———————————

① 邪：此同"斜"。

发①之寒风，在春为调畅之温风，在夏为南熏之热风，在秋为凄其之凉风。《内经》谓风者百病之长，其变无常者是也。其中人也，风则上先受之，湿则下先受之，俱从太阳膀胱经而入。风伤其卫，湿流关节。风邪从阳而亲上，湿邪从阴而亲下。风邪无形而居外，湿邪有形而居内。上下内外之间，邪相搏击，故显汗出，恶风，短气，发热，头痛，骨节烦疼，身重微肿等证。此固宜从汗解，第汗法不与常法相同。用麻黄汤必加白术，或加薏苡仁以去其湿。用桂枝汤必去芍药加白术，甚者加附子以温其经。其取汗又贵徐不贵骤，骤则风去湿存，徐则风湿俱去也。其有不可发汗者，缘风湿相搏，多夹阳虚，阳虚即不可汗，但可用辛热气壮之药，扶阳以逐湿而已。凡见短气，虽为邪阻其正，当虑胸中阳虚。凡见汗出，微喘，虽为肺气感邪，当虑真阳欲脱，明眼辨之必审也。《伤寒论》中，风湿相搏，以冬寒而例三时。《金匮》痉湿暍篇中，风湿相搏，以夏热而例三时。其曰：病者一身尽痛，发热日晡所剧者，名风湿。此病伤于汗出当风，或久伤取冷所致。岂非夏月当风，取凉过久，而闭其汗乎？日晡所剧，其病在阳明。然与痉病之龂齿，热甚入深，阳明可下之证不同，此但可汗而不可下也。何以言之？《内经》谓太阴、阳明为表里，外合肌肉，故阳受风气，阴受湿气，所以风湿客于太阴、阳明，即为半表半里。而一身之肌肉尽痛，即为在表之邪未除，故可汗而不可下也。况人身之气，昼日行阳二十五度，平旦属少阳，日中属太阳，日西属阳明。日晡所剧，邪在阳明，而太阳、少阳之气，犹未尽退，故亦可汗不可下也。观《金匮》一则曰：可与麻黄加术汤发其汗为宜，慎不可以火攻之。再则曰：可与麻黄杏子薏苡甘草汤。虽未言及不可下，而其可汗不可下之意，比例具见矣。若下之，则虚其胃气，而风邪下陷，湿邪上涌，其变不可胜言矣。其湿流关节之痛，脉见沉细者，则非有外风

---

① 霸（bì 必）发：风寒冷。

与之相搏，只名湿痹。湿痹者，湿邪痹其身中之阳气也。利其小便，则阳气通行无碍，而关节之痹并解矣。设小便利已，而关节之痹不解，必其人阳气为湿所持而不得外泄。或但头间有汗，而身中无汗，反欲得被盖向火者，又当微汗以通其阳也。因风湿相搏之文，错见不一，难于会通，故并及之。

暍者，中暑之称。《左传》荫暍人于樾下，其名久矣。后世以动而得之为中热，静而得之为中暑。然则道途中暍之人，可谓静而得之耶？动静二字，只可分外感内伤。动而得之，为外感天日之暑热。静而得之，因避天日之暑热，而反受阴湿风露、瓜果生冷所伤，则有之矣。时令小寒、大寒，而人受之者为伤寒。时令小暑、大暑，而人受之者即为伤暑。劳苦之人，凌寒触暑，故多病寒暑。安养之人，非有饮食房劳为之招寒引暑，则寒暑无繇入也。所以膏粱藜藿，东南西北，治不同也。

体中多湿之人，最易中暑，两相感召故也。外暑蒸动内湿，二气交通，因而中暑。所以肥人湿多，夏月百计避暑，反为暑所中者，不能避身之湿，即不能避天之暑也。益元散驱湿从小便出，夏月服之解暑，有自来矣。然体盛湿多则宜之。清癯无湿之人，津液为时令所耗，当用生脉散充其津液。若用益元妄利小水，竭其下泉，枯槁立至。况暑热蒸动之湿，即肥人多有内夹虚寒，因至霍乱吐泻，冷汗四逆，动关性命者，徒恃益元解暑驱湿，反促其脏腑气绝者比比，可不辨而轻用之欤？不特此也。凡见汗多之体，即不可利其小便。盖胃中只此津液，夫既外泄，又复下行，所谓立匮之术也。仲景名曰无阳，其脉见短促、结代，则去生远矣。

中暑卒倒无知，名曰暑风。大率有虚实两途。实者，痰之实也。平素积痰，充满经络，一旦感召盛暑，痰阻其气，卒倒流涎，此湿暍合病之最剧者也。宜先吐其痰，后清其暑，犹易为也。虚者，阳之虚也。平素阳气衰微不振，阴寒久已用事，一旦感召盛暑，邪凑其虚，此湿暍病之得自虚寒者也。宜回阳药中兼清其暑，最难为也。丹溪谓火令流金铄石，何阴冷之有？立言未免偏执，十中不无二三之误也。夫峨眉积雪，终古未消，岂以他山不然，遂谓夏月旷刹皆热火乎？人身之有积阴，乃至汤火不能温者，何以异此？《内经》谓：无者求之，虚者责之。可见不但有者实者之当求责矣。管见谓大黄龙丸，有中暍昏死，灌之立苏者，非一征乎？间亦有中气者，为七情所伤，气厥无痰，宜用苏合香丸灌之。许学士云：此气暴厥逆而然，气复即已，虽不药亦愈，然苏后暑则宜清也。

夏月，人身之阳，以汗而外泄。人身之阴，以热而内耗。阴阳两俱不足。仲景于中暍病，禁用汗下温针。汗则伤其阳，下则伤其阴，温针则引火热内攻，故禁之也。而其用药，但取甘寒生津保肺、固阳益阴为治。此等关系最钜，今特挈出。《灵枢》有云：阴阳俱不足，补阳则阴竭，泻阴则阳亡。盖谓阳以阴为宅，补阳须不伤其阴。阴以阳为根，泻阴须不动其阳。夫既阴阳俱不足，则补泻未可轻言，才有补泻，必造其偏。如重阴重阳之属，其初不过差之毫厘耳。所以过用甘温，恐犯补阳之戒。过用苦寒，恐犯泻阴之戒。但用一甘一寒，阴阳两无偏胜之药，清解暑热而平治之，所以为百代之宗也。

【点评】本篇论述风湿。认为以湿土寄王于四季之末，其气每随四时之气而变迁，惟风亦然，二气无定体而随时变易，两邪相搏而为风湿。对于风湿治疗用汗法，喻氏提出了自己的看法，用麻黄汤必加白术，或加薏苡仁以去其湿。用桂枝汤必去芍药加白术，甚者加附子以温其经。取汗贵徐不贵骤，骤则风去湿存，徐则风湿俱去。为经验之谈，有临床参考价值。至于《伤寒论》风湿相搏以冬寒而例三时，《金匮要略·痉湿暍病脉证》风湿相搏以夏热而例三时的观点有欠妥之处。冬寒、夏热之区别当以所处季节与临床表现来辨别。又论述暍病，认为后世以"动而得之为中热，静而得之为中暑"之说欠妥，动静二字只可分外感内伤。

指出劳苦、安养之人得之不同，故膏粱藜藿，东南西北，治也不同。提出用益元散治夏月中暑，津亏者用生脉散充津液。又论述暑风有虚实两途，治法不一等；并归纳仲景"甘寒生津保肺、固阳益阴为治"，避免过用甘温、苦寒的用药法则。对临床有参考价值。

合论《金匮》治暍用白虎加人参汤、瓜蒂汤二方

《金匮》治暍病，止出二方。一者白虎加人参汤，颛治其热。以夏月之热淫，必僭而犯上，伤其肺金，耗其津液，用之以救肺金存津液也。孙思邈之生脉散、李东垣之清暑益气汤，亦既祖之矣。一者瓜蒂汤，颛治其湿。以夏月之湿淫上甚为热，亦先伤其肺金，故外渍之水，得以聚于皮间。皮者肺之合也，用以搐其胸中之水，或吐或泻而出，则肺气得以不壅，而皮间之水，得以下趋也。何后人但宗仲景五苓散为例？如河间之通苓散、子和之桂苓甘露饮，非不得导湿消暑之意，求其引伸瓜蒂汤之制，以治上焦湿热而清夫肺金，则绝无一方矣。故特举二方，合论其义。见无形之热，伤其肺金，则用白虎加人参汤救之。有形之湿，伤其肺金，则用瓜蒂汤救之，各有所主也。二方《伤寒·痉湿暍》篇中不载，《金匮·痉湿暍》篇中复出之。金针暗度，宜识之矣。

白虎加人参汤　本文云：太阳中热者，暍是也。其人汗出，恶寒，身热而渴，白虎加人参汤主之。

本方之义，已见《尚论》一百一十三方中，兹再详之。夏月汗出，恶寒者，卫气虚也。身热而渴者，肺金受火克而燥渴也。《内经》曰：心移热于肺，传为膈消。消亦渴也，心火适王，肺金受制，证属太阳，然与冬月感寒之治不同。用此汤以救肺金，是为第一义矣。

瓜蒂汤　本文云：太阳中暍，身疼重而脉微弱，此以夏月伤冷

水，水行皮中所致，一物瓜蒂汤主之。

变散为汤，而去赤小豆、酸浆水，独用瓜蒂一味煎服。撞去胸中之水，则皮中之水，得以俱出也。撞中有宣泄之义，汗如其故，不复水渍皮间矣。此即《内经》以水灌汗，乃至不复汗之证。仲景会其意，言中暍者兼乎中湿，有所祖也。然水行皮中，何以脉见微弱耶？盖中暍脉本虚弱，而湿居皮肤，内合于肺，阻碍营卫之运行，其脉更见微弱也。暍脉虚弱，按之无力。湿脉微弱，举之不利。湿与暍合之脉，则举按皆不利也。撞去其水，而营卫通，肺气行，举指流利，即湿去之征。按之有力，即暍解之征。一物之微，其功效之神且捷者，有如此矣。

水行皮中，乃夏月偶伤之水，或过饮冷水，或以冷水灌汗，因致水渍皮中，遏郁其外出之阳，以故身热疼重。用瓜蒂一物驱逐其水，则阳气行而遏郁之病解矣。凡形寒饮冷则伤肺，乃积渐使然。此偶伤之水，不过伤肺所合之皮毛，故一撞即通。并无借赤小豆、酸浆水之群力也。即是推之，久伤取冷，如风寒雨露，从天气而得之者，皆足遏郁其上焦之阳。又与地气之湿，从足先受，宜利其小便者异治矣。可无辨欤？

夏月卒倒，不省人事，名曰暑风。乃心火暴甚，暑热乘之，令人喑闷，昏不知人。然亦有他脏素虚，暑得深中者，但不似心脏之笃耳。如入肝则眩运顽痹，入脾则昏睡不觉，入肺则喘满痿躄，入肾则消渴。虽当补益与清解兼行，然必审其属于何脏，用药乃得相当也。

伤暑之脉，《内经》曰：脉虚身热，得之伤暑。《甲乙经》曰：热伤气而不伤形，所以脉虚者是也。若《难经》曰：其脉浮大而散，殊有未然。夫浮大而散，乃心之本脉，非病脉也。仲景不言，但补其偏曰：弦细芤迟。芤即虚豁也。弦细迟，即热伤气之应也。其水行皮中之脉，则曰微弱，见脉为水湿所持，阳气不行也。统而言之曰虚，分而言之曰弦细芤迟微弱。其不以浮大之脉，混入虚脉之中，称为病暑之脉，虑何周耶！

日中劳役，而触冒其暑者，此宜清凉解其暑毒，如白虎汤、益元散、黄连香薷饮、三黄石膏汤之类，皆可取用也。

深居广厦，袭风凉，餐生冷，遏抑其阳而病暑者，一切治暑清凉之方，即不得径情直施。如无汗仍须透表以宣其阳，如吐利急须和解以安其中，甚者少用温药以从治之。故冒暑之霍乱吐泻，以治暑为主。避暑之霍乱吐泻，以和中温中为主，不可不辨也。

元丰朝立和剂局，萃集医家经验之方，于中暑一门独详。以夏月暑证，五方历试，见闻广耳。其取用小半夏茯苓汤，不治其暑，颛治其湿。又以半夏、茯苓少加甘草，名消暑丸，见消暑在消其湿，名正言顺矣。其香薷饮，用香薷、扁豆、厚朴为主方。热盛则去扁豆，加黄连为君，治其心火。湿盛则去黄连，加茯苓、甘草，治其脾湿。其缩脾饮，则以脾为湿所浸淫而重滞，于扁豆、葛根、甘草中，佐以乌梅、砂仁、草果以快脾，而去脾所恶之湿。甚则用大顺散、来复丹，以治暑证之多泻利者，又即缩脾之意而推之也。其枇杷叶散，则以胃为湿所窃据而浊秽，故用香薷、枇杷叶、丁香、白茅香之辛香以安胃，而去胃所恶之臭。甚则用冷香饮子，以治暑证之多呕吐者，又即枇杷叶散而推之也。医者于热湿虚寒，浅深缓急间，酌而用之，其利溥矣。而后来诸贤，以益虚继之。河间之桂苓甘露饮、五苓、三石，意在生津液以益胃之虚。子和之桂苓甘露饮，用人参、葛根、甘草、藿香、木香，益虚之中，又兼去浊。或用十味香薷饮，于《局方》五味中，增人参、黄芪、白术、陈皮、木瓜，益虚以去湿热。乃至东垣之清暑益气汤、人参黄芪汤，又补中实卫以去其湿热。肥白内虚之人，勿论中暑与否，所宜频服者也。中暑必显燥烦热闷，东垣仿仲景竹叶石膏汤之制，方名清燥汤，仍以去湿为首务。夫燥与湿相反者也，而清燥亦务除湿。非东垣具过人之识，不及此矣。又如益元散之去湿，而加辰砂则并去其热。五苓散之去湿，而加人参则益虚，加辰砂减桂则去热。白虎汤加人参则益虚，加苍术则胜湿。合之《局方》，则大备矣。然尚有未备焉。昌观暑风一证，其卒倒类乎中风，而不可从风门索治。《百一选方》虽有大黄龙丸，初不为暑风立法，管见从而赞之曰：有中暍昏死，灌之立苏。则其方亦可得治暑风之一斑矣。倘或其人阴血素亏，暑毒深入血分，进以此丸，宁不立至危殆乎？良方复有地榆散，治中暑昏迷，不省人事而欲死者，但用平常凉血之药，清解深入血分之暑风，良莫良于此矣。后有用之屡效，而美其名为泼火散者，知言哉！夫中天火运，流金烁石，而此能泼之。益见暑风为心火暴甚，煎熬阴血，舍清心凉血之外，无可扑灭耳。综群方而论列之，以其详故益加详焉。诸方俱汇本门后

【点评】本篇论述治暍用白虎加人参汤、瓜蒂汤，提出了"无形之热，伤其肺金，则用白虎加人参汤救之；有形之湿，伤其肺金，则用瓜蒂汤救之"的观点，是对《金匮要略》治暍病的归纳与阐发。又对夏月暑病、暑风的病因病机、临床表现、治法方药等，联系《内经》《针灸甲乙经》《难经》《太平惠民和剂局方》等相关论述与治暑病方剂及刘河间、张子和、李东垣相关方剂等进行阐发。如冒暑之霍乱吐泻，以治暑为主；避暑之霍乱吐泻，以和中温中为主等。对临床有参考意义。

律十一条

凡治痉病，不察致病之因，率尔施治，医之罪也。

因者，或因外感六淫，或因发汗过多，或因疮家误汗，或因风病误下，或因灸后火炽，或因阴血素亏，或因阳气素弱，各各不同。不辨其因，从何救药耶？

凡治痉病，不深明伤寒经候脉候，妄肩其任者，医之罪也。

不知邪在何经，则药与病不相当。不知脉有可据，则药徒用而无

济。故痉病之坏，不出亡阴亡阳两途。亡阴者，精血津液素亏，不能荣养其筋脉，此宜急救其阴也。亡阳者，阳气素薄，不能充养柔和其筋脉，此宜急救其阳也。阴已亏而复补其阳，则阴立尽。阳已薄而复补其阴，则阳立尽。不明伤寒经候脉理，则动手辄错，何可自贻冥报耶？

凡治小儿痉病，妄称惊风名色，轻用镇惊之药者，立杀其儿。此通国所当共禁者也。

小儿不耐伤寒壮热，易至昏沉，即于其前放铳呐喊，有所不知。妄捏惊风，轻施镇坠，勾引外邪，深入内藏，千中千死，从未有一救者。通国不为共禁，宁有底止哉？

凡治产后痉病，妄称产后惊风，轻用镇惊之药者，立杀其妇。此庸工所当知警者也。

产后血舍空虚，外风易入。仲景谓新产亡血，虚多汗出，喜中风，故令病痉。后贤各从血舍驱风，成法可遵，非甚不肖者，必不妄用镇惊之药。不似小儿惊风之名，贻害千古，在贤智且不免焉。兹约通国共为厉禁，革除惊风二字，不许出口入耳。凡儿病发热昏沉，务择伤寒名家，循经救治，百不失一。于以打破小儿人鬼关，人天共快也。

凡治湿病，禁发其汗。而阳郁者不微汗之，转致伤人，医之过也。

湿家不可发汗，以身本多汗，易至亡阳。故湿温之证，误发其汗，名曰重暍。此为医之所杀，古律垂戒深矣。其久冒风凉，恣食生冷，乃至以水灌汗，遏抑其阳者，不微汗之，病无从解。《内经》谓当暑汗不出者，秋成风疟，亦其一也。不当汗者反发其汗，当微汗者全不取汗，因噎废食，此之谓矣。

凡治湿病，当利小便。而阳虚者一概利之，转至杀人，医之罪也。

湿家当利小便，此大法也。而真阳素虚之人，汗出小便滴沥，正泉竭而阳欲出亡之象。若以为湿热，恣胆利之，真阳无水维附，顷刻脱离而死矣。此法所不禁中之大禁也。

凡治中湿危笃之候，即当固护其阳。若以风药胜湿，是为操刃。即以温药理脾，亦为待毙，医之罪也。

人身阳盛则轻矫，湿盛则重着，乃至身重如山，百脉痛楚，不能转侧，此而不用附子回阳胜湿，更欲何待？在表之湿，其有可汗者，用附子合桂枝汤以驱之外出。在里之湿，其有可下者，用附子合细辛、大黄以驱之下出。在中之湿，则用附子合白术以温中而燥其脾。今之用白术，而杂入羌、防、枳、朴、栀、橘等药，且无济于事，况用槟榔、滑石、舟车导水浚川①等法乎？

凡治中暑病，不辨外感内伤，动静劳逸，一概袭用成方者，医之罪也。

伤寒夹阴，误用阳旦汤，得之便厥。伤暑夹阴，误用香薷饮，入喉便喑。后贤于香薷饮中，加人参、黄芪、白术、陈皮、木瓜，兼治内伤，诚有见也。而不辨证者之贻误，宁止此乎？

凡治中暑病，不兼治其湿者，医之过也。

热蒸其湿是为暑，无湿则但为干热而已，非暑也。故肥人湿多，即病暑者多。瘦人火多，即病热者多。

凡治中暑病，遇无汗者，必以得汗为正。若但清其内，不解其外，医之罪也。

中暑必至多汗，反无汗者，非因水湿所持，即为风寒所闭。此宜先散外邪，得汗已，方清其内。若不先从外解，则清之不胜清，究成疟痢等患，贻累无穷。

凡治中暑病，无故妄行温补，致令暑邪深入，逼血妄行，医之

---

① 浚（jùn 骏）川：疏通河道。浚，疏通。

罪也。

暑伤气，才中即恹恹①短息，有似乎虚，故清暑益气，兼而行之。不知者，妄行温补，致令暑邪深入血分，而成衄痢，即遇隆冬大寒，漫无解期。故热邪误以温治，其害无穷也。

【点评】喻氏认为治痉病当辨病因、病位、脉候；治湿病当禁汗，但阳郁者宜微汗；湿病阳虚者慎利小便，中湿危笃之候，当固护其阳，不能以风药胜湿；治中暑病，当辨外感内伤，动静劳逸，区别治疗；暑病当兼治湿，无汗者当得汗，伤气者宜清暑益气，忌温补。皆为经验之谈，对临床有指导意义。而"革除惊风""通国共为厉禁"的观点，失之偏颇，不足取。

热湿暑三气门诸方 痉病二十方　热病十五方　湿病十五方　暑病三十二方

栝蒌根桂枝汤方 《金匮》方，论具本门前

栝蒌根二两　桂枝三两　芍药三两　甘草二两　生姜三两　大枣十二枚

上六味，以水九升，煮取三升，分温三服。取微汗，汗不出，食顷，食热粥发之。

按：此方原是不欲发汗之意，以夏月纵不得汗，服药亦易透出也。若服此食顷不得汗，当食热粥发之。所以桂枝有汗能止，无汗能发也。然既以栝蒌根为君，当增之。桂枝为臣，当减之。大约栝蒌根三钱，桂枝一钱五分，芍药二钱，甘草一钱五分，生姜三片，大枣二枚。无汗发以热粥，连服三剂可也。盖湿持其汗，或兼微受风寒，营卫不和。设不用此通其营卫，则未痉者成痉，已痉者难愈矣。凡用古方，分两当仿此裁酌。

———

① 恹恹：困倦的样子。此喻疲乏。

【点评】增加君药栝楼根剂量有临床参考价值。遵《伤寒论》桂枝汤原方旨意，桂枝、芍药剂量当相同。按汉代药物剂量，合今1斤约250克，1两约15.625克。

葛根汤方《金匮》方，论具本门中

葛根四两　桂枝三两　麻黄三两　芍药二两　甘草二两　生姜三两　大枣十二枚

上七味，㕮咀，以水一斗，先煮麻黄、葛根减二升，去沫，内诸药，煮取三升。温服一升，覆取微似汗，不须啜粥。余如桂枝汤方法及禁忌。

按：此方为夏月伤寒，脉紧，发热，无汗者而设。仲景云：夏月脉洪大者，是其本位。若其人病苦头疼，发热无汗者，须发其汗，亦此意也。然身才有润，便撤其覆，勿令汗出为节可矣。

大承气汤方《金匮》方，论具本门

大黄四两，酒洗　厚朴半斤，炙，去皮　枳实三枚，炙　芒硝一合

上四味，以水一斗，先煮二味，取五升。去滓，内大黄，煮取二升。去滓，内芒硝，更上火微一二沸，分温再服，得下止服。

按：此治痉病之极重难返，死里求生之法。在邪甚而正未大伤者，服此十有九活，所以仲景著之为法也。

麻黄加独活防风汤 治刚痉。

麻黄去节　桂枝各一两　芍药三两　甘草半两　独活　防风各一两

上剉细。每服一两，用水二钟①，煎至一钟半，温服。

按：此方乃后人假托仲景之名而立，以治风湿相搏，骨节烦疼，无汗而成刚痉者。然无引及服法，殊不精详。当知前葛根汤方内，去葛根加独活、防风，与此无二，但引及服法详明耳。

【点评】若用麻黄加独活防风汤治疗刚痉，按《金匮要略》可

---

① 钟：此指盛酒器，相当于杯子。

加葛根。

海藏神术汤　治内伤冷饮，外感寒邪而无汗者。

苍术_制　防风_{各二两}　甘草_{一两，炒}

上哎咀，加葱白、生姜同煎服。如太阳证，发热恶寒，脉浮而紧者，加羌活二钱。太阳，脉浮紧中带弦数者，是兼少阳，加柴胡二钱。太阳，脉浮紧带洪者，是兼阳明，加黄芩二钱。妇人加当归，或加木香汤，或加藁本汤。如乳吹，煎成，调六一散三五钱。

按：此海藏得意之方也。以治春夏外感寒邪，内伤生冷，发热而无汗者。即痉病亦可用之。盖不欲无识者，轻以麻黄、桂枝之热伤人也。夫麻黄、桂枝，遇湿热时令，原不敢轻用。即有宜用之证，十中不过一二而已。昌明仲景，不得不表扬海藏之功。

【点评】神术汤方后的加减体现了辨证论治的精神。

海藏白术汤　治内伤冷物、外感风寒有汗者。

白术_{三两}　防风_{二两}　甘草_{一两，炙}

上哎咀，每服三钱，水一盏，姜三片，煎至七分，温服。一日止用一二服，待二三日，渐渐汗少为解。

按：二术最能行湿，夏月分有汗、无汗用之，所以为神。

海藏白术汤加药法_{上解三阳，下安太阴。}

白术_{如欲汗之，换用苍术}　防风_{各一两}

上哎咀，水煎至七分，温服。若发热引饮者，加黄芩、甘草。若头疼、恶风者，加羌活散，羌活一钱五分、川芎七分五厘、细辛五分是也。若身热、目痛者，加石膏汤，石膏二钱半、知母八分、白芷一钱是也。腹中痛者，加芍药汤，芍药二钱、桂枝一钱是也。往来寒热而呕者，加柴胡散，柴胡二钱、半夏一钱是也。心下痞者，加枳实一钱。若有里证，加大黄一钱。量虚实加减之，邪去止服。

三方总称神术，所称上解三阳，下安太阴，纵未必然。而太阴脾恶湿者也，夏月预清其湿，俾不与热邪相合，其得力不亦多乎？

海藏桂枝葛根汤

治伤寒，项背强及有汗，不恶风，柔痉。即仲景葛根汤去麻黄也。若无汗之刚痉，又必用麻黄矣。可见麻黄、桂枝，夏月原有不得不用之病。盖邪在太阳，通其营卫则外受之邪，有出无入，其所全不更大乎？但未可执为常法耳，学者参之。

海藏桂枝加川芎防风汤

治发热，自汗而不恶寒者，名曰柔痉。即仲景葛根汤去麻黄、葛根，加川芎、防风也。

海藏柴胡加防风汤　治汗后不解，乍静乍躁，目直视，口噤，往来寒热，脉弦，此少阳风痉。

柴胡　防风各一两　半夏制，六钱　人参　黄芩各五钱　生姜　甘草各六钱五分　大枣三枚

每服一两，水三盏，煎一盏半，去渣，温服。

海藏防风当归汤　治发汗过多，发热，头面摇，卒口噤，背反张者，太阳兼阳明也。宜去风养血。

防风　当归　川芎　地黄各一两

每服一两，水三盏，煎至二盏，温服。

按：痉病，本太阳经病。太阳日久，势必传遍六经。然必兼乎太阳，二方治太阳兼少阳，太阳兼阳明，论证颇详，超越寻常万万。惜其于三阴之痉，独详太阴，连出五方，似欲推及少阴、厥阴而未明言。观其后三方项下云：手足厥冷，筋脉拘急，意可识矣。然终是三阴混同立治，未有精详。且三阴经既有阴痉矣，又岂无阳痉耶？此等处，合《尚论篇》三阴经细参，自为得师可矣。

海藏八物白术散　治伤寒，阴痉三日，面肿，手足厥冷，筋脉拘

急，汗不出，恐阴气内伤。

白术　茯苓　五味子各半两　桂心三分　麻黄半两　良姜一分　羌活半两　附子三分

每服四钱，水一大盏，姜五片，同煎至五分，去渣，温服无时。

按：此方乃太阳兼三阴之证治也。

海藏桂枝加芍药防风防己汤　治发热，脉沉而细者，附太阴也，必腹痛。

桂枝一两半　防风　防己各一两　芍药二两　生姜一两半　大枣六枚

每服一两，水三盏，煎至一盏半，去渣，温服。亦宜服小续命汤。

按：脉沉而细，未是太阳确证。少阴亦有发热者，服此方及小续命汤，恐有不对。

【点评】名小续命汤者众多，药物组成不一。大多用于治疗中风，半身不遂等。临床当据有是证用是方原则，辨证论治，灵活运用。

海藏附子散　治伤寒，阴痉，手足厥冷，筋脉拘急，汗出不止，头项强直，头摇，口噤。

桂心三钱　附子一两，炮　白术一两　川芎三钱　独活半两

每服三钱，水一盏，枣一枚，煎至五分。去渣，温服。

海藏桂心白术汤　治伤寒，阴痉，手足厥冷，筋脉拘急，汗出不止。

白术　防风　甘草　桂心　川芎　附子各等分

每服五钱，水二钟，生姜五片，枣二枚，同煎至七分。去渣，温服。

海藏附子防风散　治伤寒，阴痉，闭目合面，手足厥逆，筋脉拘急，汗出不止。

白术一两 防风 甘草 茯苓 附子 干姜各七钱五分 柴胡 五味各一两 桂心半两

每服三钱，生姜四片，同煎。去渣，温服。

按：三方俱用白术在内，原为太阴而设。然俱云汗出不止，则阳亡于外，津亡于内，方中每兼表散。何耶？况筋脉拘急，全赖阳气以柔和之，阴津以灌润之。方中两不相照，殊有未到也。

【点评】上述 3 方皆用白术，除喻氏认为"为太阴而设"外，据《神农本草经》记载，白术还有主"痉疸，止汗"等功效。又用附子、桂枝、干姜等温振阳气，散寒祛邪，治阴痉。喻氏选择海藏方作为治痉方剂，体现了推崇海藏学验的思想。

羚羊角散 此四方另选附益 治伤寒，阳痉，身热，无汗，恶寒，头项强直，四肢疼痛，烦躁，心悸，睡卧不得。

羚羊角屑 犀角屑 防风 茯神 柴胡 麦门冬 人参 葛根 枳壳 甘草炙，各二钱五分 石膏 龙齿各五钱

上咬咀，每服五钱，水一钟，煎至五分。去渣，温服，不拘时。

按：此方治阳痉，深得清解之法。

麦门冬散 治伤寒，阳痉，身体壮热，项背强直，心膈，烦躁，发热，恶寒，头面赤色，四肢疼痛。

麦门冬 地骨皮 麻黄去节 赤茯苓去皮 知母 黄芩 赤芍药 白鲜皮 杏仁麸炒，去皮尖 甘草炙 犀角屑，各七分半

上咬咀，每服五钱，水一大盏，煎至五分。去渣，温服，不拘时。

按：此方径用麻黄，不用防、柴、葛、枳，其意更深。但羚角、石膏，似不可少。

石膏散 治伤寒，阳痉，通身壮热，目眩，头痛。

石膏二两 秦艽去土 龙齿各一两，另研 犀角屑 前胡各半两

上㕮咀,每服五钱,水一大盏,入豆豉五十粒,葱白七茎,同煎至五分。去渣,入牛黄末一字,搅令匀,温服不拘时。

按:三方俱用龙齿之涩,似有未当,余药则各极其妙。此方用豆豉、葱白作引,调入牛黄末,更妙。

牛黄散 治伤寒,阳痉,发热,恶寒,头项强直,四肢拘急,心神烦躁。

牛黄另研 麝香另研 犀角屑 朱砂水飞 人参 赤茯苓 防风 芎䓖 甘草 麦门冬 桂心 地骨皮 天麻各二钱半

上为细末,研匀。每服二钱,竹沥调下,不拘时。

按:发热恶寒之证,邪在经络。此一方,直攻神明,何耶?即谓邪入心包,用犀、羚、牛黄足矣。何并朱砂、麝香而用之,毋乃开门延寇乎?

【点评】以上4方均出自《太平圣惠方》卷十,对临床治疗阳痉有参考意义。喻氏按语大多中肯,而对龙齿、朱砂、麝香的临床应用当据有是证用是药的原则,灵活应用。

海藏愈风汤 一名举卿古拜饮 治一切失血,筋脉紧急,产后与汗后搐搦。

荆芥为细末

先以炒大豆黄卷,以酒沃之,去黄卷,取清汁调前末三五钱,和渣服之。轻者一服,重者二三服即止。气虚者忌服。童便调亦可。

按:此海藏治风入血分之方,与痉病无涉。然而《金匮》有垂戒二条云:夫风病下之则痉,复发汗必拘急。又云:疮家虽身疼痛,不可发汗,汗出则痉。设使不发汗,但用此方治之,亦何遽成痉病耶?盖邪风从虚而入,补则补其邪,汗则伤其正,惟先服此出其风,随即补之,乃为要诀耳。以上治痉。

【点评】张山雷《本草正义》卷四《草部·荆芥》对本方有异义，录之供参考："孟诜治产后中风，身强直，研末酒服。寿颐按：产后风痉，角弓反张，古人亦无不谓是风寒外承，直犯太阳。《肘后》《千金》《外台》，皆用独活豆淋酒方。后人乃有华佗愈风散，一味荆芥炒末，豆淋酒调服，甚且隐其名曰举倾古拜散（即荆芥二字之反切），以为无上妙品。实则新产血虚，孤阳上冒，亦是脑神经病。荆芥辛凉，炒黄能导血下行，尚无不可。而酒是升散之性，万万不可误与。且不独产后为然，即大人小儿一切痉直强急卒暴之病，无一非神经激扰使然……"

人参泻肺汤 治热十五方　治肺经积热，上喘咳嗽，胸膈胀满，痰多，大便涩。

人参　黄芩　栀子仁　枳壳炒　薄荷　甘草　连翘　杏仁去皮尖
桑白皮　大黄　桔梗各等分

每服七钱，水二盏，煎八分。食后，通口服。

按：人参，肺热反能伤肺，此清肺经积热，以人参泻肺立名，可见泻其肺热，必不可伤其肺气也。况人参之温，以一味清凉，监之有余。如此大队寒下之药，不推之为君，其敢用乎？

【点评】本方出《袖珍方》卷三。《血证论》卷七《方解上》对本方曾有评论："人参、甘草又补土生金以主持之，补泻兼行，调停尽善。实从葶苈大枣汤套出，变泻水为泻火之法。凡上焦血滞痰凝，因火所致者，均可随证加减。"可供参考。

天门冬散　治肺壅，脑热，鼻干，大便秘涩。

天门冬去心　桑白皮　升麻　大黄　枳壳麸炒　甘草各八分　荆芥一钱

水二盏，煎八分，食后，温服。

按：此方药味，较前少减。然用升麻，且升且降，以散上焦壅热，可取。

半夏汤　治胆热，精神不守，热泄。

半夏曲　黄芩　军姜炮　远志去心　茯苓　生地黄各八分　黍米一合

酸枣仁微炒，研，八分

长流水二盏，煎八分。食后，温服。

按：此方虽曰治胆热，尚有未备，如柴胡、人参、青黛、羚羊角、猪胆汁之属，加入一二味为切。

【点评】半夏汤已有清胆热之品，若胆热盛可再酌加一二味。

赤茯苓汤　治膀胱实热，小便不通，口苦，舌干，咽肿不利。

赤茯苓　猪苓　葵子　枳实　瞿麦　木通　黄芩　车前　滑石

甘草各等分

水二盏，姜三片，煎八分。食前服。

按：此方不清肺热，颛利小便。且有降无升，上窍不开，徒开其下，是名霸道，是为劫法，庸医多蹈此。

【点评】本方"治膀胱实热"，以清利膀胱为主。方中有清肺之黄芩，临床可据证情灵活加减。

龙脑鸡苏丸　除烦热，郁热，肺热，咳嗽，吐血，鼻衄，血崩，消渴，惊悸，解酒毒、膈热，口臭，口疮，清心明目。

薄荷叶一两六钱　生地黄六钱，浸汁　麦门冬四钱　蒲黄炒　阿胶炒，各二钱　黄芪一钱　人参　木通各二钱　甘草钱半　银柴胡用木通浸二日，取汁入膏

上为末，用蜜三两炼过，后下地黄汁等药，熬成膏，丸如梧桐子大。每服二十丸，嚼碎，汤送下。

按：此丸两解气分血分之热，有益无损，宜常制用之。

【点评】本方为养阴清热益气之剂，适用于余热未尽、气阴虚者。

利膈散　治脾肺大热，虚烦上壅，咽喉生疮。

鸡苏叶　荆芥穗　防风　桔梗　牛蒡子炒　人参　甘草各一两

上为末，每服二钱，不拘时，沸汤点服。咽痛口疮甚，加僵蚕一两。

按：此方清上焦热，全用辛凉轻清之气，不杂苦寒降下之味，其见甚超，较凉膈散更胜。

地黄煎　治积热。

地黄汁四升三合　茯神　知母各四两　葳蕤四两　栝蒌根　生姜汁　鲜地骨皮　生麦冬汁　白蜜各二升　石膏八两　竹沥三合

上㕮咀，以水一斗零二升，先煮诸药，取汁三升。去渣，下竹沥、地黄、麦冬汁，缓火煎四五沸，下蜜、姜汁，微火煎至六升。初服四合，日三服，夜一服，加至五七合，四五月作散服之。

按：此方生津凉血，制火彻热，兼擅其长。再加人参，乃治虚热之圣方也。

碧雪　治一切积热，咽喉口舌生疮，心中烦躁，咽物妨闷，致咽闭壅塞。及天行时热，发强昏愦。

芒硝　朴硝　硝石　马牙硝　青黛　石膏　寒水石水研飞　甘草各等分

上将甘草煎汤二升，去渣，却入诸药再煎，用柳木棍不住手搅，令消溶得所。却入青黛和匀，倾入砂盆内候冷，结凝成霜，研为细末。每用少许，含化津咽，不拘时候。如觉喉壅闭塞，不能吞物者，即以小竹筒，吹药入喉中，即愈。

按：此方仿紫雪之制，而不用黄金、犀、羚等贵重之药，亦为简便。

消毒犀角饮　治大人小儿，内蕴邪热，痰涎壅盛，腮项结核，口舌生疮，及遍生疮疖，已溃未溃，并宜服之。

犀角_{磨汁}　防风_{各一钱}　鼠粘子_{炒，二钱}　荆芥穗_{一钱}　甘草_{炙，钱半}

水二盏，煎一盏。食后，温服。

按：此方颇清上焦蕴热，与利膈散略同。彼可多服，此可暂服耳。

四物二连汤　治血虚，虚劳，发热，五心烦热，昼则了明，夜则发热。

当归　生地黄　白芍药_{各一钱}　川芎　黄连　胡黄连_{各八分}

水盏半，加姜煎。

四顺清凉引子　治血热壅实，面赤，蕴结烦闷。

大黄　赤芍药　当归　甘草_{各一钱}

水盏半，煎八分。食远，通口服。

按：二方清血分之热，然惟实热可用，虚热则不宜用，恐伤其胃也。

【点评】四物二连汤治血虚发热，黄连、胡黄连同用，虚热、实热均可用。

牛黄膏　治热入血室，发狂心热，不认人者。

牛黄_{一钱}　朱砂　郁金_{各二钱}　脑子_{五分}　甘草　牡丹皮_{各二钱}

上为末，炼蜜丸皂角子大，新汲水化下。

按：此方乃清镇安神之剂。热由心包，袭入神明，不得已而用之也。

杨氏秦艽扶羸汤　治肺痿，骨蒸成劳，或嗽，或寒，或热，声哑不出，体虚自汗，四肢倦怠。

柴胡_{二钱}　人参　鳖甲_炙　秦艽　当归　地骨皮_{各一钱半}　半夏　紫菀　甘草_{一钱}

上㕮咀，水煎服。

按：此治少阳经久热成劳，气血两治之法。

局方当归补血汤 治肌热、躁热，目赤，面红，烦渴引饮，昼夜不息，其脉洪大而虚，重按全无。此脉虚、血虚也，若误服白虎汤必死，宜此主之。

黄芪　当归

上㕮咀，水煎。

按：此足三阴血分之病，若以肺气虚热，白虎汤法施之，则脾气从之下溜，转促其阴之亡耳。盖病深之人，服药中窍，未必效。一不当而追之不及矣，可不辨哉！

再按：人身热病最多，盖素蕴之热，挟天时之热而横发耳。是则胃气清和，遇暄热而不觉其热者，乃为平人。迨至积热既久，然后治之，已为失算，况于药不对病乎！所以肥人之病，多因血肉过盛，而积饮食之热。瘦人之病，因津液素衰，而生火炎之热。治肥人之热，虑虚其阳。治瘦人之热，虑虚其阴，未可执方妄施矣。兹所录方各宜自为推广。至表里之热，及升阳滋阴等法，各有颛方，此不及。

再按：大腑实热，腹胀不通，口舌生疮，有生姜泻心汤一法。大奇！用生姜、橘皮、竹茹、黄芩、栀子仁、白术各三两，桂心一两，茯苓、芒硝各二两，生地黄十两。㕮咀，入大枣煎，每服一两。盖必阴虚血燥，火热难伏，为从治耳。因推《金匮》肾气丸，童子亦可服附桂者，不过从治法。虚热得除，可多服哉。以上治痊热。

【点评】此"生姜泻心汤"出《备急千金要方》卷第十八《大肠腑·大肠虚实第二》，名生姜泄肠汤，清大肠实热为主。

以上大多为治热证之方，喻氏进行了分析阐述，对临床有参考意义。

金匮麻黄白术汤方 论见前，治湿十五方

麻黄三两，去节　桂枝二两　甘草一两，炙　杏仁七十个，去皮尖　白术

四两

上五味，以水九升，先煮麻黄减二升，去上沫，内诸药，煮取二升半。去查，温服八合，覆取微似汗。

桂枝附子汤方 论见前

桂枝四两　生姜三两　附子三枚，炮，去皮，切八片　甘草二两　大枣十二枚

上五味，以水六升，煮取二升。去查，分温三服。

白术附子汤方

白术二两　附子一枚半　甘草一两，炙　生姜一两半　大枣六枚

上五味，以水三升，煮取一升。去渣，分温三服。一服觉身痒，半日再服，三服都尽。其人如猬状勿怪，即是术、附并走皮中逐水气，未得除故耳。

金匮甘草附子汤方 论在前

甘草二两，炙　附子二个　白术二两　桂枝四两

上四味，以水六升，煮取三升。去查，温服一升，日三服。初服得微汗则解。能食，汗出复烦者，服五合。恐一升多者，服六七合为妙。

金匮麻黄杏子薏苡甘草汤方

病者一身尽痛发热，日晡所剧者，名风湿。此病伤于汗出当风，或久伤取冷所致也。可与麻黄杏子薏苡甘草汤。

麻黄去节，泡，四两　甘草一两，炙　薏苡仁半斤　杏仁七十粒，去皮尖，炒

上剉麻豆大，每服四钱匕，水盏半，煮八分。去查，温服。有微汗避风。

金匮防己黄芪汤

防己一两　甘草半两，炒　白术七钱半　黄芪一两二钱半

上剉麻豆大，每抄五钱匕①，生姜四片，大枣一枚，水盏半，煎八分。去查温服，良久再服。喘者加麻黄半两。胃中不和者，加芍药

---

① 匕：原作"七"，四库本同。据文理改。

三分。气上冲，加桂枝三分。下有沉寒者，加细辛三分。服后当如虫行皮中，从腰下如水暖，坐被上，又以一被绕腰以下，温令微汗差。

【点评】以上为《金匮要略》方，体现了喻氏推崇仲景学术思想。

和剂五积散 治感冒寒邪，头疼，身痛，项背拘急，恶寒，呕吐，或有腹痛。又治伤寒发热，头疼，恶风。无问内伤生冷，外感风寒，及寒湿客于经络，腰脚酸疼，及妇人经血不调，或难产并治。

白芷 茯苓 半夏_{汤洗七次} 当归 川芎 甘草_炒 肉桂 芍药_{各三两} 枳壳_{麸炒} 麻黄_{去节} 陈皮_{去白，各六两} 桔梗_{十二两} 厚朴_{姜炒} 干姜_{炮，各四两} 苍术_{米泔浸，去皮，二十四两}

上㕮咀，每服四钱，水一盏，姜三片，葱白三根，煎七分，热服。胃寒用煨姜，挟气加茱萸，妇人调经催生加艾醋。

按：此一方，能治多病，粗工咸乐用之。而海藏云：麻黄、桂、芍、甘草，即各半汤也。苍术、甘草、陈皮、厚朴，即平胃散也。枳壳、桔梗、陈皮、茯苓、半夏，即枳桔二陈汤也。又川芎、当归治血，兼干姜、厚朴散气，此数药相合，为解表温中泄湿之剂，去痰消痞调经之方。虽为内寒外感表里之分所制，实非仲景表里、麻黄、桂枝、姜附之的方也。主积冷、呕泄、时疫。项背拘急加葱白、豆豉，厥逆加吴茱萸，寒热咳逆加枣，妇人难产加醋。始知用之非一途也，惟知活法者其择之。由海藏所云观之，可见里急者治先其里，表急者治先其表，毋取于两头忙矣。

活人败毒散

羌活 独活 前胡 柴胡 芎䓖 枳壳 白茯苓 桔梗 人参_{以上各一两} 甘草_{半两}

上为细末，每服二钱，水一盏，入生姜三片，煎至七分，温服。或沸汤点亦得。治伤寒，瘟疫，风湿，风眩，拘蜷风痰，头疼目眩，四肢痛，增寒①，壮热，项强睛疼，及老人、小儿皆可服。或瘴烟之地，或瘟疫时行，或人多风痰，或处卑湿脚弱，此药不可缺也。日二三服，以知为度。烦热、口干，加黄芩。

昌鄙见《三气门》中，推此方为第一，以其功之著也。雷公问黄帝曰：三阳莫当，何谓也？帝曰：三阳并至，如风雨，如霹雳，故人莫能当也。然则夏月三气聚合，其为病也，岂同一气之易当乎？人感三气而病，病而死，其气互传，乃至十百千万，则为疫矣。倘病者日服此药二三剂，所受疫邪，不复留于胸中，讵不快哉！方中所用皆辛平，更以人参大力者，负荷其正，驱逐其邪，所以活人百千万亿。奈何庸医俗子，往往减去人参不用，曾与众方有别而能活人耶？

【点评】喻氏用活人败毒散常倍人参，认为疫邪易染之人，体必素虚，非得人参之力以驱邪，邪必不去。此外，用柴胡而不用前胡，用羌活而不用独活，盖体虚之人不敢用复药表汗。对临床有参考价值。

清热渗湿汤

黄柏盐水炒，二钱　黄连　茯苓　泽泻各一钱　苍术　白术各一钱半甘草五分

水二钟，煎八分服。如单用渗湿，去黄连、黄柏，加橘皮、干姜。

昌阅此一方，差合鄙意。以夏月所受之湿为热湿、暑湿，而群方所主之药多在寒湿、风湿，殊不慊耳。方后云云，乃是去寒增热，依样葫芦矣。

【点评】本方适用于湿热，去黄连、黄柏，加橘皮、干姜，适

---

① 增寒：即"憎寒"。增，通"憎"，厌恶。《论衡·问孔》："不惧季氏增邑不隐讳之害，独畏答懿子极言之罪，何哉？"

用于寒湿。

二术四苓汤　治诸湿肿满，一身尽痛，发热，顿闷，二便不利。

白术　苍术　茯苓　猪苓　泽泻　黄芩　羌活　芍药　栀子仁
甘草各等分

水三盏，姜三片，灯心一撮，煎服。

此方通治表里湿邪，从水道出，兼清暑热之气，所宜遵也。

桂苓甘露饮　治湿热内甚，烦渴，泻利，小便涩，大便急，霍乱
吐下，头痛，口干。方见本门。

羌活胜湿汤　治脊痛项强，腰如折，项如拔，上冲头痛，乃足太
阳经气不行，此方主之。

羌活　独活各一钱　藁本　防风各一钱半　荆子　川芎　甘草炙，各
四分

水二盏，煎八分。食后，温服。

按：湿上甚而热，汗之则易，下之则难。故当变其常法而为表
散，此方得之。

续随子丸　治肺经有湿，通身虚肿，满闷不快，或咳，或喘。

人参　汉防己　赤茯苓　寒食面包，煨　槟榔　木香各半两　葶苈
四两，炒　续随子一两　海金砂半两

上为末，枣肉丸梧子大。每三十丸，桑白皮汤下。

按：攻下之方，多过于峻。此治肺经病，以人参为君，海金砂散
以白术为君，差可耳。

除湿汤　治寒湿所伤，身体重着，腰脚酸疼，大便溏泄，小便或
涩或利。

半夏曲炒　厚朴姜制　苍术米泔制，各二钱　藿香叶　陈皮去白　白茯
苓各一两　甘草炙，七钱　白术生用，一两

上咬咀，每服四钱，水一盏，姜七片，枣一枚，煎七分。食前
温服。

按：脾恶湿，湿从下入而伤其脾，是以身重足软，小便涩，大便反利。不温其脾，湿无由去，当以此方加清热利水药。

【点评】除湿汤治寒湿证，若兼热邪方可加清热利水药。

白术酒 治中湿，骨节疼痛。

白术一两

酒三盏，煎一盏，不拘时频服。不能饮酒，以水代之。

按：此方颛一理脾，不分功于利小便。盖以脾能健运，湿自不留而从水道出耳。然则胃中津液不充，不敢利其小便者，得此非圣药乎？

【点评】本方以酒代水煎煮白术，有特殊意义。除白术健脾运湿外，又能活血通络以止痛。以上为治湿之方，临床可供参考。

金匮白虎加人参汤 有论，治暑三十二方

知母六两　石膏一斤　甘草二两　粳米一合　人参三两

上五味，以水一斗，煮米熟汤成。去渣，温服一升，日三服。

金匮瓜蒂汤 有论

瓜蒂二七个

上剉，以水一升，煮取五合。去滓，顿服。

清暑益气汤 东垣方　治夏月暑热蒸人，人感之四肢倦怠，胸满气促，肢节疼，或气高而喘，身热而烦，心下痞胀，小便黄数，大便溏泄或痢，口渴，不思饮食，自汗体重。

人参　黄芪　升麻　苍术各一钱　白术　神曲各五分　陈皮　炙甘草　黄柏　麦门冬　当归　干葛　五味子　泽泻　青皮各三分

上，水煎，温服。

【点评】清暑益气汤功效偏于益气，被后世称为"有清暑之名，无清暑之实"。临床当据证情辨证论治，灵活加减。

诸方总论见前。

人参益气汤 东垣 治暑热伤气，四肢倦怠，嗜卧，手指麻木。

人参一钱二分 黄芪二钱 白芍药七分 甘草一钱 五味子三十粒 柴胡六分 升麻五分

上，水煎服。

生脉散 治热伤元气，肢体倦怠，气短懒言，口干作渴，汗出不止。或湿热大行，金为火制，绝寒水生化之源，致肢体痿软，脚欹，眼黑，最宜服之。

人参 麦门冬 五味子各等分

上，水煎服。

竹叶石膏汤 治暑热，烦躁。

石膏一两 半夏二钱 人参 麦门冬各三钱 甘草二钱 竹叶二十个，揉碎

上，姜三片，水煎服。

黄芪人参汤 并加减法

黄芪一钱，自汗过多者加一钱 人参 白术各五分 苍术五分，无汗一钱 橘皮不去白 甘草 当归身酒洗 麦门冬各二分 黄柏 神曲炒，各三分 升麻六分 五味子九粒

水二盏，煎一盏。去渣，稍热食远，或空心服之。忌酒、湿面、大料物之类，及过食冷物。如心下痞闷，加黄连二三分；胃脘当心痛，减大寒药，加草豆蔻仁五分；胁下痛或缩急，加柴胡二三分；头痛，目中溜火，加黄连二三分，川芎三分；头目不清利，上壅下热，加蔓荆子三分，藁本二分，细辛一分，川芎三分，生地黄二分。如气短，精神少，梦寐间困乏无力，加五味子九粒；大便涩，隔一二日不见，致食少、食不下，血中伏火而不得润也，加当归身、生地黄各五

分，桃仁三粒，去皮尖，麻子仁研泥，五分。如大便通行，所加之药勿再服。如大便又不快利，勿用别药，少加大黄五分，煨。如久不利，非血结血闭而不通也，是热则生风，其病人必显风证，单血药不可复加，只宜常服黄芪人参汤，外用羌活、防风各五钱，水四盏，煎至一盏，去渣，空心服之，大便必大走也，一服便止。胸中气滞，加青皮，倍陈皮，去其邪气。此病本元气不足，惟当补元气，不当泻之。气滞太甚，或补药太过，或心下有忧滞郁结之事，更加木香二三分，砂仁二三分，白豆蔻二分，与正药同煎服。腹痛，不恶寒者，加芍药五分，黄芩二分，却减五味子。

【点评】黄芪人参汤加减法多种，对临床有参考意义。

香薷饮　治一切暑热，腹痛，或霍乱，吐利，烦心等证。

香薷一斤　厚朴制　白扁豆炒，各半斤

每服五钱，水盏半，煎八分。不拘时温服。

五物香薷饮　驱暑和中。

即前方少加茯苓、甘草也。

黄连香薷饮

黄连四两　香薷一斤　厚朴半斤

每服四钱，如前服。

十味香薷饮　治伏暑，身体倦怠，神昏，头重，吐利。

香薷　人参　陈皮　白术　茯苓　黄芪　木瓜　厚朴　扁豆　甘草各五钱

咬咀，水煎，每服一两。

宣明桂苓甘露饮　共八味

茯苓　泽泻各一两　白术　石膏　寒水石各一两　滑石澄，四两　猪苓　肉桂各五钱

上为末，每服三钱，温汤调下。

子和桂苓甘露饮　治伏暑，发渴，脉虚，水逆滞。共十二味。

即前方加人参、甘草、干葛各一两，藿香、木香各一钱，减桂只用一钱，猪苓不用。

桂苓丸　治冒暑，烦渴，饮水过多，心腹胀满，小便赤少。

肉桂　茯苓各一两

上为末，蜜丸，每两作十丸。每细嚼一丸，白汤下。

五苓散 加人参一钱名春泽汤　治暑湿为病，发热，头疼，烦躁而渴。

白术　猪苓　茯苓各两半　泽泻二两半　肉桂一两

上为末，每服三二钱，热汤调下。

辰砂五苓散　加辰砂等分，减桂三之一。

益元散 即天水散　治伤寒，表里俱热，烦渴口干，小便不通，及霍乱吐泻，下利肠澼。偏主石淋，及妇人产难，催生下乳神效。

桂府①滑石腻白者，六两　粉草一两

上为极细末，每服三钱，白汤调下，新水亦得。加薄荷末少许名鸡苏散，加青黛末少许名碧玉散，治疗并同，但以回避世俗之轻侮耳。加辰砂少许，名辰砂益元散。

【点评】《伤寒标本心法类萃》本方又名六一散。

通苓散　治伤暑，潮热，烦渴，小便不利。

麦门冬　淡竹叶　车前穗　灯芯各等分

水煎服。

三黄石膏汤

黄连二钱　黄柏　山栀　玄参各一钱　黄芩　知母各一钱五分　石膏三钱　甘草七分

水煎服。

---

① 府：原作"麻"，据四库本改。桂府滑石，李时珍《本草纲目》："滑石……山东蓬莱县桂府村所出者亦佳，故医方有桂府滑石，与桂林者同称也。"

白虎加苍术汤

即本方不用人参，加苍术二两，增水作四服。

六和汤 治心脾不调，气不升降，霍乱吐泻，寒热交作，伤寒阴阳不分，冒暑，伏热，烦闷，或成痢疾，中酒，烦渴，畏食。

香薷二钱 砂仁 半夏汤洗七次 杏仁去皮尖 人参 甘草炙，各五分 赤茯苓 藿香 白扁豆姜汁略炒 厚朴姜制 木瓜各一钱

水二钟，姜五片，红枣二枚，煎一钟。不拘时服。

【点评】汪昂《医方集解·和解之剂》曰："六和者，和六气也……盖风、寒、暑、湿、燥、火之气，夏月感之为多，故用诸药匡正脾胃，以拒诸邪而平调之也。"可供参考。

却暑散

赤茯苓 甘草生，各四两 寒食面 生姜各一斤

上为细末，每服二钱，不拘时，新汲水或白汤调服。

消暑丸 治伏暑引饮，脾胃不利。

半夏一斤，用醋五升煮干 甘草生用 茯苓各半斤

上为末，姜汁糊丸，毋见生水，如桐子大。每服五十丸，不拘时，热汤送下。中暑为患，药下即苏。伤暑发热，头疼，服之尤妙。夏月常服止渴，利小便，虽饮水多，亦不为害。应时暑药，皆不及此。若停痰饮，并用生姜汤下，入夏之后，不可缺此。

枇杷叶散 治中暑伏热，烦渴引饮，呕哕恶心，头目昏眩。

枇杷叶去毛，炙 陈皮去白，焙 丁香 厚朴去皮，姜汁炙，各半两 白茅根 麦门冬 干木瓜 甘草 香薷各一钱半

上捣罗为末，每服二钱，水一盏，生姜三片，煎七分，温服，温汤调服亦得。如烦躁，用井花水调下。小儿三岁以下，可服半钱，更量大小加减。

泼火散 即地榆散 治中暑，昏迷，不省人事欲死者。并治伤暑，

烦躁，口苦，舌干，头痛，恶心，不思饮食，及血痢。

地榆　赤芍药　黄连　青皮_{去白，各等分}

每服三钱，浆水调服。若血痢，水煎服。

【点评】泼火散着重治血痢。

香薷丸　治大人小儿伤暑伏热，燥渴瞀闷，头目昏眩，胸膈烦满，呕哕恶心，口苦舌干，肢体困倦，不思饮食，或发霍乱，吐利转筋。

香薷_{一两}　苏叶_{各五钱}　甘草_{炙赤}　檀香_剉　丁香_{各二钱半}

上为细末，炼蜜为丸，每两作三十丸。每服一丸，细嚼，温汤下。

酒煮黄连丸　治伏暑，发热，呕吐，恶心。并治膈热，解酒毒，厚肠胃。

黄连_{十二两}　好酒_{五斤}

上将黄连以酒煮干，研为末。滴水丸如梧桐子大。空心，送下三五十丸。

水葫芦丸　治冒暑毒，解烦渴。

川百药煎_{三两}　人参_{二钱}　麦门冬　乌梅肉　白梅肉　干葛　甘草_{各半两}

上为细末，面糊为丸，如鸡头实大。含化一丸，夏月出行，可度一日。

按：孔明五月渡泸，深入不毛，分给此丸于军士，故名水葫芦。孟德遥指前有梅林，失于未备耳。

【点评】水葫芦丸为益气养阴生津之剂，适用于气阴或气津两伤者。

缩脾饮　消暑气，除烦渴。

缩砂仁　乌梅肉_净　草果_{煨，去皮}　甘草_{炙，各四两}　干葛　白扁豆_{去皮，炒，各二两}

每服四钱，水一碗，煎八分。水澄冷服以解烦。或欲热欲温，任意服。代熟水饮之，极妙。

大顺散　治冒暑，伏热，引饮过多，脾胃受湿，水谷不分，清浊相干，阴阳气逆，霍乱呕吐，脏腑不调。

甘草　干姜　杏仁_{去皮尖}　桂枝_{去皮}

上先将甘草用白砂炒，次入姜，却下杏仁炒过，筛去沙净，合桂为末。每服二三钱，汤点服。

冷香饮子　治伤暑，渴，霍乱，腹痛，烦躁，脉沉微或伏。

附子_炮　陈皮_{各一钱}　草果　甘草_{炙，各一钱半}

水盏半，姜十片，煎八分。去渣，井水顿冷服。

大黄龙丸　治中暑，身热，头疼，状如脾寒，或烦渴，呕吐，昏闷不食。

舶上硫黄　硝石_{各一两}　白矾　雄黄　滑石_{各半两}　白面_{四两}

上五味研末，入面和匀，滴水丸，如梧子大。每服三十丸，新井水下。管见云：有中喝昏死，灌之立苏。

伤燥门[①]　论一首　法十一条　律五条

秋燥论

喻昌曰：燥之与湿，有霄壤之殊。燥者，天之气也。湿者，地之气也。水流湿，火就燥，各从其类，此胜彼负，两不相谋。春月地气

---

① 伤燥门：本篇四库本位于卷八。

动而湿胜，斯草木畅茂。秋月天气肃而燥胜，斯草木黄落。故春分以后之湿，秋分以后之燥，各司其政。今指秋月之燥为湿，是必指夏月之热为寒然后可。奈何《内经》病机一十九条，独遗燥气。他凡秋伤于燥，皆谓秋伤于湿。历代诸贤随文作解，弗察其讹，昌特正之。大意谓春伤于风，夏伤于暑，长夏伤于湿，秋伤于燥，冬伤于寒。觉六气配四时之旨，与五运不相背戾，而千古之大疑始一抉也。然则秋燥可无论乎？夫秋不遽燥也。大热之后，继以凉生，凉生而热解，渐至大凉，而燥令乃行焉。《经》谓阳明所至，始为燥，终为凉者，亦误文也。岂有新秋月华露湛，星润渊澄，天香遍野，万宝垂实，归之燥政？迨至山空月小，水落石出，天降繁霜，地凝白卤，一往坚急劲切之化，反谓凉生，不谓燥乎？或者疑燥从火化，故先燥而后凉，此非理也。深乎！深乎！上古《脉要》曰：春不沉，夏不弦，秋不数，冬不涩，是谓四塞。谓脉之从四时者，不循序渐进，则四塞而不通也。所以春、夏、秋、冬孟月之脉，仍循冬、春、夏、秋季月之常，不改其度。俟二分二至①以后，始转而从本令之王气，乃为平人顺脉也。故天道春不分不温，夏不至不热，自然之运，悠久无疆。使在人之脉，方春即以弦应，方夏即以数应，躁促所加，不三时而岁度终矣。其能长世乎？即是推之，秋月之所以忌数脉者，以其新秋为燥所胜，故忌之也。若不病之人，新秋而脉带微数，乃天真之脉，何反忌之耶？且夫始为燥，终为凉，凉已即当寒矣，何至十月而反温耶？凉已反温，失时之序，天道不几顿乎？不知十月之温，不从凉转，正从燥生。盖金位之下，火气承之，以故初冬常温，其脉之应，仍从乎金之涩耳。由涩而沉，其涩也，为生水之金。其沉也，即为水中之金矣。珠辉玉映，伤燥云乎哉？

　　然新秋之凉，方以却暑也。而夏月所受暑邪，即从凉发。《经》

----

　　①　二分二至：此指春分、秋分，夏至、冬至。

云：当暑汗不出者，秋成风疟。举一疟，而凡当风取凉，以水灌汗，乃至不复汗而伤其内者，病发皆当如疟之例治之矣。其内伤生冷成滞下者，并可从疟而比例矣。以其原来皆暑湿之邪，外内所主虽不同，同从秋风发之耳。若夫深秋燥金主病，则大异焉。《经》曰：燥胜则干。夫干之为害，非遽赤地千里也。有干于外而皮肤皱揭者，有干于内而精血枯涸者，有干于津液而营卫气衰，肉烁而皮着于骨者。随其大经、小络所属，上下、中外、前后，各为病所。燥之所胜，亦云熯矣。至所伤则更厉。燥金所伤，本摧肝木，甚则自戕肺金。盖肺金主气，而治节行焉。此惟土生之金，坚刚不挠，故能生杀自由，纪纲不紊。若病起于秋而伤其燥，金受火刑，化刚为柔，方圆且随型埴①，欲仍清肃之旧，其可得耶？《经》谓：咳不止而出白血者死。白血，谓色浅红，而似肉似肺者。非肺金自削，何以有此？试观草木菁英可掬，一乘金气，忽焉改容，焦其上首。而燥气先伤上焦华盖，岂不明耶？详此，则病机之"诸气膹郁，皆属于肺""诸痿喘呕，皆属于上"二条明指燥病言矣。《生气通天论》谓：秋伤于燥，上逆而咳，发为痿厥。燥病之要，一言而终，与病机二条适相吻合。只以误传伤燥为伤湿，解者竟指燥病为湿病，遂至经旨不明。今一论之，而燥病之机，了无余义矣。其左胠胁痛，不能转侧，嗌干面尘，身无膏泽，足外反热，腰痛，惊骇，筋挛，丈夫㿗疝，妇人少腹痛，目昧眦疡，则燥病之本于肝，而散见不一者也。

《内经》燥淫所胜，其主治必以苦温者，用火之气味而制其胜也。其佐以或酸或辛者，临病制宜。宜补则佐酸，宜泻则佐辛也。其下之亦以苦温者，如清甚生寒，留而不去，则不当用寒下，宜以苦温下之。即气有余，亦但以辛泻之，不以寒也。要知金性畏热，燥复畏寒，有宜用平寒而佐以苦甘者，必以冷热和平为方，制乃尽善也。又

---

①　型埴：铸造器物所用模型。

六气凡见下承之气，方制即宜少变。如金位之下，火气承之，则苦温之属宜减，恐其以火济火也。即用下，亦当变苦温而从寒下也。此《内经》治燥淫之旨，可赞一辞者也。至于肺气膹郁，痿喘呕咳，皆伤燥之剧病，又非制胜一法所能理也。兹并入燥门，细商良治，学人精心求之，罔不获矣。若但以润治燥，不求病情，不适病所，犹未免涉于粗疏耳。

《痹论》云，阴气者，静则神藏，躁则消亡。下文但言饮食自倍，肠胃乃伤，曾不及于肺也。其所以致燥而令阴气消亡之故，引而未发也。至《灵枢》云：形寒饮冷则伤肺，始知伤肺关于寒冷矣。可见肺气外达皮毛，内行水道，形寒则外寒从皮毛内入，饮冷则水冷从肺中上溢，遏抑肺气，不令外扬下达，其治节不行，周身之气无所禀仰而肺病矣。究竟肺为娇脏，寒冷所伤者十之二三，火热所伤者十之七八。寒冷所伤，不过裹束其外。火热所伤，则更消烁其中。所以为害倍烈也。然火热伤肺，以致诸气膹郁，诸痿喘呕而成燥病。百道方中，率皆依样葫芦，如乌药、香附、紫苏、半夏、茯苓、厚朴、丁、沉、诃、蔻、姜、桂、蓬、棱、槟榔、益智之属，方方取足。只因《内经》脱遗燥证，后之无识者，竟皆以燥治燥，恬于操刃，曾不顾阴气之消亡耳。

虽以东垣之大贤，其治燥诸方，但养荣血，及补肝肾亏损，二便闭结而已，初不论及于肺也。是非谓中、下二焦有燥病，而上焦独无也。不过阙经旨伤湿之疑，遂因仍不察耳。夫诸气膹郁之属于肺者，属于肺之燥，非属于肺之湿也。苟肺气不燥，则诸气禀清肃之令，而周身四达，亦胡致膹郁耶？诸痿喘呕之属于上者，上亦指肺，不指心也。若统上焦心肺并言，则心病不主痿喘及呕也。惟肺燥甚，则肺叶痿而不用，肺气逆而喘鸣，食难过膈而呕出，三者皆燥证之极者也。《经》文原有"逆秋气，则太阴不收，肺气焦满"之文，其可称为湿病乎？更考东垣治肺消方中，引用白豆蔻、荜澄茄，及治诸气方中，杂用辛香行气之药，觉于伤燥一途，有未悉耳。又如丹溪折衷杂证，为后代所宗，亦无一方一论及于肺燥。但于热郁汤下，云有阴虚而得之者，有胃虚食冷物，抑遏阳气于脾土中而得之者，其治法皆见发热条中。此治非阴虚非阳陷，亦不发热，而常自蒸蒸不解者。夫蒸蒸不解，非肺气为热所内蒸而不能外达耶？方用连翘、薄荷叶、黄芩、山栀仁、麦门冬、甘草、郁金、瓜蒌皮穰八味，竹叶为引。方后复设为问答云：何不用苍术、香附、抚芎？曰：火就燥，燥药皆能助火，故不用也。似此一方，示不欲以燥助火之意。于热郁之条，其不敢以燥益燥，重伤肺金，隐然可会。何为不立燥病一门，畅发其义耶？又如缪仲醇治病，所用者，无非四君、四物，二冬、二母，沙参、玄参，黄芪、山药，苏子、橘红，桑叶、枇杷叶，杏仁、枣仁，扁豆、莲心，瓜蒌、五味，升、葛、柴、前，芩、连、栀、柏，滑石、石膏，菊花、枸杞，牛膝、续断，薏苡、木瓜，胡麻、首乌，豆豉、霜梅、胶饴之属。千方一律，不过选择于此。增入对证一二味，自成一家。识者称其不尽用方书所载，投之辄效，盖独开门户者也。又有称其精于本草，择用五六十种无过之药，屡获奇验，无以多为者。昌谓不然。世之患燥病者多，仲醇喜用润剂，于治燥似乎独开门户，然亦聪明偶合，未有发明，可以治内伤之燥，不可以治外感之燥，何况风寒暑湿哉？节取其长可矣。

《内经》云：心移热于肺，传为鬲消。肺燥之繇来者远矣。苟其人肾水足以上升而交于心，则心火下降而交于肾，不传于肺矣。心火不传于肺，曾何伤燥之虞哉？即肾水或见不足，其肠胃津血足以协济上供，肺亦不致过伤也。若夫中下之泽尽竭，而高源之水，犹得措于不倾，则必无之事矣。所以《经》文又云：二阳结，谓之消。手阳明大肠，热结而津不润。足阳明胃，热结而血不荣，证成消渴。舌上赤裂，大渴引饮，与心移热于肺，传为鬲消，文虽异而义则一也。治鬲消者，用白虎加人参汤颙救其肺，以施于诸气膹郁，诸痿喘呕，罔不合矣。学人可不知引伸触类，以求坐进此道耶？

《阴阳别论》云：二阳之病发心脾，有不得隐曲，男子少精，女子不月，其传为风消，其传为息贲，死不治。此亦肺燥所繇来，而未经揭出者。夫燥而令男子精液衰少，女子津血枯闭，亦云极矣。然其始，但不利于隐曲之事耳。其既则胃之燥传入于脾而为风消，风消者，风热炽而肌肉消削也。大肠之燥传入于肺而为息贲，息贲者，息有音而上奔不下也。是则胃肠合心脾以共成肺金之燥。三脏二腑，阴气消亡殆尽，尚可救疗乎？夫由心之肺，已为死阴之属。然脾气散二阳之精，上输于肺，犹得少苏涸鲋[1]。今以燥之为害，令生我者尽转而浚我之生，故直断为死不治也。从前愦愦，特绎明之。

病机十九条内云：诸涩枯涸，干劲皴揭，皆属于燥。燥金虽为秋令，虽属阴经，然异于寒湿，同于火热。火热胜则金衰，火热胜则风炽，风能胜湿，热能耗液，转令阳实阴虚，故风火热之气，胜于水土而为燥也。

肝主于筋，风气自甚，燥热加之，则液聚于胸膈，不荣于筋脉而筋燥，故劲强紧急而口噤，或瘈疭昏冒僵仆[2]也。

风热燥甚，怫郁在表而里气平者，善伸数欠，筋脉拘急，或时恶寒，或筋惕而搐，脉浮数而弦。若风热燥并郁甚于里，则必为烦满，必为闷结，故燥有表里气血之分也。

至于筋缓不收，痿痹不仁，因其风热胜湿，为燥日久，乃燥病之甚者也。至于诸气膹郁，诸痿喘呕，皆属于肺。金从燥化，金且自病，而肺气日见消亡，又何论痿痹乎？

五脏五志之火，皆有真液以养之，故凝聚不动。而真液尤赖肾之阴精、胃之津液，交灌于不竭。若肾胃之水不继，则五脏之真阴随耗。五志之火，翕然内动，而下、上、中三消之病作矣。河间云：燥

---

① 涸鲋：喻处于困境中急待救援的人。此喻濒危之肺脏。

② 僵仆：倒下。

太甚而脾胃干涸，则成消渴，亦其一也。

燥病必渴，而渴之所属各不同。有心肺气厥而渴，有肝痹而渴，有脾热而渴，有肾热而渴，有胃与大肠结热而渴，有小肠痹热而渴。有因病疟而渴，有因素食肥甘而渴，有因醉饮入房而渴，有因远行劳倦遇大热而渴，有因伤害胃干而渴，有因风而渴。五脏部分不同，病之所遇各异，其为燥热亡液则一也。另详消渴门。

治燥病者，补肾水阴寒之虚，而泻心火阳热之实，除肠中燥热之甚，济胃中津液之衰，使道路散而不结，津液生而不枯，气血利而不涩，则病日已矣。

肾恶燥，急食辛以润之。故肾主五液，津则大便如常。若饥饱劳逸，损伤胃气及食辛热味厚之物，而助火邪，伏于血中，耗散真阴，津液亏少，故大便结燥。仲景云：小便利，大便硬，不可攻下，以脾约丸润之。戒轻下而重伤津液也。然脏结复有阳结阴结之不同，阳结者以辛凉润之，阴结者以辛温润之，其辨又在微芒之间矣。

【点评】喻氏认为"燥之与湿，有霄壤之殊。燥者，天之气也。湿者，地之气也……各从其类……春月地气动而湿胜，斯草木畅茂。秋月天气肃而燥胜，斯草木黄落。故春分以后之湿，秋分以后之燥，各司其政"，而《内经》病机一十九条"独遗燥气"。指出《素问·生气通天论》"秋伤于湿，上逆而咳"等是伤于燥邪之燥病，故认为"春伤于风，夏伤于暑，长夏伤于湿，秋伤于燥，冬伤于寒。觉六气配四时之旨，与五运不相背戾，而千古之大疑始一抉"，提出了秋燥论，并据《内经》"燥胜则干"的理论，阐述了燥病的临床表现，并对燥病治疗提出了忌用辛香行气，避免助燥伤津，不能只用润剂润燥，务除燥邪之根源的观点。喻氏的"秋燥论"丰富了中医学理论，具有临床实用价值。所创的清燥救肺汤，至今为临床广泛应用。

律五条

凡秋月燥病，误以为湿治者，操刃之事也。从前未明，咎犹可逭，今明知故犯，伤人必多。孽镜当前，悔之无及。

凡治燥病，燥在气而治血，燥在血而治气，燥在表而治里，燥在里而治表，药不适病，医之过也。

凡治杂病，有兼带燥证者，误用燥药，转成其燥，因致危困者，医之罪也。

凡治燥病，须分肝肺二脏见证。肝脏见证，治其肺燥可也。若肺脏见证，反治其肝，则坐误矣，医之罪也。肝脏见燥证，固当急救肝叶，勿令焦损。然清其肺金，除其燥本，尤为先务。若肺金自病，不及于肝，即颛力救肺。焦枯且恐立至，尚可分功缓图乎？

凡治燥病，不深达治燥之旨，但用润剂润燥，虽不重伤，亦误时日，只名粗工，所当戒也。

【点评】喻氏告诫医者避免将秋月燥病误作湿治，要辨清燥邪所在病位，注重脏腑之间的关系，除其燥之根源，避免以燥治燥，燥之更燥。可供参考。

燥门诸方

滋燥养荣丸　治皮肤皴揭，筋燥爪干。

当归_{酒洗，二钱}　生地黄　熟地黄　白芍药　秦艽　黄芩_{各一钱半}
防风_{一钱}　甘草_{五分}

水煎服。

大补地黄丸　治精血枯涸，燥热。

黄柏_{盐、酒炒}　熟地黄_{酒蒸，各四两}　当归_{酒洗}　山药　枸杞子_{甘州佳，}

各三两　知母盐、酒炒　山茱肉　白芍药各二两　生地黄二两五钱　肉苁蓉酒浸　玄参各一两半

上为细末，炼蜜丸如桐子大。每服七八十丸，空心，淡盐汤送下。

东垣润肠丸　治脾胃中伏火，大便秘涩，或干燥闭塞不通，全不思食。乃风结秘，皆令闭塞也。以润燥和血疏风，自然通矣。

麻子仁另研①　桃仁另研　羌活　当归尾　大黄煨，各半两　皂角仁　秦艽各五钱

上除另研外，为细末。五上火，炼蜜丸如桐子大。每三五十丸，食前白汤下。又有润燥丸一方，本方加郁李仁、防风。

东垣导滞通幽汤　治大便难，幽门不通上冲，吸门不开，噎塞不便，燥秘气不得下。治在幽门，以辛润之。

当归　升麻　桃仁另研，各一钱　生地黄　熟地黄各五分　红花　甘草炙，各三分

上作一服。水煎，调槟榔末五分服。加大黄名当归润燥汤。

【点评】《素问·脏气法时论》云："肾苦燥，急食辛以润之，开腠理，致津液，通气也。"东垣导滞通幽汤辛以润之，具有增阴液，通幽门，润肠道之功效。

清凉饮子一名生液甘露饮　治上焦积热，口舌、咽鼻干燥。
黄芩　黄连各二钱　薄荷　玄参　当归　芍药各一钱五分　甘草一钱
水二钟，煎八分，不拘时服。大便秘结，加大黄二钱。

大秦艽汤　治血弱阴虚，不能养筋，筋燥而手足不能运动，指爪干燥，属风热甚者。

方见三卷中风门。

元戎四物汤　治脏结，秘涩者。

---

①　另研：原脱，据本书他方中麻子仁后"另研"补。后文桃仁后"另研"同。

当归　熟地黄　川芎　白芍药　大黄煨　桃仁各等分

水煎，或丸。

丹溪大补丸　降阴火，补肾水，治阴虚燥热。

黄柏炒褐色　知母酒浸，炒，各四两　熟地黄酒蒸　败龟板酥炙黄，各六两

上为末，猪脊髓和炼蜜丸，如桐子大。每七十丸，空心，淡盐汤送下。

六味地黄丸　治下焦燥热，小便涩而数。又治肾气虚，身体憔悴，寝汗，发热，五脏齐损，瘦弱，虚烦，骨蒸，下血，自汗，盗汗，水泛为痰，咽燥口渴，眼花，耳聋等证，功效不能尽。

怀熟地八两，杵膏　山茱萸肉　干山药各四两　牡丹皮　白茯苓　泽泻各三两

上各另为末，和地黄膏，加炼蜜，丸桐子大。每服七八十丸，空心，食前，滚汤下。

自制**清燥救肺汤**　治诸气膹郁，诸痿喘呕。

桑叶经霜者，得金气而柔润不凋，取之为君，去枝梗，三钱　石膏煅，禀清肃之气，极清肺热，二钱五分　甘草和胃生金，一钱　人参生胃之津，养肺之气，七分　胡麻仁炒，研，一钱　真阿胶八分　麦门冬去心，一钱二分　杏仁炮，去皮尖，炒黄，七分　枇杷叶一片，刷去毛，蜜涂，炙黄

水一碗，煎六分。频频二三次滚热服。痰多加贝母、瓜蒌，血枯加生地黄，热甚加犀角、羚羊角，或加牛黄。

昌按：诸气膹郁之属于肺者，属于肺之燥也。而古今治气郁之方，用辛香行气，绝无一方治肺之燥者。诸痿喘呕之属于上者，亦属于肺之燥也。而古今治法，以痿呕属阳明，以喘属肺，是则呕与痿属之中下，而惟喘属之上矣。所以千百方中，亦无一方及于肺之燥也。即喘之属于肺者，非表即下，非行气即泻气，间有一二用润剂者，又不得其肯綮。总之《内经》六气，脱误秋伤于燥一气，指长夏之湿为秋之燥。后人不敢更端其说，置此一气于不理，即或明知理燥，而用

药夹杂，如弋获飞虫，茫无定法示人也。今拟此方，命名清燥救肺汤，大约以胃气为主，胃土为肺金之母也。其天门冬，虽能保肺，然味苦而气滞，恐反伤胃阻痰，故不用也。其知母能滋肾水、清肺金，亦以苦而不用。至如苦寒降火，正治之药，尤在所忌。盖肺金自至于燥，所存阴气，不过一线耳。倘更以苦寒下其气，伤其胃，其人尚有生理乎？诚仿此增损以救肺燥变生诸症，如沃焦救焚，不厌其频，庶克有济耳。

【点评】上方为喻氏自制的著名方剂，具有清燥润肺、养阴益气功效，临床用于治疗燥邪伤肺，气阴两伤证。功效卓著，已为人们熟知。

疟证门① 论一首　法九条　律三条

疟证论

喻昌曰：疟之一病，无如《内经》论之最详最彻，随其病之所形，按法刺之，莫不应手而愈。盖九针之用，通于神明，不可有微芒之差忒。故《内经》论疟，不得不详也。后世恶于针石，不可与言至巧，乃以药剂攻邪存正，调营卫之偏，和阴阳之逆，于是种种圣法，不适于用矣。如张子和见羸人病疟二年，不敢辄投寒凉，取《刺疟论》详之，刺其十指出血立愈。此正《内经》所谓疟之且发也，阴阳之且移也，必从四末始也。坚束其处，决去其血，则邪往而不得并，故立愈也。以子和之久谙针法，且检《针经》致其详慎，针其可以渎用哉？舍针而求《内经》用药之捷法，茫然无可下手矣。予之所以心折仲景，称为百世之师者，每遇一证，必出一法，以纬《内经》之不逮，一言当千百言而居其要也。夫人四体安然，外邪得以入而疟之，每伏藏于半表半里，入而与阴争则寒，出而与阳争则热。半表半里者，少阳也。所以寒热往来，亦少阳所主。谓少阳而兼他经之证，则有之。谓他经而全不涉少阳，则不成其为疟矣。所以仲景曰：疟脉多弦，弦数

---

① 疟证门：本篇四库本位于卷九。

者多热，弦迟者多寒，弦小紧者下之差，弦迟者可温之，弦紧者可发汗、针灸也。浮大者可吐之，弦数者风发也，以饮食消息止之。只此七言，而少阳一经，汗、吐、下、和、温之法具备。其他瘅疟、温疟、牡疟、疟母四证，要不外少阳求治耳。出《伤寒论》之绪余，以补《内经》下手之法，非圣人而能之乎？谨将《金匮》奥义，一一发明于下。

【点评】本节阐述《内经》诊治疟病经验方法，并对《金匮要略》疟病证治进行阐发。可供参考。

少阳乃东方甲木之象，故其脉主弦。此不但初病之脉乃尔，即久疟正虚，脉不鼓指，而弦象亦隐然在内，所以仲景云疟脉自弦。由首及尾，脉之屡迁纵不同，而弦之一字，实贯彻之也。疟邪之舍于营卫，正属少阳半表半里。始之似疟非疟，与后之经年不解，总一少阳主之。盖疟发必有寒有热，其寒热之往来，适在少阳所主之界，偏阴则多寒，偏阳则多热。即其纯热无寒，而为瘅疟、温疟。纯寒无热，而为牡疟。要皆自少阳而造其极偏。补偏救散，亦必返还少阳之界，阴阳两协于和而后愈也。施汗、吐、下之法以治实热，施和、温之法以治虚寒，无非欲致其和平耳。疟邪如傀儡，少阳则提傀儡之线索，操纵进退，一惟少阳主张，宁不恢恢①乎游刃空虚也耶？

弦数者，风发也，以饮食消息止之。

仲景既云弦数者多热矣，而复申一义云：弦数者风发。见多热不已，必至于极热，热极则生风，风生则肝木侮土而传其热于胃，坐耗津液，阳愈偏而不返。此未可徒求之于药也，须以饮食消息而止其炽热，即梨汁、蔗浆，生津止渴之属。正《内经》风淫于内，治以甘寒之旨也。

【点评】除清热息风外，梨汁、蔗浆等甘寒生津之品可参考应用。

---

① 恢恢：即恢恢有余。此喻疟病从少阳治游刃有余。

阴气孤绝，阳气独发，则热而少气烦冤，手足热而欲呕，名曰瘅疟。若但热不寒者，邪气内藏于心，外舍分肉之间，令人消烁肌肉。

《内经》谓其但热而不寒者，阴气先绝，阳气独发，则少气烦冤，手足热而欲呕，名曰瘅疟。仲景之重引其文，另有妙义。盖从上条"弦数者风发也，以饮食消息止之"，抽丝引絮而出其证。谓弦数之脉，热盛生风，必侮土而伤其津液，由少阳而入阳明，两经合邪，其热倍炽。倘不能以饮食消息急止其热，则热之移于胃者，必上熏心肺，少气烦冤而心肺病。手心热，欲呕，而胃自病。所以继之曰：邪气内藏于心，外舍分肉之间，令人消烁肌肉。盖伤寒病三阳合邪，其来如风雨如霹雳，令人莫当。而疟之在少阳，苟不入于阴，而但出于阳，迨至两阳合邪，亦岂能堪之耶？故知消息而止入胃之热邪，真圣法也！然仲景之法，亦从《内经》而得。《内经》谓疟脉缓、大、虚，便宜用药，不宜用针。又谓虚者不宜用针，以甘药调之。昌知意中在用甘寒也。

【点评】本条原文语本《素问·疟论》，"阴气孤绝，阳气独发"为本证之病机。本证的治疗，原著未出方，喻氏认为应用"甘寒"。本证热盛伤津兼虚，后世有医家认为可用白虎加人参汤、竹叶石膏汤之类，可供参考。

温疟者，其脉如平，身无寒但热，骨节疼烦时呕，白虎加桂枝汤主之。

《内经》言温疟有二，但先热后寒。仲景所名温疟，则但热不寒，有似瘅疟，而实不同也。瘅疟两阳合邪，上熏心肺。肺主气者，少气烦冤，则心主脉者，阳盛脉促，津亏脉代，从可推矣。温疟脉如平人，则邪未合而津未伤。其所以但热而不寒者，则以其人素有痹气，营卫不通，故疟之发于阳，不入于阴，即入而阴亦不受，所以骨节烦疼时呕，邪气扞格①之状有如此者。惟用白虎汤以治阳邪，而加桂枝

① 扞格：互相抵触。

以通营卫，斯阴阳和，血脉通，得汗而愈矣。在伤寒病，卫强营弱，卫气不共营气和谐者，用桂枝汤复发其汗立愈。此疟邪偏着于阳，桂枝阳药，即不可用。但用白虎汤大清气分之热，少加桂枝，合阴阳而两和之。乃知仲景之法，丝丝入扣也。

【点评】以方测证，白虎汤治气分热盛，桂枝解表，"骨节疼烦"可以是表证。本方用桂枝三两为仲景之常用量，剂量之大小可酌情而定。

其《内经》所称先热后寒之温疟，一者先伤于风，后伤于寒，风为阳邪，寒为阴邪，疟发时先阳后阴，故先热后寒也。此以风寒两伤营卫之法治之，初无难也。其一为冬感风寒，深藏骨髓，内舍于肾，至春夏时令大热而始发。其发也，疟邪从肾出之于外而大热，则其内先已如焚，水中火发，虽非真火，亦可畏也。俟其疟势外衰复返于肾，而阴精与之相持，乃始为寒。设不知壮水之主以急救其阴，十数发而阴精尽矣。阴精尽，则真火自焚，洒洒时惊，目乱无精，顷之死矣。所以伤寒偏死下虚之人，谓邪入少阴，无阴精以御之也。而温疟之惨，宁有异哉？此亦仲景意中之隐，昌特比例陈情，以为来学之助。

疟多寒者，名曰牝疟，蜀漆散主之。

疟多寒者，寒多于热，如三七、二八之分，非纯寒无热也。纯寒无热，则为阴证，而非疟证矣。此条又抽丝引絮，即上条两阳合邪，上薰心肺证中，复指出多寒少热一证。盖邪之伏于心下，适在膻中心包之位，心为阳中之阳，阳邪从阳尤为易入，邪入则心虚。经曰：心虚者，热收于内。内收其热，并其邪亦收之，不易外出，此寒多之一因也。邪入心包，都城震动，周身精液，悉力内援，重重裹撷，包内之邪，为外所拒而不易出，又寒多之一因也。心者牝脏，故即以寒多热少之疟，名曰牝疟。用蜀漆散和浆水，吐其心下结伏之邪，则内陷之邪亦随之俱出，一举而荡逐无余矣。岂不快哉！蜀漆，常山苗也。

常山善吐，何以不用常山而用蜀漆？取苗性之轻扬者，入重阳之界，引拔其邪。合之龙骨镇心宁神，蠲除伏气。云母安脏补虚，媚兹君主。仲景补天浴日之方，每多若此。至如温疟，亦用此方，更加蜀漆，以吐去其心下结伏之邪。盖一吐则周身之痹者通，而营卫并可借以无忤，则又以吐法为和法者也。

其附《外台秘要》牡蛎汤一方，同治牡疟者，又初感病时，风寒未清，传变为疟，结伏心下。故方中用麻黄以散风寒，并借之以通阳气耳。可见病之途原不一，学者于此一证二方比而参之，以求生心之变化，则几矣。

【点评】喻氏提出"用蜀漆散和浆水，吐其心下结伏之邪"，"结伏之邪"也可理解为痰饮，蜀漆有祛痰截疟之功效。又认为温疟也可用本方，更加蜀漆吐心下结伏之邪。临床当据有是证用是药原则，辨证论治。

论《金匮》柴胡去半夏加栝蒌汤方

治疟病发渴者，亦治劳疟。

此仲景治少阳病，全体大用之一方也。仲景谓疟邪盛衰出入，必在少阳表里之间，小柴胡汤乃伤寒少阳经天然不易之法。渴者去半夏加栝蒌实，亦天然不易之法。而施之于少阳邪传阳明，伤耗津液之证，亦为天然不易之法。盖渴虽阳明津竭，而所以致阳明津竭者，全本少阳之邪。观《内经》刺法，渴者取之少阳，非以其木火之势劫夺胃津而然耶？故疟邪进退于少阳，即以此方进退而施其巧。柴胡、黄芩对治木火，人参、甘草扶助胃土，栝蒌生津润燥，姜枣发越营卫。若夫劳疟之病，其木[1]火盛，荣卫衰，津液竭，亦不待言，故并可施

---

① 木：四库本作"本"。

此方以治之也。

【点评】本方为疟病篇之附方，《伤寒论》小柴胡汤方后有"若胸中烦而不呕者，去半夏、人参，加瓜蒌实一枚。若渴，去半夏，加人参，合前成四两半，栝楼根四两"的加减法。本方是小柴胡汤的临床灵活应用。小柴胡汤治疗疟病，因伤津口渴，去半夏之燥，加瓜蒌清热生津。

论柴胡桂姜汤

治疟寒多微有热，或但寒不热，服一剂如神。

此疟之寒多热少或但寒不热，非不似于牡疟，而微甚则大不同。仲景不立论，止附一方，且云服一剂如神，其邪之轻而且浅，从可识矣。盖以卫即表也，荣即里也。胸中之阳气，散行于分肉之间。今以邪气痹之，则外卫之阳，反郁伏于内守之阴，而血之痹者，愈瘀结而不散，遇卫气行阳二十五度而病发。其邪之入营者，既无外出之势，而荣之素痹者，亦不出而与阳争，所以多寒少热，或但有寒无热也。小柴胡汤本阴阳两停之方，可随疟邪之进退以为进退者，加桂枝、干姜，则进而从阳，痹着之邪，可以开矣。更加牡蛎以软其坚垒，则阴阳豁然贯通，而大汗解矣。所以服一剂如神也。其加芩、连以退而从阴，即可类推。

【点评】本方为疟病篇之附方，即《伤寒论》之柴胡桂枝干姜汤（牡蛎《伤寒论》用三两，《金匮要略》用二两），治疗"伤寒……胸胁满微结，小便不利，渴而不呕，但头汗出，往来寒热，心烦者"。《金匮要略》用本方治疗"疟寒多微有热，或但寒不热"。说明本方临床应用广泛。两条原文当结合起来学习理解。"服一剂如神"《金匮要略》为小字注文，说明本方疗效卓著。

病疟以月一日发，当十五日愈。设不差，当月尽解。如其不差，当云何？师曰：此结为癥瘕，名曰疟母。急治之，宜鳖甲煎丸。

此见疟邪不能久据少阳，即或少阳经气衰弱，不能送邪外出，而天气半月一更，天气更则人身之气亦更，疟邪自无可容矣。不则天人之气再更，其疟邪纵盛，亦强弩之末，不能复振矣。设仍不解，以为元气未生耶，而月已生魄矣。元气何以不生？以为邪气不尽耶，而月已由满而空矣。邪气何以不尽？此必少阳所主之胁肋，外邪盘踞其间，依山傍险，结为窠巢。县官当一指可扑之时，曾不加意，渐至滋蔓难图。兴言及此，不觉涕泗交流，乃知仲景急治之法，真经世宰物之大法也。

再按：谭医者当以《灵》《素》为经，《金匮》为纬。读《灵》《素》而不了了者，求之《金匮》，矩矱森森①，但旨深词约，味如嚼蜡，不若《内经》之刍豢悦口。所以古今注《内经》者，不下百家，而注《金匮》者卒罕其人。即间有之，其胸中浑是疑团，择显明之句，发挥一二，随竟其说，观者曾何赖焉？历代名贤，屈指不过数人，咸以仲景之学为绝学，存而不论，论而不议，其所以卓冠亿兆人千百年者，各从《内经》分头证入。如疟病一门，《巢氏病源》妄分五脏，后人谓其发明《内经》，深信不疑，而不知疟邪不从脏发。《内经》所无之理，巢氏臆言之耳。陈无择三因之说题矣，乃谓夏伤于暑，秋为痎疟者，不可专以此论。何其甘悖圣言耶！至论内因，剿袭巢氏心、肝、脾、肺、肾五疟立言，仍是巴人下里②之音矣。张子和治疟，喜用汗、吐、下三法，自夸本于长沙。讵知仲景所为汗下者，但从少阳之和法而进退其间，不从伤寒之汗下起见也。其可吐者，或用瓜蒂，或用常山苗，各有深义。亦岂漫然而吐之耶？且子和谓治平之时，其民夷

---

① 矩矱森森：法度众多。矩矱，法度。森森，众多的样子，此指多。
② 巴人下里：即下里巴人。古代楚国流行的民间歌曲，用以称流俗的音乐。此喻内容一般。

静，虽用砒石、辰砂有毒之药，以热治热，亦能取效，是何言欤？至东垣、丹溪，确遵《内经》夏伤于暑，秋必痎疟之论，多所发明。而谓吴、楚、闽、广之人，患疟至多，阳气素盛之处，其地卑湿，长夏之时，人多患暍、疟、霍乱、泻痢，伤湿热也。此语诚为聪明绝世矣。然于《内经》之旨，尚隔一层。《内经》运气，暑与湿同推，不分彼此，曾何分南北乎？《内经》本谓夏伤于暑，长夏伤于湿，秋必痎疟，脱落五字，遂谓秋伤于湿，冬生咳嗽。而伤燥一气，古今绝无一人起而扬言。此等大纲不正，亦何贵于识人之贤哉！且丹溪所论十二经皆能为病，固即《刺疟篇》之旨。曷不遵《金匮》推足少阳一经为主，坐令多歧亡羊耶！方书俱以温疟为伤寒坏病，与风疟大同，此言出于何典？至于牡疟，总无其名，统括于寒疟之内。误指寒疟为脏寒之极，故无热有寒，用姜、桂、附子温之。又有更其名为牡疟者，云久受寒湿，阴盛阳虚，不能制阴，所以寒多不热，凄怆振振，亦行温热之法，真是杀人不转睫矣。又谓暑疟即瘅疟，呕者用缩脾等药。从无有救少阳木火之邪如救焚者，适燕而南其指①，抑何生民之不幸耶！

【点评】喻氏认为疟病一门"《巢氏病源》妄分五脏"是"臆言"。此说欠妥。《素问·刺疟》既有五脏疟，又有六经疟的相关论述。《诸病源候论》在载录上述文字的基础上又对五脏疟进行了阐发，反映了当时医家对疟病的认识，不能贸然否定。陈无择《三因极一病证方论》对五脏疟病因病机进行论述，认为"以脏气不和，郁结涎饮所致"，是在前人基础上的阐发。

律三条

凡治疟，不求邪之所在，辄行大汗、大下，伤人正气者，医之罪也。

---

① 适燕而南其指：犹南辕北辙，想往南却指向北。此喻行动与目的相反。

疟邪在于半表半里，故有寒有热，若大汗以伤其表，大下以伤其里，是药反增疟矣。倘疟邪伏而未尽，药过再发，更将何法以处之？

凡用吐法，妄施恶劣之药，并各种丸药，伤人脏腑者，医之罪也。

吐法，止可用清芬之气，透入经络，引出疟邪，如酒浸常山，不用火煎之类。其胆矾、信石等丸，吞入腹中，黏着不行，搅乱肠胃脏腑，究竟无益，戒之！戒之！

凡用截疟之法，不俟疟势稍衰，辄求速止者，医之罪也！

截者，堵截也。兵精饷足，寇至方可堵截。若兵微城孤，不可截也。在壮盛之体，三四发后，疟势少减，可以截之。其虚弱之人，始终不可截也。误截因致腹胀者，每多坏事。即服药亦有避忌，疟将来可服药阻其来，将退可服药追其去。若疟势正盛，服药与之混战，徒自苦耳。但疟之来去既远，药不相及，五不当一，故服药妙在将来将去之时。

【点评】喻氏指出治疟忌大汗、大下，截疟当据体质、时机进行，吐法宜用清香之品，免伤脏腑。对临床有指导意义。

疟证门诸方[①]

白虎加桂枝汤方《金匮》方，有论

知母六两　甘草二两，炙　石膏一斤　粳米二合　桂枝三两

上剉，每五钱，水一盏半，煎至八分。去滓，温服，汗出愈。

蜀漆散方《金匮》方，有论

蜀漆洗去腥　云母烧二日夜　龙骨等分

上三味，杵为散。未发前，以浆水服半钱匕。温疟加蜀漆半分，

---

① 疟证门诸方：原脱，据本书目录补。

临发时服一钱匕。

牡蛎汤 治牡疟。《外台秘要》方，《金匮》有论

牡蛎四两，熬　麻黄四两，去节　甘草二两　蜀漆三两

上四味，以水八升，先煮蜀漆、麻黄，去上沫，得六升，内诸药，煮取二升，温服一升。若吐则勿更服。

柴胡去半夏加栝蒌汤方《金匮》有论　治疟病发渴者。亦治劳疟。

柴胡八两　人参三两　黄芩三两　甘草三两　栝蒌根四两　生姜二两　大枣十二枚

上七味，以水一斗二升，煮取六升。去滓，再煎取三升。温服一升，日二服。

柴胡桂姜汤《金匮》有论　治疟寒多微有热，或但寒不热。服一剂如神

柴胡半斤　桂枝三两，去皮　干姜二两　黄芩三两　栝蒌根四两　牡蛎三两，熬　甘草二两，炙

上七味，以水一斗二升，煮取六升。去滓，再煎取三升。温服一升，日三服。初服微烦，复服汗出便愈。

鳖甲煎丸方《金匮》有论

鳖甲十二分，炙　乌扇三分，烧　黄芩三分　柴胡六分　鼠妇三分，熬　干姜三分　大黄三分　芍药五分　桂枝三分　葶苈一分，熬　石韦三分，去毛　厚朴三分　牡丹五分，去心　瞿麦二分　紫葳三分　半夏一分　人参一分　䗪虫五分，熬　阿胶三分，炙　蜂窠四分，炙　赤硝十二分　蜣螂六分　桃仁二分

上二十三味为末，煅灶下灰一斗，清酒一斛五斗浸灰，候酒尽一半，着鳖甲于中，煮令泛澜如胶漆，绞取汁，内诸药，煎为丸，如梧桐子大。空心，服七丸，日三服。

《千金方》用鳖甲十二片，又有海藻二分，大戟一分，䗪虫五分，无鼠妇、赤硝二味，以鳖甲煎和诸药为丸。

【点评】鳖甲煎丸具有软坚化痰、活血化瘀、扶正祛邪的功

效，是古今治疗癥瘕的良方。

附选用三方

桂枝黄芩汤

柴胡_{一两二钱}　黄芩　人参　甘草_{各四钱五分}　半夏_{四钱}　石膏　知母_{各五钱}　桂枝_{一钱}

上为粗末，每服五七钱，水煎。

昌按：此方小柴胡汤合白虎加桂枝汤。于和法中兼解表热，遵用仲景圣法。可喜！可喜！

人参柴胡引子《事亲》

人参　柴胡　黄芩　甘草　大黄　当归　芍药_{各等分}

上为粗末，每服三钱，水一盏，生姜三片，煎至七分。去渣，温服。

昌按：此即小柴胡去半夏，加大黄、当归、芍药。大柴胡去半夏、枳实，加人参、当归。于和法中略施攻里之法，深中肯綮。

【点评】以上两方为仲景方之灵活运用。

柴朴汤

柴胡　独活　前胡　黄芩　苍术　厚朴　陈皮　半夏曲　白茯苓　藿香_{各一钱}　甘草_{三分}

水二钟，生姜五片，煎一钟，发日五更服。气弱加人参、白术，食不克化加神曲、麦芽、山楂。

昌按：此方治疟，因起于暑湿及食滞者宜之。

加味香薷饮

香薷_{二钱}　厚朴_制　扁豆_炒　白术_炒　白芍药_炒　陈皮　白茯苓　黄芩_{各一钱}　黄连_{姜汁炒}　甘草_炙　猪苓　泽泻_{各五分}　木瓜_{七分}

上生姜煎服。口渴实者，加天花粉、葛根、知母。虚者，加五味子、麦门冬、人参。

昌按：此方暑邪入里，外无表证者宜之。

祛疟散

黄芪_{蜜炙，一钱六分}　人参　白术　白茯苓　砂仁　草果　陈皮_{去白}

五味子_{各一钱}　甘草_{七分}　乌梅_{三枚，去核}

水二钟，生姜三片，枣二枚，煎一钟，温服。

昌按：此方表里之邪已透，中气虚弱者可用。

附备用九方

二术柴葛汤　治诸疟必用之剂。

白术　苍术　柴胡　葛根　陈皮_{各七分}　甘草_{五分}

若一日一发，及午前发者，邪在阳分，加枯芩、茯苓、半夏各一钱。热甚头痛，加川芎、软石膏各一钱。口渴，加石膏、知母、麦门冬各一钱。若间日或三日发，午后或夜发者，邪在阴分，加川芎、当归酒炒、芍药、熟地黄酒炒、知母各一钱，酒黄芪、酒红花各四分，提在阳分，可截之。

若间一日连发二日，或日夜各发者，气血俱病，加人参、黄芪、白茯苓各一钱以补气，川芎、地黄、归、芍以补血。

若阳疟多汗，用黄芪、人参、白术以敛之；无汗用柴胡、苍术、白术、黄芩、葛根以发之。

若阴疟多汗，用当归、白芍、熟地、黄芪、黄柏以敛之；无汗用柴胡、苍术、川芎、红花、升麻以发之。

胃气弱，饮食少，或服截药伤脾胃而食少者，加人参、酒芍药、大麦芽各一钱。

伤食痞闷，或有食积者，加神曲、麦芽、枳实各一钱，黄连五分。

痰盛加姜半夏、南星、枳实炒，各一钱，黄连、黄芩各六分。

若用截之，加槟榔、常山、青皮、黄芩各一钱，乌梅肉三枚。

日久虚疟，寒热不多，或无寒而但微热者，邪气已无，只用四君子汤合四物汤，加柴胡、黄芩、黄芪、陈皮，以滋补气血。

【点评】临床当辨证论治。

柴苓汤《活人》 治疟热多寒少，口燥，心烦，少睡。

即小柴胡汤合五苓散。小柴胡汤见《黄疸门》，五苓散见《三气门》

昌按：《活人》柴苓汤，治疟之要药也。然不敢辄入正选，姑存备用者，则以五苓散利水，恐遇木火乘胃，大耗津液，大渴引水自救之证，反利其小水，而自犯其律也。用方者详之。

【点评】水气内停，津不上承之口渴，可用五苓散通阳气利水气。津伤之口渴不可用五苓散，用之则津更伤，口更渴。

半夏散 治痰疟，发作有时，热多寒少，头痛，额角并胸前肌肉瞤动，食才入口即吐出，面色带赤，宜服之。

半夏泡七次，为末，姜汁和调作饼，晒干 藿香 羌活 芎䓖各一分 牵牛半两

上为细末，每服三钱，食后，白汤调下。

露姜饮 治脾胃痰疟，发为寒热。

生姜四两

上和皮，捣汁一碗，夜露至晓，空心，冷服。

二十四味断疟饮 治久疟。

常山酒炒 草果 槟榔 知母酒炒 陈皮 青皮 川芎 枳壳 柴胡 黄芩 荆芥 白芷 人参 紫苏 苍术 白术 半夏 良姜 茯苓 桂 葛根 甘草 杏仁 乌梅各等分

上㕮咀，每服一两，水二盏，姜三片，枣一枚，煎八分。发日早服。

昌按：此方治久疟、母疟，邪气散漫，表里俱乱。广其法以求之，然仍不离小柴胡汤为主，亦可喜也。

治疟，因劳役忧思而作，汗多，食少，倦甚者，**补中益气汤**。方见虚劳门

小柴胡汤加常山，截疟神效。方见黄疸[1]门

妇人久疟，用**小柴胡合四物汤**服之。小柴胡汤见黄疸门，四物汤见妇人门[2]

小儿疟痞汤[3]

小儿疟疾，有痞块。生地、芍药各一钱，陈皮、川芎、炒黄芩、半夏各一钱，甘草三分，加姜煎，调醋炙鳖甲末效。

《正传》有二男子，皆年四五十，各得痎疟三年，俱发于寅申巳亥日。一人昼发，发于巳而退于申。一人夜发，发于亥而退于寅。昼发者，乃阴中之阳病，宜补气解表，与小柴胡倍柴胡、人参，加白术、川芎、葛根、陈皮、青皮、苍术。夜发者，为阴中之阴病，宜补血疏肝，用小柴胡汤合四物汤，加青皮。各与十帖，加姜枣煎，于未发前二时，每日一帖。服至八帖，同日得大汗而愈。

丹溪治一人，因劳役发嗽得痎疟。又服发散药，变为发热，舌短，语言不正，痰吼有声，脉洪实似滑。先用独参汤加竹沥、二蛤壳。一服后，吐胶痰，舌本正。后用黄芪人参汤，半月愈。

一妇病疟，三日一发，食少，经不行已三月，脉无，时寒。议作虚寒治，疑误。再诊见其梳洗言动如常，知果误也。经不行，非无血，为痰所凝。脉无，非血气衰，乃积痰生热，结伏其脉而不见耳。当作实热治，与三化丸。旬日后，食进，脉出带微弦。谓胃气既全，虽不药，疟当自愈而经行也。令淡滋味，果应。

---

① 疸：原作"胆"，据四库本改。后文"疸"同。
② 妇人门：本书无妇人门。疑为衍文。
③ 小儿疟痞汤：原脱，据本书目录补。

一妇身材小，味厚，痰疟月余。间日发于申酉，头与身痛，寒多喜极热辣汤，脉伏，面惨晦，作实热治之。以十枣汤为末，粥丸黍米大，服十粒，津咽，日三次。令淡饭半月，大汗，愈。

一妇人痢，因哭子变疟，一日五六作，汗如雨不止，脉微数，疲甚。无邪可治，阴虚阳散，死在旦夕，且服四兽①等热剂。遂用参、术二两，白芍一两，黄芪半两，炙甘草二钱。作四大剂，服之而愈。

【点评】上述疟病分别用小柴胡倍柴胡、人参，小柴胡汤合四物汤，独参汤加味，黄芪人参汤，三化丸，十枣汤等治疗，体现了辨证论治精神。

痢疾门②

痢疾论

喻昌曰：痢疾一证，难言之矣。在《灵》《素》谓之肠澼，亦曰滞下。《金匮》以呕吐、哕、下利，列为一门。盖以三者，皆足阳明胃、手阳明大肠所生之病也。至其所论下利，则皆《伤寒论》中厥阴经之本证，与二阳明呕吐、哕同列之义殊不相合。观其论中，厥与利每每并言。始先即云：六腑气绝于外者，手足寒。五脏气绝于内者，下利不禁。是则厥而且利，为虚寒之极。所以反能食者则死，反发热者不死。若痢证则能食者不死，发热者多死。何其相反若是耶？此必《金匮》呕吐、哕之下，脱失下痢一证，乃取《伤寒》厥阴下利之文，补入其中。后人屡试不验，投杼而起者多矣。夫冬月伤寒之下利，与夏秋

---

① 四兽：虎、豹、熊、罴。此指动物类药物。
② 痢疾门：本篇四库本位于卷九。

伤暑湿热之下痢，而可借口仲景谩言治法哉？后人以其无师之智，各呈偏见，或得于目之所击，手之所试，分播广传，终不可以为法，乃遂谓疟、痢无正方也。医事之偷，何遂至此！昌谨以黄岐、仲景之法，拟议言之。在《内经》冬月伤寒已称病热，至夏秋，热、暑、湿三气交蒸互结之热，十倍于冬月矣。外感三气之热而成下痢，其必从外而出之，以故下痢必从汗，先解其外，后调其内。首用辛凉以解其表，次用苦寒以清其里，一二剂愈矣。失于表者，外邪但从里出，不死不休。故虽百日之远，仍用逆流挽舟之法，引其邪而出之于外，则死证可活，危证可安。治经千人，成效历历可纪。详《金匮》有云：下痢，脉反弦，发热，身汗者自愈。夫久痢之脉，深入阴分，沉涩微弱矣。忽然而转弦脉，浑是少阳生发之气，非用逆挽之法，何以得此！久利邪入于阴，身必不热，间有阴虚之热，则热而不休，今因逆挽之势，逼其临时燥热，顷之邪从表出，热自无矣。久痢阳气下陷，皮肤干涩，断然无汗。今以逆挽之法，卫外之阳领邪气同还于表，而身有汗，是以腹中安静，而其病自愈也。昌岂敢用无师之智哉！又有骤受暑湿之毒，水谷倾囊而出，一昼夜七八十行，大渴引水自救，百杯不止。此则肠胃为热毒所攻，顷刻腐烂，比之误食巴豆、铅粉，其烈十倍。更用逆挽之法，迂矣！远矣！每从《内经》通因通用之法，大黄、黄连、甘草，一昼夜连进三五十杯，俟其下利上渴之势少缓，乃始平调于内，更不必挽之于外。盖其邪如决水转石，乘势出尽，无可挽耳。更有急开支河一法，其邪热之在里者，奔迫于大肠，必郁结于膀胱。膀胱热结，则气不化而小溲短赤，不用顺导而用逆挽，仍非计也。清膀胱之热，令气化行而分消热势，则甚捷也。仲景谓下利气者，当利其小便。夫气者，膀胱之化也，反从大肠而出，当利其小便，非急开支河之谓乎？然而水出高源，肺不热则小溲自行。肺与大肠为表里，大肠之热，皆因肺热所移，尤宜用辛凉之药，先清肺之化源矣。《金匮》有下利，肺痛者，紫参汤主之；气利，诃黎勒散主之。

后人疑二方非仲景之方，讵知肠胃有病，其所关全在于肺。《本草》谓：紫参主心腹中积聚，疗肠胃中热，通九窍，利大小便。仲景取之，固通因通用之意也。诃黎勒有通有塞，通以下涩液，消宿食，破结气；涩以固肠脱。仲景取之，亦通塞互用之意也。又可见肺气不通而痛，则急通其壅，大肠之气坠而逼迫，则通塞互用，而缓调其适矣。嗟乎！《内经》之法，无可下手者，求之《金匮》。《金匮》下利之法，无可下手者，求之自心寤寐之神。转觉《金匮》之法，一如指掌。可惜少仕光阴虚掷，今老矣，不能进步矣！特揭鄙言，为后人深入之一助。

再按：治疟之法，当从少阳而进退其间。进而就阳，则从少阳为表法，固矣！乃痢疾之表，亦当从于少阳。盖水谷之气，由胃入肠，疾趋而下，始焉少阳生发之气不伸，继焉少阳生发之气转陷，故泛而求之三阳，不若颛而求之少阳。俾苍天清净之气，足以升举，水土物产之味，自然变化精微，输泄有度，而无下痢奔迫之苦矣。况两阳明经所藏之津液，既以下泄，尤不可更发其汗。在伤寒经禁，明有阳明禁汗之条，而《金匮》复申下利发汗之禁，谓下利清谷，不可攻其表，汗出必胀满。盖以下利一伤其津液，发汗再伤其津液。津液去，则胃气空，而下出之浊气，随汗势上入胃中，遂成胀满。求其下利且不可得，宁非大戒乎？所以当从少阳半表之法，缓缓逆挽其下陷之清气，俾身中行春夏之令，不致于收降耳。究竟亦是和法，全非发汗之意。津液未伤者，汗出无妨。津液既伤，皮间微微得润，其下陷之气已举矣。夫岂太阳外感风寒，可正发汗之比乎？又岂太阳阳明合病下利，可用葛根之比乎？噫，微矣！微矣！

[点评]喻氏认为《金匮要略》将呕吐、哕、下利列为一门，盖以三者，皆足阳明胃、手阳明大肠所生之病也。"至其所论下利，则皆《伤寒论》中厥阴经之本证，与二阳明呕吐、哕同列之义殊不相合。观其论中，厥与利每每并言"。故推测"此必《金

匮》呕吐、哕之下，脱失下痢一证，乃取《伤寒》厥阴下利之文，补入其中"。事实上造成此种状况是后人整理所致。需要指出的是，赵开美复刻宋本《伤寒论》在《辨厥阴病脉证并治》篇名后有"厥利呕哕附"5字，文义十分明确，即厥证、下利、呕吐、哕的内容附在《厥阴病》篇后，存世的《厥阴病》篇仅存4条内容。成无己《伤寒论注解》将《辨厥阴病脉证并治》篇名后"厥利呕哕附"五字删除。以致后人将"厥利呕哕"内容误作厥阴病内容，真所谓"千古疑案"。应该正本清源，还以本来面目。

治痢用通因通用之法，亦有金针。盖火湿热之邪，奔迫而出，止宜用苦寒之药，如大小承气之类。方书每杂以温中厚肠胃之药，是欲为火湿热立帜也，其孰辨之？

《内经》曰：肠澼便血，身热则死，寒则生。又曰：肠澼下白沫，脉沉则生，浮则死。肠澼之候，身不热，脉不悬绝，滑大者生，悬涩者死，以脏期之。又曰：阴阳虚脱，肠澼死。泄而夺血，脉沉微，手足逆，皆难治。

《脉经》曰：肠澼，下脓血，脉沉小留连者生，数大发热者死。又肠澼筋挛，脉细小安静者生，浮大坚者死。

噤口痢，乃胃中湿热之毒，熏蒸清道而上，以致胃口闭塞，而成噤口之证。亦有误服涩热之药，而邪气停于胃口者，用人参、石莲子等分，煎服，强呷。但得一口下咽，虚热即开，更以二味为末，频频服之。

治噤口痢，多有用黄连者。此正治湿热之药，苦而且降，不能开提，况非胃虚所宜，昌故不敢取用。有用田螺捣如泥，纳脐中，引火热下行最妙。但郁热宜一开一降，未可徒恃一法。

有用丁香、砂仁之属，以火济火，则杀人之事矣。

休息痢者，乃乍作乍止。或因邪气未曾涤尽，遽止而复作者是也。或初愈恣食厚味，及妄作劳，皆能致之。

《金匮》云：下利已瘥，至其年月日时复发者，以病不尽故也。当下之，宜大承气汤。

休息痢，止而不止，正气既虚，邪复不尽，未可言下。此证止之已久，其正已复，其积未除，故须下之。

《原病式》云：白痢既非寒证，何故服辛热之药，亦有愈者？盖辛热之药，能开发肠胃郁结，使气液宣通，流湿润燥，气和而已，此特其一端也。甚有先曾通泄，或因凉药太过，脉微沉细，四肢厥冷，即宜温补升阳、益胃理中之属。至云概不可用热药，亦非通变之精妙也。

《机要》云：后重则宜下，腹痛则宜和，身重则除湿，脉弦则去风。脓血稠黏，以重剂竭之。身冷自汗，以热药温之。风邪内结宜汗之，鹜溏而痢宜温之。

仲景治下痢，可下者悉用承气汤。大黄之寒，其性善走，佐以厚朴之温，善行滞气，缓以甘草之甘。饮以汤液，灌涤肠胃，滋润轻快，积行即止。

凡先泻而后痢者逆也，复通之而不已者虚也。脉微迟，宜温补。脉弦数为逆，主死。产后痢，亦宜温补。

腹痛因肺金之气郁在大肠之间者，以苦梗发之，后用痢药。

肛门痛，热留于下也。初病身热，脉洪大，宜清之，黄芩芍药汤。病患身冷自汗，宜温之，理中汤。

下血者，宜凉血活血，当归、黄芩、桃仁之类。风邪下陷者，宜升提之。湿热伤血者，宜行湿清热。

下坠异常，积中有紫黑血，而且痛甚者，此为死血，用桃仁、滑石行之。

血痢久不愈者，属阳虚阴脱，用八珍汤加升举之药。甚有阵阵自下，手足厥冷，脉渐微缩，此为元气欲绝，急灸气海穴，用附子理中汤，稍迟之则死。

凡下痢纯血者，如尘腐色者，如屋漏水者，大孔开而不收如竹筒，唇如朱红者，俱死。如鱼脑髓者，身热脉大者，俱半死半生。

久痢血，脉沉弱，诸药不效，以十全大补汤加姜、枣，少入蜜煎服。

【点评】喻氏认为下利乃《伤寒论》厥阴经之本证，下痢则为夏秋伤暑、热、湿之邪所致，外感暑、热、湿而成下痢，必从外而出之，应先解其外，后调其内，先用辛凉之剂解其表，后用苦寒之剂清其里。并总结逆流挽舟、通因通用、急开支河、通塞互用等治法，对临床有指导意义。又归纳《内经》《金匮要略》等所载肠澼、噤口痢、休息痢等病证的病因病机、临床表现、治法方药、治疗禁忌与预后等，对临床同样具有指导意义。

律三条

凡治痢不分标本先后，概用苦寒者，医之罪也。

以肠胃论，大肠为标，胃为本。以经脉论，手足阳明为标，少阳相火为本。故胃受湿热，水谷从少阳之火化，变为恶浊，而传入于大肠。不治少阳，但治阳明，无益也。以少阳生发之气，传入土中，因而下陷。不先以辛凉举之，径以苦寒夺之，痢无止期矣。

凡治痢不审病情虚实，徒执常法，自恃颛门者，医之罪也。

实者邪气之实也，虚者正气之虚也。七实三虚，攻邪为先。七虚三实，扶正为本。十分实邪，即为壮火食气，无正可扶，急去其邪，以留其正。十分虚邪，即为淹淹一息，无实可攻，急补其正，听邪自去。故医而不知变通，徒守家传，最为误事。

凡治痢不分所受湿热多寡，辄投合成丸药误人者，医之罪也。

痢由湿热内蕴，不得已用苦寒荡涤，宜煎不宜丸。丸药不能荡涤，且多夹带巴豆、轻粉、定粉、硫黄、瑙砂、甘遂、芫花、大戟、牵牛、乌梅、粟壳之类，即使病去药存，为害且大。况病不能去，毒烈转深，难以复救，可不慎耶？

【点评】喻氏提出治痢当分标本先后、辨病情虚实、分清湿热多寡、慎用苦寒荡涤等注意事项，对临床有指导意义。

痢疾门诸方①

金匮小柴胡去半夏加栝蒌实汤 方见疟疾门

昌按：此方乃少阳经半表半里之的药。原用半夏之辛温，半兼乎表。今改用栝蒌实之凉苦，半兼乎里。退而从阴则可，进而从阳，不胜其任矣。然不必更求他药，但于柴胡增一倍二倍用之，允为进之之法也。

【点评】"小柴胡去半夏加栝蒌实"是《伤寒论》小柴胡汤方后加减法，小柴胡汤证见"胸中烦而不呕"，则去半夏加栝蒌实。此处用于治痢，体现喻氏痢疾从少阳治的观点。小柴胡汤中，"柴胡增一倍二倍用之"，剂量似乎太大，小柴胡汤中柴胡用半斤，增一倍二倍有过大之嫌。

活人败毒散 方见三气门

昌按：《活人》此方，全不因病痢而出。但昌所为逆挽之法，推重此方，盖借人参之大力，而后能逆挽之耳。《金匮》治下痢，未及小柴胡汤，后来方书不用，犹曰无所祖也。至《活人》败毒散，夏秋疫疠诸方，莫不收用之矣！而治下痢，迥不及之者何哉？遍查方书，从无有一用表法者，惟杨子建治痢，广引运气，自逞狂能，名其方曰万全护命汤。采用《活人》之半，川芎、独活、桔梗、防风、甘草，而增麻黄、官桂、蒿本、白芷、细辛，一派辛温辛热之药，且杂牵牛

---

① 痢疾门诸方：原脱，据本书目录补。

峻下于内。百道方中，似此无知妄作，一方言表，不杀人哉！

【点评】《类证活人书》败毒散为治疗四时伤风、温疫、风湿而设。方中有人参，正合喻氏逆流挽舟法。万全护命汤出宋代医家杨子建，由麻黄、官桂、大川芎、白术、本独活、桔梗、防风、芍药、白芷、丹皮、甘草、细辛、牵牛等组成。录之供参考。

再阅洁古七方，虽为平淡无奇，而老成全不犯手，兹特录之。其他备用诸方，亦各有取义，以俟临病采择。

大黄汤 洁古　治泻利久不愈，脓血稠黏，里急后重，日夜无度。

上用大黄一两，剉碎，好酒二大盏，浸半日许，煎至一盏半。去渣，分作二服，顿服之。痢止勿服，如未止再服，取利为度。后服芍药汤和之。痢止再服白术黄芩汤，尽撤其毒也。

【点评】本方为通因通用之法。

芍药汤 洁古　行血调气。经曰：溲而便脓血。知气行而血止，行血则便自愈，调气则后重除。

芍药一两　当归　黄连　黄芩各半两　大黄三钱　桂二钱半　甘草炒　槟榔各二钱　木香一钱

如便后脏毒，加黄柏半两。

上九味，哎咀，每服五钱，水二盏，煎至一盏。去渣，温服。如痢不减，渐加大黄，食后服①。

白术黄芩汤 洁古　服前药痢疾虽除，更宜调和。

白术一两　黄芩七钱　甘草三钱

上哎咀，作三服，水一盏半，煎一盏，温服。

---

① 服：原脱。据四库本补。

黄连阿胶丸《和剂》 治冷热不调，下痢赤白，里急后重，脐腹疼痛，口燥烦渴，小便不利。

黄连去须，三两　阿胶碎，炒，一两　茯苓去皮，二两

上以连、苓为细末，水熬阿胶膏，搜丸如桐子大。每服三十丸，空心，温米汤下。

白头翁汤《金匮》

白头翁二两　黄连　黄柏　秦皮各三两

上四味，以水七升，煮取二升。去渣，温服一升。不愈更服。

加减平胃散 洁古　经云：四时皆以胃气为本。久下血，则脾胃虚损，血水流于四肢，却入于胃，而为血痢。宜服此滋养脾胃。

白术　厚朴　陈皮各一两　木香　槟榔各三钱　甘草七钱　桃仁　人参　黄连　阿胶炒　茯苓各五钱

上㕮咀，每服五钱，姜三片，枣一枚，水煎，温服，无时。血多加桃仁，热泄加黄连，小便涩加茯苓、泽泻，气不下，后重加槟榔、木香，腹痛加官桂、芍药、甘草，脓多加阿胶，湿多加白术，脉洪大加大黄。

苍术地榆汤 洁古　治脾经受湿，下血痢。

苍术三两　地榆一两

每一两，水二盏，煎一盏，温服。

槐花散 洁古

青皮　槐花　荆芥穗各等分

上为末，水煎，空心，温服。

犀角散 治热痢，下赤黄脓血，心腹困闷。

犀角屑　黄连去须，微炒　地榆　黄芪各一两　当归半两，炒　木香二钱五分

上为散，每服三钱，以水一盏，煎至六分。去渣，温服，无时。

黄连丸 一名羚羊角丸　治一切热痢及休息痢，日夜频并。兼治下

血，黑如鸡肝色。

黄连_{去须，二两半}　羚羊角_镑　黄柏_{去粗皮，各一两半}　赤茯苓_{去皮，半两}

上为细末，蜜和丸如桐子大。每服二十丸，姜蜜汤下。暑月下痢，用之尤验。一方用白茯苓，腊茶送下。

生地黄汤　治热利不止。

生地黄_{半两}　地榆_{七钱半}　甘草_{二钱半，炙}

上咬咀，如麻豆大，以水二盏，煎至一盏。去渣，分温二服。空心，日晚再服。

郁金散　治一切热毒痢，下血不止。

川郁金　槐花_{炒，各半两}　甘草_{炙，二钱半}

上为细末，每服一二盏，食前用豆豉汤调下。

茜根散　治血痢，心神烦热，腹中痛，不纳饮食。

茜根　地榆　生干地黄　当归_炒　犀角_屑　黄芩_{各一两}　栀子_{半两} 黄连_{二两，去须，微炒}

上咬咀，每服四钱，以水一盏，入豆豉五十粒、薤白七寸，煎至六分。去渣，不拘时温服。

十宝汤　治冷痢如鱼脑者，三服见效，甚捷。

黄芪_{四两}　熟地_{酒浸}　白茯苓　人参　当归_{酒浸}　白术　半夏　白芍药　五味子　官桂_{各一两}　甘草_{半两}

上为粗末，每服二钱，水一盏，生姜三片，乌梅一个，煎至七分。食前，温服。

芍药黄芩汤_{东垣}　治泄利，腹痛，或后重，身热，久不愈，脉洪疾者，及下痢，脓血稠黏。

黄芩　芍药_{各一两}　甘草_{五钱}

上咬咀，每服一两，水一盏半，煎一盏。温服，无时。如痛，加桂少许。

香连丸《直指》　治下痢，赤白，里急后重。

黄连_{去芦，二十两，用吴茱萸十两同炒令赤，去茱萸不用}　木香_{四两八钱八分，}

不见火

上为细末，醋糊丸如桐子大。每服三十丸，空心，饭饮下。

大承气汤 方见三气门

小承气汤 方见三气门

进承气法，治太阴证不能食是也。当先补而后泻，乃进药法也。先剉厚朴半两，姜制，水一盏，煎至半盏服。若二三服未已，胃有宿食不消，加枳实二钱同煎服。二三服，泄又未已，如不加食，尚有热毒，又加大黄三钱推过。泄未止者，为肠胃久有尘垢滑黏，加芒硝半合，垢去尽则安矣。后重兼无虚证者宜之。若力倦气少，脉虚，不能食者，不宜此法。盖厚朴、枳实，大泻元气也。

退承气法，治阳明证能食是也。当先泻而后补，乃退药法也。先用大承气五钱，水一盏，依前法煎至七分，稍热服。如泻未止，去芒硝，减大黄一半，煎二服。如热气虽已，其人心腹满，又减去大黄，但与枳实厚朴汤，又煎二三服。如腹胀满退，泄亦自安，后服厚朴汤，数服则已。

【点评】进退承气法意在说明临床当视病情调整用药的进退。

地榆芍药汤《保命》　治泄痢，脓血，脱肛。

苍术_{八两}　地榆　卷柏　芍药_{各三两}

上㕮咀，每服二两，水煎，温服，病退勿服。

败毒散 方见三气门　治壮热，下痢，及似痢非痢，似血非血如浊酒。

上剉，每服五钱，水盏半，姜三片，薄荷五叶煎服。热多则温服，寒多则热服。伤湿加白术，头痛加天麻。

参苓白术散《和剂》　治久泻，及大病后痢后调理，消渴者尤宜。

人参　干山药　莲肉_{去心}　白扁豆_{去皮，姜汁浸，炒，各一斤半}　白术_于

潜者二斤　桔梗炒令黄色　砂仁　白茯苓去皮　薏苡仁　炙甘草各一斤

上为细末，每服二钱，米汤调下。或加姜枣煎服，或枣肉和药丸如桐子大，每服七十丸，空心，米汤送下。或炼蜜丸如弹子大，汤化下。

仓廪汤　治噤口痢，有热，乃毒气冲心，食即吐出。

人参　茯苓　甘草炙　前胡　川芎　羌活　独活　桔梗　柴胡枳壳　陈仓米等分

上㕮咀，每服五钱，水一盏半，生姜三片，煎至七分。去渣，无时热服。

蕸莲饮

石莲肉　干山药各等分

上为细末，生姜茶煎汤，调下三钱。

犀角丸　但是痢，服之无不瘥者。

犀角屑，取黑色文理粗者，产后用弥佳　宣州黄连　苦参多买轻捣　金州黄柏赤色坚薄者　川当归五味俱取细末

各末等分和匀，空腹，烂煮糯米饮调方寸匕服之，日再服。忌黏滑、油腻、生菜。

葛根汤　专治酒痢。

葛根　枳壳　半夏　生地　杏仁去皮尖　茯苓各二钱四分　黄芩一钱二分　甘草炙，半钱

上分作二帖，水二盏，黑豆百粒，生姜五片，白梅一个，煎至一盏。去渣，食前，温服。

栝蒌根汤　治下痢，冷热相冲，气不和顺。本因下虚，津液耗少，口干咽燥，常思饮水，毒气更增，烦躁转甚，宜服此药救之。

栝蒌根　白茯苓　甘草炙，各半两　麦门冬去心，二钱五分

上㕮咀，每服五钱，水一盏半，枣二枚劈破，煎至七分。去渣服，不拘时。

陈米汤 治吐痢后，大渴，饮水不止。

上用陈仓米二合，水淘净，以水二盏，煎至一盏。去渣，空心，温服。晚食前再煎服。

治痢后渴。

上用粳米二合，以水一盏半，同煮研，绞汁，空心，顿服之。

泽漆汤 治痢后肿满，气急喘嗽，小便如血。

泽漆叶_{微炒，五两} 桑根白皮_{炙黄} 郁李仁_{汤浸，去皮尖，炒熟，各三两} 陈皮_{去白} 白术_炒 杏仁_{汤浸，去皮尖仁，炒，各一两} 人参_{一两半}

上㕮咀，每服五钱，水二盏，生姜三片，煎取八分。去渣，温服。候半时辰再服。取下黄水数升，或小便利为度。

茯苓汤 治痢后遍身微肿。

赤茯苓_{去黑皮} 泽漆叶_{微炒} 白术_{微炒，各一两} 桑白皮_{炙黄} 黄芩 射干 防己 泽泻_{各三两}

上㕮咀，每服五钱匕，先以水三盏煮大豆一合，取二盏。去渣，内药，煎至一盏，分为二服，未瘥频服二料。

痰饮门^① 论三首　律三条　法一十四条

痰饮论

喻昌曰：痰饮为患，十人居其七八。《金匮》论之最详，分别而各立其名。后世以其名之多也，徒徇其末而忘其本。曾不思圣人立法，皆从一源而出，无多歧也。盖胃为水谷之海，五脏六腑之大源。饮入于胃，游溢精气，上输于脾，脾气散精，上归于肺，通调水道，

① 痰饮门：本篇四库本位于卷十。

下输膀胱，水精四布，五经并行，以为常人。《金匮》即从水精不四布、五经不并行之处以言其患。谓人身所贵者水也，天一生水，乃至充周流灌，无处不到。一有瘀蓄，即如江河回薄①之处，秽莝丛积，水道日隘，横流旁溢，自所不免。必顺其性、因其势而疏导之，由高山而平川，由平川而江海，庶得免乎泛滥。所以仲景分别浅深诲人，因名以求其义焉。浅者在于躯壳之内，脏腑之外，其名有四：曰痰饮、曰悬饮、曰溢饮、曰支饮。痰饮者，水走肠间，沥沥有声。悬饮者，水流胁下，咳唾引痛。溢饮者，水流行于四肢，汗不出而身重。支饮者，咳逆倚息，短气，其形如肿。一由胃而下流于肠，一由胃而旁流于胁，一由胃而外出于四肢，一由胃而上入于胸膈。始先不觉，日积月累，水之精华，转为混浊，于是遂成痰饮。必先团聚于呼吸大气难到之处，故由肠而胁而四肢，至渐渍于胸膈，其势愈逆矣。痰饮之患，未有不从胃起者矣。其深者，由胃上入阳分，渐及于心、肺。由胃下入阴分，渐及于脾、肝、肾。故水在心，心下坚筑，短气，恶水，不欲饮。缘水攻于外，火瑕故水益坚。火郁于内，气收故筑动，短气。火与水为仇，故恶而不饮也。水在肺，吐涎沫，欲饮水，缘肺主气，行荣卫，布津液，水邪入之则塞其气道，气凝则液聚，变成涎沫，失其清肃，故引水自救也。水在脾，少气，身重，缘脾恶湿，湿胜则气虚而身重也。水在肝，胁下支满，嚏而痛，缘肝与胆为表里，经脉并行于胁，火气冲鼻则嚏，吊胁则痛也。水在肾，心下悸，缘肾水凌心，逼处不安，又非支饮邻国为壑之比矣。夫五脏藏神之地也，积水泛为痰饮，包裹其外，诗有谓波撼岳阳城②者，情景最肖，讵非人身之大患乎？然此特随其所在，辨名定位，以祈治不乖方耳。究竟水所蓄聚之区，皆名留饮，留者留而不去也。留饮去而不尽者，皆名

---

① 回薄：迂回绕行。
② 波撼岳阳城：出孟浩然《望桐庭湖赠张丞相》。谓"波涛振动岳阳城"。此喻水气泛滥。

伏饮，伏者伏而不出也。随其痰饮之或留或伏，而用法以治之，始为精义。昌试言之：由胃而上胸膈心肺之分者，驱其所留之饮还胃，下从肠出，或上从呕出，其出皆直截痛快，而不至于伏匿，人咸知之。若由胸膈而外出肌肤，其清者或从汗出，其浊者无可出矣，必还返于胸膈，由胸膈还返于胃，乃可入肠而下出驱之，必有伏匿肌肤而不胜驱者。若由胸膈而深藏于背，背为胸之府，更无出路，尤必还返胸膈，始得趋胃趋肠而顺下。岂但驱之不胜驱，且有挟背间之狂阳壮火，发为痈毒，结如橘囊者。伏饮之艰于下出，易于酿祸，其谁能辨之，谁能出之耶？昌以静理而谭医施治，凿凿有据，谨因《金匮》秘典，直授金针，令业医之子，已精而益求其精耳。

【点评】此节论述《金匮要略》痰饮、悬饮、溢饮、支饮的病因病机、临床表现等。认为痰饮之患起于胃，渐及于心、肺、脾、肝、肾而出现种种临床表现，当随其所在辨名定位。并对饮邪的出路进行了论述，是对《金匮要略》痰饮病的阐发。

痰饮脉论

喻昌曰：痰饮之脉，《金匮》错出不一，难于会通。以鄙见论之，亦有浅、深、微、甚之不同，可预明也。《脉要精微》篇曰：肝脉软而散，色泽者，当病溢饮。溢饮者，渴暴多饮，而易入肌皮肠胃之外也。此特举暴饮水，溢饮病之最浅者为言耳。仲景会其意，即以饮证分之为四，统言其纲曰：痰饮、悬饮、溢饮、支饮。大都为由浅及深者商治，失此不治，而至于积水滔天，即此四饮，自有不可同语者矣。其谓饮脉不弦，但苦喘短气者，见饮脉本弦，饮脉不弦，则水之积也不厚，然亦害其阳气，微喘短气而已。其谓支饮亦喘而不能卧，加短气，其脉平者，见支饮上于胸膈，喘而短气，其脉仍平，有而若无，才有停积，未至留伏，故不见于脉也。其谓脉浮而细滑者伤饮，见浮而细滑，非伤风伤寒之比，亦饮之初郁气分而未深也。医者于此时亟思昏垫①之灾，亟兴己溺②之念，而行因势利导之法，患斯解矣。否则证成深锢，末流愈分，伏根之所，愈不可识，经年检方问药，漫图成功，其可得乎？故凡见脉转沉弦一派，即当按法求之。其曰脉沉者，胸中有留饮，短气而渴，四肢历节痛，言肺之治节不行，宗气不布，故短气。气不布则津亦不化，故膈燥而渴。脾气不运，水饮流于肢节而作痛也。似此一证，肺脾交病，所称饮入于胃，游溢精气，上输于脾，脾气散精，上归于肺之常者，且转而借寇兵赍盗粮矣。欲求其安，宁可得乎？至论弦脉，则曰咳者其脉弦，为有水；曰双弦者寒也，皆大下后虚脉。偏弦者饮也，为喘满。曰脉弦数，有寒饮，冬夏难治。曰脉沉而弦者，悬饮内痛。此即沉潜水蓄，支饮急弦而广其说。除大下后其脉双弦者，有虚寒之别，其偏弦者，俱为水饮也。冬夏难治，亦因用寒远寒，用热远热之法，不若春秋为易施耳。悬饮内痛，谓悬饮结积于内，其甚者则痛也。更有沉紧之脉，主心下痞坚，面色黧黑之证。谓水挟肾寒，杂揉于心肺之分，则心下坚而面色黑也。有脉伏而为留饮之证，积饮把持其脉而不露，较涩脉尤甚矣。又曰脉伏便利，心下续坚，此为留饮欲去故也。又曰久咳数岁，其脉弱者可治，实大数者死，其脉虚者必苦冒，本有支饮在胸中故也。凡此皆病深而脉变，当一一溯其流而穷其源者。夫天枢开发，胃和则脉和，今为痰饮凝结其中，则开阖之机关不利，而脉因之转为沉弦、急弦、偏弦、弦数、弦紧，或伏而不见，非亟去其痰饮，亦胡由脉复其常耶？浅者浅治，深者深治，浅深之间者，适其中而治。留者可攻，伏者可导，坚者可削。再一因循，病深无气，洒洒时惊，不可救

---

① 昏垫：困于水灾。此指水饮。

② 己溺：语出《孟子·离娄下》："禹思天下有溺者，由己溺之也；稷思天下有饥者，由己饥之也。是以如是其急也。"后以"己溺己饥"谓视人民的疾苦是由自己所造成，因此解除他们的痛苦是自己不可推卸的责任。此指及早防范水饮。

药矣。

【点评】本篇论述痰饮病脉象，认为有浅、深、微、甚之不同。病深脉变，当一一溯其流而穷其源。故具体说明痰饮病所见种种脉象的临床意义。指出"胃和则脉和"，痰饮凝结其中则开阖不利，当据深浅之不同，可攻、可导、可削，以巫去痰饮。对临床有参考意义。

痰饮留伏论

喻昌曰：痰饮之证，留、伏二义最为难明。前论留饮者，留而不去。伏饮者即留饮之伏于内者也。留饮有去时，伏饮终不去。留、伏之义，已见一班。而《金匮》奥义，夫岂渺言能尽，谨再陈之。《金匮》论留饮者三，伏饮者一。曰心下有留饮，其人背寒如掌大。曰留饮者，胁下痛引缺盆。曰胸中有留饮，其人短气而渴，四肢历节痛。言胸中留饮，阻抑上焦心肺之阳，而为阴噎，则其深入于背者，有冷无热，并阻督脉上升之阳。而背寒如掌大，无非阳火内郁之象也。胁下为手足厥阴上下之脉，而足少阳之脉，则由缺盆过季胁，故胁下引缺盆而痛，为留饮偏阻，木火不伸之象。饮留胸中，短气而渴，四肢历节痛，为肺不行气，脾不散精之象也。合三条而观之，心、肺、肝、脾，痰饮皆可留而累之矣。其义不更著耶？至伏饮则曰膈上病痰，满喘咳吐，发则寒热，背痛腰疼，目泣自出，其人振振身瞤剧，必有伏饮。言胸中乃阳气所治，留饮阻抑其阳，则不能发动。然重阴终难蔽晛，有时阳伸，阴无可容，忽而吐发，其留饮可以出矣。若更伏留不出，乃是三阳之气，伸而复屈。太阳不伸，作寒热，腰背痛，目泣。少阳不伸，风火之化，郁而并于阳明土中，阳明主肌肉，遂振振身瞤而剧也。留饮之伏而不去，其为累更大若此。然留饮、伏饮，仲景不言治法，昌自其遏抑四脏二①腑之阳而求之，则所云宜用温药和之者，岂不切于此证，而急以之通其阳乎？所云苓桂术甘汤者，虽治支满目眩，岂不切于此证，而可仿其意乎？故必深知比例，始可与言往法也。后人不明《金匮》之理，妄生五饮六证之说。即以海藏之明，于五饮汤方下云：一留饮在心下，二支饮在胁下，三痰饮在胃中，四溢饮在膈上，五悬饮在肠间。而统一方以治之，何其浅耶？

【点评】本节论述留饮、伏饮之不同。认为，留饮者留而不去，或有去时，伏饮即留饮之伏于内者，终不去。饮留胸中，表现为短气而渴，四肢历节痛。饮伏膈上则病痰，满喘咳吐，发则寒热，背痛腰疼，目泣自出，其人振振身瞤剧，治疗可比照《金匮要略》痰饮"温药和之"法则，但临床当辨清病位与寒热之不同，以药到病除。

再按：痰饮总为一证，而因则有二：痰因于火，有热无寒。饮因于湿，有热有寒，即有温泉无寒火之理也。人身热郁于内，气血凝滞，蒸其津液，结而为痰，皆火之变现也。水得于湿，留恋不消，积而成饮。究竟饮证热湿酿成者多，寒湿酿成者少。盖湿无定体，春日风湿，夏日热湿，秋日燥湿，冬日寒湿。三时主热，一时主寒，热湿较寒湿三倍也。《内经》湿土太过，痰饮为病，治以诸热剂，非指痰饮为寒。后人不解，妄用热药，借为口实，讵知凡治六淫之邪，先从外解。故治湿淫所胜，亦不远热以散其表邪，及攻里自不远于寒矣。况始先即不可表，而积阴阻遏身中之阳，亦必借温热以伸其阳，阴邪乃得速去。若遂指为漫用常行之法，岂不愚哉？

【点评】喻氏据季节认为饮证热湿酿成者多，寒湿酿成者少。《内经》痰饮为病，治以热剂，非指痰饮都为寒。当据饮证之寒

---

① 二：四库本作"三"。

热辨证论治，不能漫用常法。对临床有参考意义。

论苓桂术甘汤

痰饮阴象，阻抑其阳，用此阳药化气，以伸其阳，此正法也。兹所主乃在胸胁支满，目眩者何耶？《灵枢》谓：心包之脉，是动则病胸胁支满。然则痰饮积于心包，其病自必若是。目眩者，痰饮阻其胸中之阳，不能布水精于上也。茯苓治痰饮，伐肾邪，渗水道。桂枝通阳气，和荣卫，开经络。白术治风眩，燥痰水，除胀满。甘草得茯苓，则不资满而反泄满，《本草》亦曰甘草能下气，除烦满，故用之也。

【点评】苓桂术甘汤通阳健脾化饮，为温药治痰饮之代表方。

论苓桂术甘汤、肾气丸二方

《金匮》云：夫短气有微饮，当从小便去之，苓桂术甘汤主之，肾气丸亦主之。并出二方，其妙义愈益彰著。首卷《辨息论》中，已详仲景分别呼吸言病之旨矣。今短气亦分呼吸，各出一方，呼气之短，用苓桂术甘汤以通其阳，阳化气则小便能出矣。吸气之短，用肾气丸以通其阴，肾气通则小便之关门利矣。一言半句，莫非精蕴，其斯以为圣人乎！

【点评】一病两方，反映了痰饮病的不同证型。脾阳不振，痰饮内停者用苓桂术甘汤；肾气不足，水饮内留者用肾气丸。

论大小青龙汤

溢饮之证，水饮溢出于表，荣卫尽为之不利，必仿伤寒病荣卫两伤之法，发汗以散其水而荣卫通、经脉行，则四肢之水亦散矣。究竟大青龙升天而行云雨，小青龙鼓浪而奔沧海，治饮证必以小青龙为第一义也。

【点评】小青龙汤温化痰饮，治痰饮表现为咳喘者。大青龙汤发汗解表、兼清里热，又能发越水气，治疗表寒兼郁热与水饮溢出于表者。

合论十枣汤、甘遂半夏汤二方

伤寒病，两胁痞满而痛，用十枣汤下其痰饮。杂病虽非伤寒之比，而悬饮内痛在胁则同。况脉见沉弦，非呕夺其邪，邪必不去，脉必不返，所以用十枣汤不嫌其过峻也。凡病之在胁而当用下者，必仿此为例也。至甘遂甘草汤之治留饮，微妙玄通，非深入圣域，莫能制之。《内经》但曰"留者攻之"耳。仲景于是析义以尽其变。无形之气，热结于胃，则用调胃承气攻之；热结于肠，则用大小承气攻之；有形之饮，痞结于胸，则用陷胸汤攻之；痞结于胁，则用十枣汤攻之；留结于肠胃之间，则用甘遂半夏汤攻之。法曰：病者脉伏，其人欲自利，利反快，虽利，心下续坚满，此为留饮欲去故也，甘遂半夏汤主之。脉道为留饮所膈，伏而不行，其证欲下利，利反快，似乎留饮欲去，然虽欲去不能去也。心下续坚满，可见留饮之末已及于肠，留饮之根仍著于胃，不划①其根，饮必不去，故立是方。甘遂、甘草大相反者，合而用之，俾其向留着之根尽力一划，得留者去，而药性已不存矣。正《内经》有故无殒之义也。又加白蜜同煎，留恋其药，不致迸入无过之地。其用半夏、芍药者，由木入土中，成其坚满。半夏益土，芍药伐木，抑何神耶？后世方书，并甘草删去，神奇化为朽腐。

---

① 划(chǎn 产)：同"铲"。削除。

制方立论，皆中人以下之事矣，竟何益哉？

【点评】有形之饮，"癖结于胁，则用十枣汤攻之；留结于肠胃之间，则用甘遂半夏汤攻之"，指明了两方的应用区别。十枣汤遂下力量峻猛，治饮停胸胁之悬饮。甘遂半夏汤攻下逐饮，治疗饮留肠胃，欲去不去之证，以因势利导，祛邪外出。

合论木防己汤、葶苈大枣泻肺汤、防己椒目葶苈大黄丸三方

三方皆治支饮上入膈中，而有浅深次第之分。首一方先治其肺，中一方颛治其肺，后一方兼治肺气所传之腑。盖支饮上入于膈，逼近心肺，奥援肾邪。本文云：其人喘满，心下痞坚，面色黧黑，其脉沉紧，得之数十日，医吐下之不愈，木防己汤主之。虚者即愈，实者三日复发，复与不愈者，去石膏加茯苓、芒硝。盖以支饮上入阻其气，则逆于肺间，而为喘满；阻其血，则杂揉心下而为痞坚。肾气上应其色黑，血凝之色亦黑，故黧黑见于面部。然且姑缓心肾之治，先治其肺，肺之气行，则饮不逆而俱解耳。木防己味辛温，能散留饮结气，又主肺气喘满。石膏辛甘微寒，主心下逆气，清肺定喘。人参甘温，治喘消膈饮，补心肺不足。桂枝辛热，通血脉，开结气，宣导诸药，在气分服之即愈。若饮在血分，深连下焦，必愈而复发，故去石膏气分之药，加芒硝入阴分，开痰结，消血癖。合之茯苓，去心下坚，且伐肾邪也。葶苈大枣汤大泻其肺气，亦以气停故液聚耳。防己椒目葶苈大黄丸治腹满、口舌干燥、肠间有水气之证，乃肺气膹郁于上，以致水饮不行于下而燥热之甚，用此丸急通水道，以救金气之膹郁，不治上而治其下，故用丸剂也。

【点评】木防己汤通阳利水，益气清热，治膈间支饮兼有里热气虚者。葶苈大枣泻肺汤泻肺逐水，治支饮不得息者。己椒苈黄

丸利水通便，分消前后治腹满，肠间有水气之证。

合论小半夏汤、小半夏加茯苓汤、外台茯苓饮三方

前一方治支饮呕而不渴者，支饮上入膈中而至于呕，从高而越，其势最便。但呕家本当渴，渴则可征支饮之全去，若不渴，其饮尚留，去之未尽也，不必加治。但用半夏之辛温，生姜之辛散，再引其欲出之势，则所留之邪自尽矣。中一方亦治卒呕吐者，但多心下痞，膈间有水，眩悸，故加茯苓以去水，伐肾而安心也。后一方加人参、枳实、橘皮，尤为紧要，治积饮既去，而虚气塞满其中，不能进食。此证最多，《金匮》蚤附《外台》一方，启诱后人，非天民之先觉而谁？

【点评】小半夏汤辛散饮邪，治支饮在胃，同时又是和胃降逆的代表方。小半夏加茯苓汤利水辛散饮邪，治饮邪停胃，胃气上逆者。外台茯苓汤健脾助运，消痰，治胸中痰水吐出后脾胃虚弱，气满不能食者。

合论泽泻汤、厚朴大黄汤二方

二方之治支饮，俱从下夺而有气血之分、前后之辨。首一方为支饮之在心下者，阻其阳气之升降，心气郁极，火动风生，而作冒眩。惟是不治其冒眩，但利小便以泄其支饮，则阳自升而风火自息。仲景制方，每多若此。后一方治支饮之胸满者。夫支饮而至胸满，在仲景自用大、小陷胸汤治之。此方乃承气之法，止可施于伤寒无形气分热结，而乃以治有质之痰饮，非仲景丝丝毕贯之法矣。其为编书者误入，更复何疑？

【点评】泽泻汤健脾逐饮，治支饮上逆苦冒眩，泽泻之剂量用

五两，以逐饮。厚朴大黄汤药物组成同小承气汤，治"支饮胸满"。方中大黄用六两，可见当用于支饮胸满偏于热盛者，医理亦通。喻氏认为"编书者误入"，不足为据。

论五苓散一方

本文云：假令瘦人脐下有悸，吐涎沫而癫眩，此水也，五苓散主之。此寻常一方耳。深维其义，譬如以手指月，当下了然。盖瘦人木火之气本盛，今以水饮之故，下郁于阴中，挟其阴邪鼓动于脐则为悸。上入于胃，则吐涎沫。及其郁极乃发，直上头目，为癫为眩。《巢氏病源》云：邪入之阴则癫。夫阳郁于阴，其时不为癫眩，出归阳位，反为癫眩者，夹带阴气而上也。故不治其癫眩，但散其在上夹带之阴邪则立愈矣。散阴邪之法，固当从表，然不如五苓散之表法为长，以五苓散兼利其水耳。今世之用五苓散者，但知其为分利前后水谷之方，不知其为分利表里阴阳之方。方下所云多饮暖水、汗出愈之文，总置不录，何其浅耶！不但此也，即如小青龙一方，世但知为发表之轻剂，全不知其为利小水而设。夫山泽小龙养成头角，乘雷雨而直奔沧海，其不能奋髯而升天，岂待问哉？所以《金匮》治支饮五方，总不出小青龙一方为加减，取其开通水道，千里不留行耳。

后世治痰饮有四法：曰实脾、燥湿、降火、行气。实脾、燥湿，二陈二术，最为相宜，若阴虚则反忌之矣。降火之法，须分虚实，实用苦寒，虚用甘寒，庶乎可也。若夫行气之药，诸方漫然，全无着落，谨再明之：风寒之邪，从外入内，裹其痰饮，惟用小青龙汤则分其邪从外出，而痰饮从下出也；浊阴之气，从下入上，裹其痰饮，用茯苓厚朴汤则分其浊气下出，而痰饮上出也。多怒则肝气上逆，而血亦随之，气血痰饮，互结成癖，用柴胡鳖甲散以除之。多忧则脾气内郁，而食亦不化，气食痰饮，亦互结成癖，用清痰丸以除之。多欲则肾气上逆，直透膜原，结垒万千，膜胀重坠，不可以仰，用桂苓丸引气下趋，痰饮始豁也。

虚寒痰饮，少壮十中间见一二，老人小儿十中常见四五。若果脾胃虚寒，饮食不思，阴气痞塞，呕吐涎沫者，宜温其中。真阳虚者，更补其下，清上诸药不可用也。

小儿慢脾风，痰饮阻塞窍隧，星附六君汤以醒之。

老人肾虚水泛，痰饮上涌，崔氏八味丸以摄之。

痰在膈上，大满大实，非吐不除，然非定法也。使为定法，人人能用之矣，何必独推子和哉？子和必相其人可吐，后乃吐之。一吐不彻，俟再俟三，缓以开之。据云涌痰之法，自有擒纵卷舒，其非浪用可知。

谨再论《金匮》不言之意以明之：《伤寒论》用汗、吐、下、和、温之法矣。至痰饮首当言吐者，仲景反不言之，何耶？其以吐、发二字为言者，因喘满而痰饮上溢，从内而自发也。其曰医吐下之不愈，亦非以吐下为咎也。其曰呕家本渴，渴者为欲解，又属望于从吐得解也。胡竟不出可吐一语耶？仲景意中，谓痰饮证内多夹冲气眩冒等证，吐之则殆。故不烦辞说，直不以吐立法，开后世之过端，所以为立法之祖也。自子和以吐法擅名，无识者争趋捷径，贻误不可胜道。必会仲景意以言吐，然后吐罔不当也。

【点评】五苓散为通阳利水、化饮兼解表之方，故喻氏称其为"分利表里阴阳之方"。喻氏将痰饮病治法总结为实脾、燥湿、降火、行气四法，并提出相应方药，对临床有指导意义。又提出虚寒痰饮宜温其中，阳虚者更补其下；小儿慢脾风兼痰饮，用星附六君汤；老人肾虚兼痰饮，用崔氏八味丸；以及痰饮慎用吐法等，对临床均有参考意义。

今定吐禁一十二条

眩冒昏晕不可吐。气高气浅不可吐。

积劳未息不可吐。病后新虚不可吐。

脉道微弱不可吐。病势险急不可吐。

阳虚多汗不可吐。素惯失血不可吐。

风雨晦冥不可吐。冬气闭藏不可吐。

多疑少决不可吐。吐后犯戒不可吐。

【点评】本节提出吐法禁忌，意在强调慎用吐法。

今定药禁一十条

阴虚枯燥妄用二陈。阳虚多汗妄用青龙。

心虚神怯妄用辛散。肺虚无气妄用苦泻。

肝虚气刺妄用龙荟。脾虚浮肿妄用滚痰。

胃虚津竭妄用香燥。脏腑易动妄行涌泄。

本非坚积妄行峻攻。血气虚羸妄行针灸。

【点评】以上药禁对临床有指导意义。

律三条

凡热痰乘风火上入，目暗，耳鸣，多似虚证，误行温补，转锢其痰，永无出路，医之罪也。

凡痰饮随食并出，不开幽门，徒温其胃，束手无策，迁延误人，医之罪也。

凡遇肾虚水泛痰涌，气高喘急之证，不补其下，反清其上，必致气脱而死，医之罪也。

【点评】本节指出痰饮病兼风火之邪、夹食、肾虚 3 种证情的治疗注意点，有临床参考意义。

痰饮门诸方①

苓桂术甘汤

茯苓四两　桂枝三两　白术三两　甘草二两

上四味，以水六升，煮取三升，分温三服，小便则利。

肾气丸 即八味丸，方见中寒门

甘遂半夏汤

甘遂大者三枚　半夏十二枚，以水一升，煮取半升，去渣　芍药五枚　甘草如指大一枚

上四味，以水二升，煮取半升。去渣，以蜜半升和药汁，煎取八合，顿服之。

十枣汤

芫花熬　甘遂　大戟各等分

上三味，以水一升五合，先煎大枣十枚，取九合。去渣，内药末，强人服一钱匕，羸人服半钱，平旦温服之。不下者，明日更加半钱。得快下后，糜粥自养。

大青龙汤

麻黄去节，六两　桂枝二两，去皮　甘草二两，炙　杏仁四十个，去皮尖　生姜三两，切　大枣十二枚　石膏如鸡子大，碎

上七味，以水九升，先煮麻黄，减二升，去上沫，内诸药，煮取三升。去渣，温服一升，取微似汗，汗多，温粉扑之。

---

① 痰饮门诸方：原脱，据本书目录补。

小青龙汤

麻黄三两，去节　芍药三两　五味子半升　干姜三两　甘草三两，炙　细辛三两　桂枝三两，去皮　半夏半升

上八味，以水一斗，先煮麻黄，减二升，去上沫，内诸药，煮取三升。去渣，温服一升。

木防己汤

木防己三两　石膏十二枚，鸡子大，碎　桂枝二两　人参四两

上四味，以水六升，煮取二升。分温再服。

木防己加茯苓芒硝汤

木防己二两　桂枝二两　人参四两　芒硝三合　茯苓四两

上五味，以水六升，煮取二升，去渣，内芒硝再微煎，分再服，微利则愈。

泽泻汤

泽泻五两　白术一两

上二味，以水二升，煮取一升，分温服。

厚朴大黄汤

厚朴一尺　大黄六两　枳实四枚

上三味，以水五升，煮取二升。分温再服。

小半夏汤

半夏一升　生姜半斤

上二味，以水七升，煮取一升半。分温再服。

己①椒苈黄丸

防己　椒目　葶苈熬　大黄各一两

上四味末之，蜜丸如桐子大。先食服一丸，日三服，稍增，口中有津液。渴者加芒硝半两。

---

① 己：原脱，四库本同。据《金匮要略》本方方名补。

小半夏加茯苓汤 半夏一升 生姜半斤 茯苓三两，一法四两

上三味，以水七升，煮取一升五合。分温再服。

五苓散 方见三气门，以上俱《金匮》方

外台茯苓饮

茯苓 人参 白术各三两 枳实二两 橘皮二两半 生姜四两

上六味，水六升，煮取一升八合。分温三服，如人行八九里进之。

星附六君子汤 即六君子加南星、附子，方见眩病门

崔氏八味丸 方见中寒门

附备用方

二贤汤 治一切痰饮。

橘红用真正广产者一斤 炙甘草 食盐各四两

上水一碗，慢火煮，焙干，捣为细末，白汤点服。一方用橘红四两，甘草一两，为细末，点服。治痰极有效。

豁痰汤 治一切痰疾，此方与滚痰丸相副。盖以小柴胡汤为主，合前胡、半、南、壳、苏、陈、朴之属，出入加减。素抱痰疾及肺气壅塞者，以柴胡为主。余者并去柴胡，以前胡为主。

柴胡 半夏各二钱 枯芩 人参脉盛有力者不用 甘草 紫苏 陈皮厚朴 南星 薄荷 枳壳 羌活各五分

水二盏，姜五片，煎八分，不拘时服。中风者加独活，胸膈不利者加枳实，内外无热者去黄芩。治一切痰气最效。

茯苓丸 一名指迷茯苓丸 本治臂痛，其《指迷方》中云：有人臂痛不能举，手足或左右时复转移，由伏痰在内，中脘停滞，脾气不流行，上与气搏。四肢属脾，脾滞而气不下，故上行攻臂，其脉沉细者是也。后人为此臂痛，乃痰证也。但治痰而臂痛自止，及妇人产后发喘，四肢浮肿者，用此而愈。

半夏二两　茯苓二两　枳壳去瓤，麸炒，半两　风化朴硝二钱五分，如一时未易成，但以朴硝撒在竹盘中，少时，盛水置当风处，即干如芒硝，刮取用亦可

上为细末，生姜汁煮，面糊丸如桐子大。每服三十丸，姜汤送下。

累有人为痰所苦，夜间两臂如人抽搐，两手战掉，茶盏亦不能举，服此随愈。痰药方多，惟此立见功效。

神术丸　治痰饮。

茅山苍术制，一斤　生油麻半两，水二盏，研取浆　大枣十五枚，煮烂取肉

上三味，和丸梧桐子大，日干。每服七十丸，空心，温酒下。

老痰丸　润燥开郁，降火消痰，治老痰郁痰，结成黏块，凝滞喉间，肺气不清，或吐咯难出。

天门冬去心　黄芩酒炒　海粉另研　橘红去白，各一两　连翘半两　桔梗　香附淡盐水浸，炒，各半两　青黛另研，一钱　芒硝另研，二钱　瓜蒌仁另研，一两

上为细末，炼蜜入姜汁少许，和药杵匀，丸如龙眼大。嚼嚼一丸，清汤送，细咽之。或丸如绿豆大，淡姜汤送下五六十丸。

瓜蒌半夏丸　治肺热痰嗽。

瓜蒌仁另研　半夏制，各一两

上为细末，汤浸蒸饼为丸，如梧桐子大。每服五十丸，姜汤下。

千缗汤　治风痰壅盛喘急，日夜不得卧，人扶而坐者，一服立愈。

半夏制，大者七枚　皂荚炙，去皮弦，一寸　甘草炙，一寸

上作一服，水一盏，姜三片，煎七分。温服。

御爱紫宸汤　解宿酒，呕哕，恶心，痰唾，不进饮食。

木香五分　砂仁　芍药　檀香　茯苓　官桂　藿香各一钱　陈皮　干葛　良姜　丁香　甘草炙，各二钱

分二服，每服水盏半，煎七分，不拘时服。

四七汤　治七情气郁结滞，痰涎如破絮，或如梅核，咯之不出，

咽之不下。并治中脘痞满，痰涎壅盛，上气喘急。

半夏三钱　茯苓二钱四分　厚朴一钱六分　紫苏叶一钱二分

水二盏，姜五片，枣一枚，煎七分服。

大川芎丸　消风壅，化痰涎，利咽膈，清头目。治头痛旋运，心忪烦热，颈项紧急，肩背拘倦，肢体烦疼，皮肤瘙痒，脑昏目疼，鼻塞声重，面上游风，状如虫行。

川芎　龙脑　薄荷叶焙干，各七十五两　桔梗一百两　甘草爁，三十五两防风去苗，二十五两　细辛洗，五两

上为细末，炼蜜搜和，每一两半，分作五十丸。每服一丸，腊茶清细嚼下，食后临卧服。

小胃丹

芫花好醋拌匀，过一宿，于瓦器不住手搅炒，令黑，不可焦　甘遂湿面裹，长流水浸半月①煮，晒干。　大戟长流水煮一时，再用水洗晒干，各半两　大黄湿纸裹煨②，勿令焦，切，焙干，再以酒润，炒熟，焙干，一两半　黄柏炒，三两

上为末，以白术膏丸，如萝卜子大。临卧津液吞下，或白汤送下。取膈上湿痰热积，以意消息之。欲利，空心服。一方加木香、槟榔各半两。

小川芎丸　治膈上痰。

川芎二两，细剉，慢火熬熟　川大黄二两，蒸令干

上件焙干为末，用不蛀皂角五七挺，温水揉汁，绢滤出渣，瓦罐中熬成膏，和前二味为丸，如桐子大。每服五十丸，小儿三丸，姜汤下。

旋覆花散　治心胸痰热，头目旋痛，饮食不下。

旋覆花　甘草炙，各半两　枳壳去瓤，麸炒　石膏细研，各二两　赤茯苓麦门冬去心　柴胡去苗　人参各一两　犀角屑　防风去芦　黄芩各七钱半

---

① 月：四库本作“日”。
② 煨：四库本作“煅”。

上咬咀，每服五钱，水一大盏，生姜半分，煎至五分。去渣，食后良久，温服。

化涎散　治热痰、利胸膈，止烦渴。

凝水石_{煅，研，一两}　铅白霜_{另研}　马牙硝_{另研}　雄黄_{另研，各一钱}　白矾_{枯，研}　甘草_{炙，各二钱半}　龙脑_{少许}

上为细末，研匀，每服一钱，不拘时，水调下。小儿风热痰涎，用沙糖水调下半钱。此药太凉，不可多服。

八珍丸　治膈痰结实，满闷喘逆。

丹砂_{研，半两}　犀角_镑　羚羊角_镑　茯神_{去木}　牛黄_研　龙脑_{研，各二钱半}　牛胆南星　硼砂_{研，各一两}

上为细末，研匀，炼蜜和丸如鸡豆实大。每服一丸，食后，细嚼，人参荆芥汤下。

鹅梨煎丸　治热痰，凉心肺，利咽膈，解热毒，补元气。

大鹅梨_{二十枚，去皮核，用净布绞取汁}　薄荷_{生，半斤，研汁}　皂角_{不蛀者，十挺，去皮子，浆水二升，授取浓汁}　白蜜_{半升①}　生地黄_{半斤，研取汁，同上五味慢火熬膏，和下药}　人参　白茯苓_{去皮}　白蒺藜_{炒，去刺}　肉苁蓉_{酒浸，切，焙干}　牛膝_{酒浸}　半夏_{汤泡}　木香_{各一两}　槟榔_{煨，二两}　防风_{去叉}　青橘皮_{去白}　桔梗_炒　羌活　白术　山药_{各七钱半}　甘草_{炙，各半两}

上为细末，同前膏拌匀，杵令得所，丸如梧子大。每服五十丸，加至二十丸，食后，荆芥汤送下，日二服。

法制半夏　消饮化痰，壮脾顺气。

用大半夏汤洗泡七遍，以浓米泔浸一日夜。每半夏一两，用白矾一两半研细，温水化浸半夏，上留水两指许，频搅。冬月于暖处顿放，浸五日夜。取出焙干，用铅白霜一钱，温水化，又浸一日夜，通七日尽取出。再用浆水慢火煮，勿令滚，候浆水极热，取出焙干，以

---

① 升：四库本作"斤"。

瓷器收贮。每服一二粒，食后，细嚼，温姜汤下。又一法，依前制成半夏，每一两用白矾水少许渍半夏，细飞朱砂末，淹一宿，敛干，焙用依前法。亦可用生姜自然汁渍，焙用。

神芎导水丸

黄芩_{一两} 黄连 川芎 薄荷_{各半两} 大黄_{二两} 滑石 黑牵牛_{头末，}各四两

河间制。治一切热证，其功不可尽述。设或久病热郁，无问瘦怯老弱，并一切证可下者，始自十丸以为度。常服此药，除肠胃积滞，不伤和气，推陈致新，得利便快，并无药燥搔扰，亦不困倦虚损，遂病人心意。或热甚必急须下者，使服四五十丸，未效再服，以意消息。常服二三十丸，不动脏腑，有益无损。或妇人血病下恶物，加桂半两，病微者常服，甚者取利，因而结滞开通，恶物自下也。凡老弱虚人，脾胃经虚，风热所郁，色黑齿槁，身瘦萎黄，或服甘热过度成三消等病。若热甚于外，则肢体躁扰。病于内，则神志躁动，怫郁不开，变生诸证，皆令服之。惟脏腑滑泄者，或里寒脉迟者，或妇人经病产后血下不止，及孕妇等不宜服。

咳嗽门[①] _{论二首　法十六条　律六条}

咳嗽论

喻昌曰：咳嗽一证，求之《内经》，博而寡要。求之《金匮》，惟附五方于痰饮之后，亦无颛论。不得已问津于后代诸贤所述，珪璧琳琅，非不棼然案头，究竟各鸣己得而鲜会归。昌不以漫然渺然之说，

---

① 咳嗽门：本篇四库本位于卷十。

传信后人，将何以为言哉？盖尝反复《内经》之文，黄帝问于岐伯曰：肺之令人咳者，何也？岐伯对曰：五脏六腑皆足令人咳，非独肺也。此一语推开肺咳，似涉太骤。设当日先陈肺咳，以渐推详，则了无疑义，后世有成法可遵矣。非然也，圣神立言，不过随文演义，微启其端，苟必一一致详，即非片言居要之体。所以读《内经》贵在自得其要，得其要则一言而终，不得其要则流散无穷，岂特论咳嗽一证为然哉！黄帝训雷公之辞有曰：不知比类，足以自乱，不足以自明。固知比类之法，不但足以蔽《内经》之义，并足以蔽穷无穷极无极之义。管可窥天，蠡可测海。《内经》千万年脱略之文，一知比类，直可合符一堂。至于苟病当前，游刃恢恢，不待言矣。请申之：岐伯虽言五脏六腑皆足令人咳，其所重全在于肺。观其下文云：皮毛者，肺之合也。皮毛先受邪气，邪气以从其合也。其寒饮食入胃，从胃脉上至于肺则肺寒，肺寒则内外合邪，因而客之，则为肺咳。此举形寒饮冷伤肺之一端，以明咳始之因耳。内外合邪，四字扼要，比类之法，重在于此。人身有外邪，有内邪，有外内合邪，有外邪已去而内邪不解，有内邪已除而外邪未尽，才一比类，了然明白，奈何不辨之于蚤，听其酿患日深耶？夫形寒者，外感风寒也。饮冷者，内伤饮食也。风寒无形之邪入内，与饮食有形之邪相合，必留恋不舍，治之外邪须从外出，内邪须从下出，然未可表里并施也。《金匮》五方，总不出小青龙汤一方为加减，是《内经》有其论，《金匮》有其方矣。而《内经》《金匮》之所无者，欲从比类得之，果何从哉？进而求之暑湿，暑湿之邪，皆足令人咳也。盖暑湿之外邪内入，必与素酝之热邪相合，增其烦咳，宜从辛凉解散。又当变小青龙汤之例为白虎，而兼用天水、五苓之属矣。进而求之于火，则有君相之合，无内外之合，而其足以令人致咳者，十常八九。以心与肺同居膈上，心火本易于克制肺金。然君火无为而治，恒不自动，有时劳其心而致咳，息其心咳亦自止，尚不为剥床①之灾也。惟相火从下而上，挟君火之威而刑其肺，上下合邪，为患最烈。治之亦可从外内合邪之例比拟，其或引或折，以下其火，俾不至于燎原耳。于中咳嗽烦冤，肾气之逆，亦为上下合邪。但浊阴之气，上干清阳，为鬲肓遮蔽，任其烦冤，不能透出，亦惟下驱其浊阴，而咳自止矣。进而求之于燥，内外上下，初无定属，或因汗吐太过，而津越于外。或因泻利太久，而阴亡于下。或营血衰少，不养于筋。或精髓耗竭，不充于骨，乃致肺金日就干燥，火入莫御，咳无止息。此时亟生其津，亟养其血，亟补其精水，犹可为也。失此不治，转眄②瓮干杯罄，毛瘁色弊，筋急爪枯，咳引胸背，吊胁疼痛，肺气腈郁，诸痿喘呕，嗌塞血泄。种种危候，相因而见，更有何法可以沃其焦枯也耶？《经》谓咳不止而出白血者死，岂非肺受燥火煎熬而腐败，其血亦从金化而色白耶？至于五脏六腑之咳，《内经》言之不尽者，要亦可比类而会通之耳。昌一人知见有限，由形寒饮冷伤肺一端，比类以及暑湿火燥，不过粗枝大叶，启发聪明之一助，至从根本入理深谭，是必待于后人矣。

【点评】喻氏认为咳嗽一证《内经》"博而寡要"，《金匮要略》唯附五方。虽言五脏六腑皆令人咳，其所重全在于肺，肺寒则内外合邪，因而客之，则为肺咳。此外，暑湿、火燥等病邪均可致咳。并提出了相应的治法，是对《内经》"五脏六腑皆令人咳"的阐发。

咳嗽续论

昌著《咳嗽论》，比类《内经》，未尽底里，窃不自安。再取《金

---

① 剥床：指残害忠良或迫身之祸。此喻咳嗽由他脏累及。
② 转眄：转眼。

匮》嚼蜡，终日不辍，始得恍然有会，始知《金匮》以咳嗽叙于痰饮之下，有深意焉。盖以咳嗽必因之痰饮，而五饮之中，独膈上支饮，最为咳嗽根底。外邪入而合之固嗽，即无外邪而支饮渍入肺中，自足令人咳嗽不已，况支饮久蓄膈上，其下焦之气逆冲而上者，尤易上下合邪也。夫以支饮之故，而令外邪可内，下邪可上，不去支饮，其咳终无宁宇矣。去支饮取用十枣汤，不嫌其峻，岂但受病之初，即病蓄已久，亦不能舍此别求良法。其曰：咳家其脉弦，为有水，十枣汤主之。正谓急弦之脉，必以去支饮为亟也，犹易知也。其曰：夫有支饮家，咳烦，胸中痛者，不卒死，至一百日一岁，宜十枣汤。此则可以死而不死者，仍不外是方去其支饮，不几令人骇且疑乎？凡人胸膈间，孰无支饮？其害何以若此之大？其去害何必若此之力？盖膈上为阳气所治，心肺所居，支饮横据其中，动肺则咳，动心则烦，搏击阳气则痛，逼处其中，营卫不行，神魄无依则卒死耳。至一百日一年而不死，阳气未散，神魂未离可知，惟亟去其邪，可安其正，所以不嫌于峻攻也。扫除阴浊，俾清明在躬，较彼姑待其死，何得何失耶？其曰：久咳数岁，其脉弱者可治，实大数者死，其脉虚者必苦冒，其人本有支饮在胸中故也。治属饮家，夫不治其咳而治其饮，仲景意中之隐不觉一言逗出。其实大数为火刑金而无制，故死。其弱且虚，为邪正俱衰而易复，故可愈也。其曰：咳逆倚息，不得卧，小青龙汤主之。明外内合邪之证，惟有小青龙的对一方耳。然而用小青龙汤，其中颇有精义，须防冲气自下而上，重增浊乱也。冲气重增浊乱，其咳不能堪矣。伤寒证用大青龙汤，无少阴证者可服，脉微弱者不可服，服之则肉瞤筋惕而亡阳。杂证用小青龙汤，亦恐少阴肾气素虚，冲任之火易于逆上，冲任火上，无咳且增烦咳，况久咳不已，顾可动其冲气耶？盖冲任二脉，与肾之大络，同起肾下，出胞中。肾虚不得固守于下，则二脉相挟，从小腹逆冲而上也。于是用桂苓五味甘草汤，先治其冲气，冲气即低。而反更咳胸满者，因水在膈间不散，其病再变，前方去桂加干姜、细辛以治其咳满，咳满即止。第三变而更复渴，冲气复发者，以细辛、干姜为热药也，服之当遂渴，而渴反止者，为支饮也。支饮者，法当冒，冒者必呕，呕者复内半夏以去其水，水去呕止。第四变其人形肿者，以水尚在表也，加杏仁主之。其证应内麻黄，以其人遂痹，故不内之。若逆而内之者，必厥。所以然者，以其人血虚，麻黄发其阳故也。第五变若面热如醉，此为胃热上冲熏其面，加大黄以利之。嗟夫！仲景治咳，全不从咳起见，去其支饮，下其冲气，且及下冲气法中之法，游刃空虚，全牛划然已解，何其神耶！向也不解作者之意，只觉无阶可升，何期比类而得外邪内入，下邪上入之端，因复参之《金匮》，其精蕴始得洞瞩，岂非神先告之耶？慰矣！慰矣！

【点评】本节对十枣汤、小青龙汤的临床应用进行论述，有临床参考价值。

《内经》秋伤于湿，冬生咳嗽。此脱文也。讹传千古，今特正之。曰：夏伤于暑，长夏伤于湿，秋必痎疟。秋伤于燥，冬生咳嗽。六气配四时之理，灿然明矣。盖湿者水类也，燥者火类也。湿病必甚于春夏，燥病必甚于秋冬。痎疟明是暑湿合邪，然湿更多于暑，何反遗而不言？至于咳嗽，全是火燥见病，何反以为伤湿耶？所以春夏多湿病者，春分以后，地气上升，天气下降，二气交而湿蒸于中，土膏水溽，础润水津，人身应之，湿病见焉。秋冬多燥病者，秋分以后，天气不降，地气不升，二气分而燥呈其象，草黄木落，山巉水枯，人身应之，燥病见焉。然则咳嗽之为伤燥，岂不明哉？

六气主病，风、火、热、湿、燥、寒，皆能乘肺，皆足致咳。其湿咳，即分属于风、火、热、燥、寒五气中也。风乘肺咳，汗出头痛，痰涎不利。火乘肺咳，喘急壅逆，涕唾见血。热乘肺咳，喘急面赤潮热，甚者热盛于中，四末反寒，热移于下，便泄无度。燥乘肺咳，皮毛干稿，细疮湿痒，痰胶便秘。寒乘肺咳，恶寒无汗，鼻塞身疼，发热躁烦。至于湿痰内动为咳，又必因风、因火、因热、因燥、因寒，所挟各不相同，至其乘肺则一也。

风寒外束，华盖散、参苏饮。加声音不出、风邪，人参荆芥汤。寒邪，三拗汤。遇冷咳发者，橘皮半夏汤。

火热内燔，加减泻白散、水煮金花丸。加身热如炙，紫菀膏。

伤暑之咳，自汗，脉虚，发渴，人参白虎汤、清暑益气汤。

伤湿之咳，身重，脉细，痰多，五苓散、白术汤。加喘满浮肿，款气丸。湿热素蕴于中，黄连解毒汤、滚痰丸。湿热素蕴于上，连声进气不通者，桑白皮散。

伤燥之咳，痰黏，气逆，血腥，杏仁萝卜子丸。清金润燥，天门冬丸、凤髓汤。加面目浮肿，蜜酥煎。

内伤之咳，治各不同。火盛壮水，金虚崇土，郁甚舒肝，气逆理肺，食积和中，房劳补下。用热远热，用寒远寒。内已先伤，药不宜峻。至于上焦虚寒，呕唾涎沫，则用温肺汤。上中二焦俱虚，则用加味理中汤。三焦俱虚，则用加味三才汤。

伤肾之咳，气逆烦冤，牵引腰腹，俯仰不利，六味地黄汤加五味子。水饮与里寒合作，腹痛下利，真武汤。于中有燥咳，热移大肠，亦主腹痛下利，毫厘千里，尤宜辨之。

营卫两虚之咳，营虚发热，卫虚自汗或恶寒，宁肺汤。

虚劳之咳，五味黄芪散、麦门冬饮。

心火刑肺，见血，人参芎归汤。

干咳无痰，火热内壅，用四物桔梗汤开提之。伤酒热积，用琼玉膏滋润之。色欲过度，肾水不升，用八味丸蒸动之。

上半日咳多，火在阳分，宜白虎汤。下半日咳多，火在阴分，宜四物芩连汤。

久咳肺损肺痿，痰中见血，潮热声飒，人参养肺汤。血腥喘乏，钟乳补肺汤。久咳宜收涩者，人参清肺汤。加声音不出，诃子散。

膏粱致咳，比湿热内蕴例治之。加色欲过度，元气虚损，又不可尽攻其痰。辛苦致咳，比风寒外束例治之。加外寒裹其内热，须分寒热多少以消息而施表里兼治之法。

【点评】喻氏提出了"秋伤于燥，冬生咳嗽"的观点，是对《内经》病机学说的补充。又提出了风、火、热、湿、燥、寒皆能乘肺，皆足致咳的观点。并对每种病邪致咳特点、治疗方药等进行了论述；又对内伤咳嗽，如伤肾之咳、营卫两虚、虚劳之咳、心火刑肺、干咳、久咳、膏粱之咳等证治进行论述，对临床有指导意义。

律六条

凡治咳，不分外感内伤，虚实新久，袭用清凉药，少加疏散者，因仍苟且，贻患实深，良医所不为也。

凡治咳，遇阴虚火盛，干燥少痰，及痰咯艰出者，妄用二陈汤，转劫其阴而生大患者，医之罪也。

凡咳而且利，上下交征，而不顾其人中气者，十无一起。如此死者，医杀之也。

此有肺热肾寒两证，水火不同，毋论用凉用温，总以回护中气为主。

凡邪盛咳频，断不可用劫涩药。咳久邪衰，其势不脱，方可涩之。误则伤肺，必至咳无休止，坐以待毙，医之罪也。

凡属肺痿、肺痈之咳，误作虚劳，妄补阴血，转滞其痰，因致其人不救者，医之罪也。

凡咳而渐至气高汗渍，宜不俟喘急痰鸣，急补其下。若仍治标亡本，必至气脱卒亡，医之罪也。

【点评】喻氏提出治咳须分外感内伤、兼阴虚忌用燥药、注重回护中气、咳频忌用劫涩药、肺痿肺痈忌妄补阴血、标本兼顾等注意点。对临床有指导意义。

咳嗽门诸方[①]

《金匮》治咳五方

小青龙汤_{方见痰饮门}

桂苓五味甘草汤

茯苓_{四两}　桂枝_{四两，去皮}　甘草_{炙，三两}　五味子_{半升}

上四味，以水八升，煮取三升。去渣，分三，温服。

苓甘五味姜辛汤

茯苓_{四两}　甘草_{三两}　干姜_{三两}　细辛_{三两}　五味子_{半升}

上五味，以水八升，煮取三升。去渣，温服半升，日三服。

茯苓五味甘草去桂加姜辛夏汤

茯苓_{四两}　甘草_{二两}　细辛_{二两}　干姜_{二两}　五味子　半夏_{各半升}

上六味，以水八升，煮取三升。去渣，温服半升，日三服。

茯苓甘草五味姜辛汤_{本方加大黄名曰茯甘姜味辛夏仁黄汤}

茯苓_{四两}　甘草_{三两}　五味子_{半升}　干姜_{三两}　细辛_{三两}　半夏_{半升}
杏仁_{半升，去皮尖}

以水一斗，煮取三升。去渣，温服半升，日三服。

华盖散

麻黄_{去根节}　紫苏子_炒　杏仁_{去皮尖，炒}　桑白皮_炒　赤茯苓_{去皮}　橘
红_{已上各一钱}　甘草_{五钱}

水二钟，生姜五片，红枣二枚，煎至一钱。去渣，不拘时服。

参苏饮

人参　苏叶　干葛　前胡　陈皮　枳壳　半夏　茯苓_{各八分}　木

---

① 咳嗽门诸方：原脱，据本书目录补。

香　桔梗　甘草_{各五分}

水二盏，姜五片，枣二枚，煎一盏，热服。

人参荆芥汤

陈皮　荆芥穗　人参　半夏　通草　麻黄　桔梗_{各一钱}　杏仁
细辛　甘草_{各五分}

水二盏，姜三片，枣二枚，煎服。

三拗汤　生甘草　麻黄_{不去节}　杏仁_{留去尖}①

上㕮咀，二钱，水二盏，姜三片，煎八分，食远服。若憎寒恶
风，取汗解，加桔梗、荆芥，名五拗汤，治咽痛。

橘皮半夏汤

陈皮_{半两}　半夏_{制，二钱半}

上为末，作二服，水盏半，姜十片，煎七分，温服。

加减泻白散

桑白皮_{钱半}　地骨皮　陈皮　青皮　桔梗　甘草_炙　黄芩　知母<sub>各
七分</sub>

上水二盏，煎八分，食后温服。

水煮金花丸

南星　半夏_{生，各一两}　寒水石_{一两，煅存性}　天麻_{五钱}　白面_{三两}
雄黄_{一钱}

上为细末，滴水为丸，小豆大。每服五七十丸至百丸，煎沸汤下
药丸，煮浮为度，捞出，淡浆浸，另煎生姜汤下。

紫菀膏

枇杷叶_{去毛}　木通　款冬花　紫菀　杏仁_{去皮尖，炒}　桑白皮<sub>炙，各
一两</sub>　大黄_{半两}

上为细末，炼蜜丸，樱桃大。夜间噙化三五丸。

人参白虎汤　_{方见三气门}

---

① 留去尖：四库本无此3字。留去，疑为偏义复词，去尖。

清暑益气汤 方见三气门

五苓散 方见三气门

白术汤 方见三气门

款气丸

青皮　陈皮　槟榔　木香　杏仁　茯苓　郁李仁去皮　川当归广茂　马兜铃炮　葶苈各三钱　人参　防己各四钱　牵牛头末，二两半

上为细末，姜汁面糊丸，如梧桐子大。每服二十丸，加至七十丸，食后，姜汤送下。

黄连解毒汤

黄连二钱　黄芩　黄柏　栀子各一钱

水二盏，煎一盏，温服。

滚痰丸 方见痰饮门

桑白皮散

桑白皮炒　桔梗　川芎　防风　薄荷　黄芩　前胡　柴胡　紫苏赤茯苓　枳壳　甘草各等分

上咀，每服七钱，姜三片，枣一枚，煎七分，食远服。

杏仁萝卜子丸

杏仁　萝卜子炒，各一两

上为末，粥糊丸，桐子大。每服五十丸，白汤下。

清金润燥天门冬丸　治肺脏壅热咳嗽，痰唾稠黏。

天门冬去心，一两半，焙　百合　前胡　贝母煨　半夏汤洗，去滑　桔梗　桑白皮　防己　紫菀　赤茯苓　生地黄　杏仁汤浸，去皮尖，双仁，麸炒黄，研如膏，以上各七钱半

上为细末，炼蜜和捣二三百杵，丸如桐子大。每服二十丸，不拘时，生姜汤下，日三服。

又方：去防己、前胡、桑皮、赤茯苓，加麦门冬、人参、肉桂、阿胶、陈皮、甘草各三两，糯米粉并黄蜡一两成粥，更入蜜再熬，

和匀，丸如樱桃大。每服一丸，同生姜细嚼下。治肺经内外合邪，咳嗽语声不出。咽喉妨碍，状如梅核，噎塞不通，膈气噎食，皆可服。

又方：单用天门冬十两，生地三斤，取汁为膏。麦门冬八两，膏子为丸，如桐子大。每服五十丸，逍遥散下。逍遥散须去甘草，加人参，治妇人喘嗽，手足烦热，骨蒸寝汗，口干引饮，面目浮肿。

凤髓汤 治咳嗽，大能润肺。

牛髓一斤，取胻骨中者　白蜜半斤　杏仁四两，去皮尖，研如泥　干山药四两，炒　胡桃仁去皮，四两，另研

上将髓、蜜二味，沙锅内熬沸，以绢滤去渣，盛磁瓶内，将杏仁等三味入瓶内，以纸密封瓶口，重汤煮一日夜，取出冷定。每早晨，白汤化一二匙服。

蜜酥煎

白沙蜜一升　牛酥一升　杏仁三升，去皮尖，研如泥

上将杏仁于磁盆中，用水研取汁五升，净铜锅内勿令油腻垢，先倾三升汁于锅内，刻木记其浅深，减记。又倾汁二升，以缓火煎减所记处，即入蜜酥二味，煎至记处。药成置净磁器中。每日三次，以温酒调一匙，或以米饮白汤，皆可调服。七日唾色变白，二七唾稀，三七嗽止。此方非独治嗽，兼补虚损，去风燥，悦肌肤，妇人服之尤佳。

温肺汤

陈皮　半夏　肉桂　干姜　白芍药　杏仁各一钱　五味子　细辛　甘草各四钱

水盏半，煎八分，食后服。《仁斋方》有阿胶无芍药。

加味理中汤 治脾肺俱虚，咳嗽不已。

人参　白术　茯苓　甘草炙　陈皮　半夏　干姜　五味子　细辛

上㕮咀，每服三钱，姜三片，枣一枚，煎七分，食远服。

加味三才汤

天门冬　生地黄　人参各等分

水煎服。

六味地黄汤

地黄二钱　牡丹皮一钱　白茯苓一钱　山药一钱　山茱萸一钱五分　泽泻七分

水煎，食前服。

宁肺汤

人参　当归　白术　熟地　川芎　白芍　五味子　麦门冬　桑皮
白茯苓　甘草炙，各七分　阿胶炒，一钱

上水二盏，姜三片，紫苏五叶，煎八分，食远服。

五味黄芪散

麦门冬　熟地黄各一钱　桔梗　黄芪各钱半　五味子　人参　芍药
甘草各五分

上作一服，水二盏，煎八分，食后温服。

麦门冬饮

川芎　当归　白芍　生地　黄柏　知母　麦门冬各一钱　五味子十
五粒　桑皮八分

水二盏，姜一片，枣一枚，煎八分，食后服。

人参芎归汤

当归　川芎　白芍药各二分　人参　半夏　陈皮　赤茯苓　阿胶炒
成珠　细辛　北五味　甘草炙，各一分

上㕮咀，每服五钱，姜三片，枣一枚，煎服。

四物桔梗汤

当归　川芎　芍药　熟地　桔梗　黄柏炒，各一钱

上水二盏，煎八分，加竹沥半盏，姜汁一匙，和匀服。

琼玉膏

人参_{十二两}　白茯苓_{十五两}　琥珀　沉香_{各半两}　大生地_{十斤，洗净，于}
_{银石器内杵细，取自然汁，盛忌铁器}　白蜜_{五斤，熬去沫}

上本方原无沉香、琥珀，乃臞仙①加入，自云奇效异常。今录其方：先以地黄汁同蜜熬沸搅匀，用绢滤过，将人参等为细末，和蜜汁入磁瓶或银瓶内，用绵纸十数层，加箬封固瓶口。入砂锅内或铜锅内，以长流水煮没瓶颈，用桑柴火煮三昼夜取出。换过油单蜡纸扎口，悬浸井中半日，以出火气。提起仍煮半日以出气，然后收藏。每日清晨及午后，取一二匙，用温酒一两调服，白汤调亦可，忌鸡犬见。

八味丸　_{方见中寒门}

白虎汤　_{方见三气门}

四物芩连汤　_{即四物汤加黄芩、黄连，方见□□门}②

人参养肺汤

人参　阿胶　贝母　杏仁_{去皮尖}　桔梗　茯苓　桑皮　枳实_炒　甘草_{各五分}　柴胡_{一钱}　五味子_{十二粒}

上水二盏，姜三片，枣一枚，煎八分，食后服。

钟乳补肺汤

钟乳粉_{另研如米}　桑皮_{各三两}　肉桂　白石英_{另研如米}　五味子　款冬花　紫菀茸　麦门冬　人参_{各二两}

上为粗末，次以钟乳、石英同和匀。每服四钱，水盏半，姜五片，枣一枚，粳米一小撮，煎七分。去渣，食后服。

诃子散　治久嗽，语声不出。

诃子肉_炒　通草_{各钱半}　杏仁_{去皮尖，炒，一钱}

---

① 臞仙：旧时借称身体清瘦而精神矍铄的老人，文人学者亦往往以此自称。此指编书者。

② 方见□□门：四库本无。据本书《疟证门》小柴胡合四物汤方后"四物汤见妇人门"，当是"方见妇人门"。但本书无妇人门，疑衍。

水二盏，姜三片，枣一枚，煎八分，食后服。

真武汤 方见中寒门

关格门[①] 论二首 律三条

关格论

喻昌曰：关格之证，自《灵》《素》以及《难经》、仲景脉法，皆深言之，然无其方也。后世以无成方依傍，其中玄言奥义，总不参研，空存其名久矣。间有以无师之智，临证处方，传之于书。眼中金屑，不适于用，可奈之何？谨以尚论之怀，畅言其理。《素问》谓：人迎一盛，病在少阳，二盛病在太阳，三盛病在阳明，四盛以上为格阳。寸口一盛，病在厥阴，二盛病在少阴，三盛病在太阴，四盛以上为关阴。人迎与寸口俱盛四倍以上为关格。关格之脉赢，不能极于天地之精气则死矣。此以三阳之腑、三阴之脏，分诊于结喉两旁人迎之位、两手寸口太渊之位。盖随人迎、寸口经脉之行度，而施其刺法也。《灵枢》言刺之从所分人迎之盛泻其阳，补其所合之阴，二泻一补。从所分寸口之盛泻其阴，补其所合之阳，二泻一补，皆以上气和乃止。至于用药，则从两手寸、关、尺三部之脉，辨其脏腑之阴阳。故《灵枢》复言邪在腑，则阳脉不和。阳脉不和，则气留之。气留之则阳气盛矣。阳气太盛，则阴脉不和。阴脉不和，则血留之。血留之则阴气盛矣。阴气太盛，则阳气不能荣也，故曰关。阳气太盛，则阴气不能荣也，故曰格。阴阳俱盛，不能相荣矣，故曰关格。关格者，不能尽期而死也。此则用药之权衡，随其脉之尺阴寸阳，偏盛俱盛而定

---

① 关格门：本篇四库本位于卷十。

治耳。越人宗之，发为阴乘、阳乘之脉。因推其乘之之极，上鱼为溢，入尺为覆，形容阴阳偏而不返之象，精矣。至仲景复开三大法门，谓寸口脉浮而大，浮为虚，大为实。在尺为关，在寸为格。关则不得小便，格则吐逆。从两手寸口关阴格阳过盛中，察其或浮或大，定其阳虚阳实，阴虚阴实，以施治疗。盖于《灵枢》阳太盛则阴不能荣，阴太盛则阳不能荣。以及越人阴乘阳乘之法，加以浮大之辨，而虚实始得燎然。不尔，关则定为阴实，格则定为阳实矣。抑何从得其微细耶？此一法也。谓心脉洪大而长，是心之本脉也。上微头小者，则汗出。下微本大者，则关格不通，不得尿。头无汗者可治，有汗者死。此则深明关格之源，由于五志厥阳之火，遏郁于心包之内。其心脉上微见头小，亦阳虚之验。下微见本大，亦阳实之验。头无汗者可治，有汗则心之液外亡，自焚而死矣。在二阳之病发心脾，且不得隐曲，男子少精，女子不月，传为风消①、索泽②而不治。况关格之病，精气竭绝，形体毁阻，离绝菀结，忧愁恐怒，五脏空虚，气血离守，厥阳之火独行，上合心神，同处于方寸之内。存亡之机，间不容发，可不一辨察之乎？此二法也。谓趺阳脉伏而涩，伏则吐逆，水谷不化，涩则食不得入，名曰关格。诊趺阳足脉，或伏或涩，辨胃气所存几何。伏则水谷入而不化，胃气之所存可知矣。涩则并其食亦不得入，胃气之所存更可知矣。营卫之行迟，水谷之入少，中枢不运，下关上格，岂待言哉？此三法也。仲景金针暗度，有此三法，大概在顾虑其虚矣。因是上下古今，搜采群言，而诸大老名贤，无一论及此证者。惟云岐子述其阴阳反背之状，传其所试九方，譬如航海万里，得一声气相通之侣，欣慰无似，遑计其短乎？然不欲后人相安其说，又不忍缄口无言也。其谓阴阳易位，病名关格。胸膈上阳气常在，则热

---

① 风消：出《素问·阴阳别论》。此指因思虑不遂，心神耗散，而见发热、肌肉日渐瘦削的病证。妇人多兼见经闭、血溢，男子可兼见亡血、失精等。

② 索泽：谓皮肤甲错，尽失润泽。

为主病。身半已下阴气常在，则寒为主病。胸中有寒，以热药治之。丹田有热，以寒药治之。若胸中寒热兼有，以主客之法治之。治主当缓，治客当急。此从《伤寒论》胸中有寒，丹田有热立说，实非关格本证。所引《内经》运气治主客之法，亦属无据。至于《灵》《素》《难经》《金匮》之文，绝不体会，所定诸方，浑入后人恶劣窠臼，观之殊不慊耳。方中小疵，杂用二陈、五苓、枳壳、厚朴、槟榔、木香是也。方中大疵，杂用片脑、麝香、附子、皂角、牵牛、大黄、朴硝是也。夫阴阳不交，各造其偏，而谓阴反在上，阳反在下可乎？九死一生之证，而以霸术劫夺其阴阳可乎？仲景之以趺阳为诊者，正欲人调其营卫，不偏阴偏阳，一味冲和无忤，听胃气之自为敷布，由一九而二八、三七、四六，乃始得协于平也。岂一蹴所能几耶？故不问其关于何而开，格于何而通，一惟求之于中，握枢而运，以渐透于上下，俟其趺阳脉不伏不涩，营气前通，乃加意于营，卫气前通，乃加意于卫，因其势而利导之，庶不与药扞格耳。若营气才通，即求之卫。卫气才通，即求之营。且为生事喜功，况躁不能需，亟思一逞乎？夫死里求生之治，须得死里求生之人。嗒然若丧，先熄其五志交煽之火。治吐逆之格，由中而渐透于上。治不溲之关，由中而渐透于下。治格而且关，由中而渐透于上下。所谓三年之艾，不蓄则不免死亡，蓄之则免于死亡矣。人亦何为而不蓄之耶？或者病余不立一方，此终身不灵之人也。宁无见其方而反惑耶？不得已姑立进退黄连汤一方，要未可为中人道也。

【点评】关于关格古医籍均有论述，如《素问·脉要精微论》："阴阳不相应，病名曰关格。"《难经·三十七难》："阴阳俱盛，不得相营也，故曰关格。关格者，不得尽其命而死也。"《伤寒论·平脉法》认为"寸口脉浮而大，浮为虚，大为实。在尺为关，在寸为格。关则不得小便，格则吐逆。""趺阳脉伏而涩，伏则吐逆，水谷不化，涩则食不得入，名曰关格"，具体论述了关格的临床表现。《诸病源候论·大便病诸候》："关格者，大小便不通也。"喻氏在前人论述基础上对关格治法进行了探讨，提出"治吐逆之格，由中而渐透于上。治不溲之关，由中而渐透于下。治格而且关，由中而渐透于上下"的原则。可供参考。

进退黄连汤方论

喻昌曰：黄连汤者，仲景治伤寒之方也。伤寒胸中有热，胃中有邪气，腹中痛，欲呕吐者，黄连汤主之。以其胃中有邪气，阻遏阴阳升降之机，而不交于中土，于是阴不得升，而独治于下为下寒，腹中痛。阳不得降，而独治于上为胸中热，欲呕吐。与此汤以升降阴阳固然矣。而湿家下之，舌上如胎者，丹田有热，胸中有寒，亦用此方何耶？后人牵强作解，不得制方之旨，又安能取裁其方耶？盖伤寒分表、里、中三治，表里之邪俱盛，则从中而和之。故有小柴胡汤之和法，于人参、甘草、半夏、生姜、大枣助胃之中，但加柴胡一味透表，黄芩一味透里。尚恐圭角少露，有碍于和，于是去滓复煎，漫无异同。饮入胃中，听胃气之升者，带柴胡出表。胃气之降者，带黄芩入里，一和而表里之邪尽服。其有未尽者，加工治之，不相扞格矣。至于丹田胸中之邪，则在于上下而不为表里，即变柴胡汤为黄连汤，和其上下。以桂枝易柴胡，以黄连易黄芩，以干姜代生姜。饮入胃中，亦听胃气之上下敷布，故不问上热下寒、上寒下热，皆可治之也。夫表里之邪，则用柴胡、黄芩。上下之邪，则用桂枝、黄连。表里之邪，则用生姜之辛以散之。上下之邪，则用干姜之辣以开之。仲景圣法灼然矣。昌欲进退其上下之法，操何术以进退之耶？前论中求之于中，握枢而运，以渐透于上下，俟其营气前通，卫气前通，而为进退也。然而难言之矣。格则吐逆，进而用此方为宜。盖太阳主开，太阳不开，则胸间窒塞，食不得入，入亦复出。以桂枝为太阳经药，和营卫而行阳道，故能开之也。至于五志厥阳之火上入，桂枝又不可用矣。用之则以火济火，头有汗而阳脱矣，其关则不得小便。退之之法，从胃气以透入阴分，桂枝亦在所不取，但胃之关门已闭，少阴主阖，少阴之气不上，胃之关必不开矣。昌意中尤谓少阴之脉沉而滞，与跌阳之脉伏而涩，均足虑也。《内经》常两言之，曰肾气独沉，曰肾气不衡。夫真气之在肾中，犹权衡也。有权有衡，则关门时开时阖。有权无衡，则关门有阖无开矣。小溲亦何从而出耶？是则肾气丸，要亦退之之中所有事矣。肾气交于胃，则关门开，交于心则厥阳之火随之下伏，有不得不用之时矣。进退一方，于中次第若此，夫岂中人所能辨哉？

【点评】喻氏用进退黄连汤治寒热错杂所致吐逆之格。进退者，视病证而加减变化。临床当审证求因，辨关格之病因病机，辨证论治，方能取效。

律四条

凡治关格病，不知批郄导窾，但冀止呕利溲，亟治其标，伎穷力竭，无益反损，医之罪也。

凡治关格病，不参诊人迎、跌阳、太冲三脉，独持寸口，已属疏略。若并寸口阴阳之辨懵然，医之罪也。

凡治关格病，不辨脉之阳虚阳实，阴虚阴实，而进退其治，盲人适路，不辨东西，医之罪也。

凡治关格病，不崇王道，辄操霸术，逞己之能，促人之死，医之罪也。

【点评】喻氏提出治关格病应"批郄导窾"，详诊脉象，辨清阴阳虚实，即审证求因，辨证论治。

关格门诸方①

云岐子关格九方，录出备览，临证制方，惩而改之，亦师资之法也。

柏子仁汤

人参　半夏　白茯苓　陈皮　柏子仁　甘草_炙　麝香_{少许，另研}

上生姜煎，入麝香，调匀和服。加郁李仁更妙。

按：此方用六君子汤去白术之滞中，加柏子仁、郁李仁之润下，少加麝香以通关窍，非不具一种苦心，然终不识病成之理，不知游刃空虚，欲以麝香开窍，适足以转闭其窍耳。

【点评】六君子汤益气健脾，柏子仁、郁李仁润肠通便。

人参散

人参　麝香　片脑_{各少许}

上末，甘草汤调服。

按：此方辄用脑麝，耗散真气，才过胸中，大气、宗气、谷气交乱，生机索然尽矣，能愈病乎？

【点评】人参益气，麝香、片脑开窍。

既济丸　治关格，脉沉细，手足厥冷者。

熟附子_{童便浸}　人参_{各一钱}　麝香_{少许}

上末，糊丸桐子大，麝香为衣。每服七丸，灯芯汤下。

按：方下云，脉沉细，手足厥冷，全是肾气不升，关门不开之候。参、附固在所取，但偏主于阳，无阴以协之，亦何能既济耶？且以麝香为衣，走散药气，无繇下达，即使药下关开，小便暂行，其格必愈甚矣。

---

① 关格门诸方：原脱，据本书目录补。

【点评】熟附子、人参温阳益气，麝香开窍。

槟榔益气汤　治关格，劳后，气虚不运者。

槟榔多用　人参　白术　当归　黄芪　陈皮　升麻　甘草　柴胡
枳壳　生姜

煎服。

按：此方用补中益气加槟榔、枳壳，且云槟榔多用。意谓补中益气之升，槟榔之坠，一升一坠，关格可通耳。不知升则逾格，坠则逾关，皆必不得之数也。

【点评】本方除补中益气外，槟榔"多用"旨在破气消积。

木通二陈汤　治心脾疼后，小便不通，皆是痰膈于中焦，气滞于下焦。

木通　陈皮去白　白茯苓　半夏姜制　甘草　枳壳

上生姜煎服，服后徐徐探吐，更不通，服加味小胃丹、加味控涎丹。

按：此复以二陈加木通、枳壳，亦即补中益气加槟榔、枳壳之法。但关格病属火者多，属痰者少。酷日当空，得片云掩之，不胜忻喜。人身火患，顾①可尽劫其痰乎？况痰膈不羸亦不关，关格病羸，不能极于天地之精气，明是阴精日削，阳光日亢之候，乃欲举痰为治，且服小胃、控涎等厉药，是何言欤？

【点评】二陈汤化中焦之痰，木通利小便。

导气清利汤　治关格，吐逆，大小便不通。

猪苓　泽泻　白术　人参　藿香　柏子仁　半夏　陈皮　甘草

---

① 顾：难道。

木通　栀子　白茯苓　槟榔　枳壳　大黄　厚朴　麝香　黑牵牛

上生姜煎服，兼服木香和中丸。吐不止，灸气海、天枢。如又不通，用蜜导。

按：此方汇聚通利之药，少佐参、术以为导气之功，无往不到矣。不知奄奄一息之人，有气可鼓而开其久闭之关乎？才入胃中，立增吐逆，尚谓吐不止，灸气海、天枢，加以火攻，可堪之乎？大便不通用蜜导，小便不通用何导之？可恼！可笑！

【点评】本方除益气健脾外，又有利水通便、开窍功效。

加味麻仁丸　治关格，大小便不通。

大黄_一两_　芍药　厚朴　当归　杏仁　麻仁　槟榔　木香　枳壳
各五钱

上为末，蜜丸，熟水下。

按：此方颛力于通大便，吾恐大便未通，胃气先损，食愈不纳矣。不思大便即通利如常，其关格固自若也。服此丸一次，必增困三倍，连服必不救矣。

【点评】本方重在润肠通便。

皂角散　治大小便关格不通，经三五日者。

大皂角_烧存性_

上为末，米汤调下，又以猪脂一两煮熟，以汁及脂俱食之。又服八正散加槟榔、枳壳、朴硝、桃仁、灯芯草、茶根。

按：此等作用，只顾通二便之标，不深求关格之本。讵知皂角末入胃，千针攒簇，肥人万不可堪，况羸人乎？随服人脂人膏，已不能救其峻削，况更加桃仁、朴硝助虐乎？

【点评】本方祛痰开窍，利水通便。皂角有小毒，当慎用。

大承气汤 方见卷四

按：此乃治伤寒胃实之方。用治关格，倒行逆施，草菅人命，莫此为甚。

【点评】本方清热通便。

九方不达病成之理，漫图弋获①。其以峻药加入六君子汤、补中益气汤中，犹可言也。其以峻药加入二陈汤及八正、承气等方，不可言矣。至于片脑、麝香、皂角等药，骤病且不敢轻用，况垂毙者乎？伎转出转穷，所以为不学无术，徒读殳书②之流欤。

【点评】云岐子治疗关格九方，制方思路较为清晰，每方都有明确的功效。喻氏认为"不达病成之理"，失之偏颇。

进退黄连汤方 自拟，方论见前

黄连姜汁炒　干姜炮　人参人乳拌，蒸，一钱五分　桂枝一钱　半夏姜制，一钱五分　大枣二枚

进法：用本方七味，俱不制，水三茶盏，煎一半，温服。退法：不用桂枝，黄连减半，或加肉桂五分，如上逐味制熟，煎服法同。但空朝服崔氏八味丸三钱，半饥服煎剂耳。

【点评】进退黄连汤意在强调临床当视病情调整用药，务求有是证用是药。

崔氏八味丸 方见卷二

资液救焚汤 自拟　治五志，厥阳之火。

----

① 弋获：辑获。

② 殳书：秦书八体之一。古代刻于兵器或觚形物体上的文字。比喻古书。殳，原作"父"，四库本同。疑为形误，据文理改。

生地黄_{二钱，取汁}　麦门冬_{二钱，取汁}　人参_{一钱五分，人乳拌，蒸}　炙甘草_{一钱}　真阿胶_{一钱}　胡麻仁_{一钱，炒，研}　柏子仁_{七分，炒}　五味子_{四分}紫石英_{一钱}　寒水石_{一钱}　滑石_{一钱，三味俱敲碎，不为末}　生犀汁_{研，折，三分}　生姜汁_{二茶匙}

上除四汁及阿胶，其八物用名山泉水四茶杯，缓火煎至一杯半。去渣，入四汁及阿胶，再上火略煎，至胶烊化斟出，调牛黄细末五厘。日中分二三次热服，空朝先服崔氏八味丸三钱。

昌不获已①聊拟二方，为治关格之榜样。至于病变无方，生心之化裁亦当与之无方，初非以是印定学人眼目，且并向痴人说梦也。

【点评】资液救焚汤顾名思义功用滋阴清热，适用于热盛伤阴者。对于关格的治疗，临床还是当辨证论治。

---

① 不获已：不得已。

卷之六

消渴门[①] 论二首 法四条 律五条

消渴论

喻昌曰：消渴之患，常始于微而成于著，始于胃而极于肺肾。始如以水沃焦，水入犹能消之，既而以水投石，水去而石自若。至于饮一溲一，饮一溲二，则燥火劫其真阴，操立尽之术而势成熇熇[②]矣。《内经》有其论无其治，《金匮》有论有治矣。而集书者采《伤寒论》厥阴经消渴之文凑入，后人不能抉择，斯亦不适于用也。盖伤寒传经热邪，至厥阴而尽，热势入深，故渴而消水，及热解则不渴且不消矣。岂杂证积渐为患之比乎？谨从《内经》拟议言之。《经》谓凡治消瘅、仆击、偏枯、痿厥、气满发逆，肥贵人则膏粱之疾也。此中消所繇来也。肥而不贵，食弗给于鲜。贵而不肥，餐弗过于饫。肥而且贵，醇酒厚味，孰为限量哉？久之食饮酿成内热，津液干涸，求济于水，然水入尚能消之也。愈消愈渴，其膏粱愈无已，而中消之病遂成矣。夫既瘅成为消中，随其或上或下，火热炽盛之区，以次传入矣。上消者，胃以其热上输于肺，而子受母累。心复以其热移之于肺，而金受

---

① 消渴门：本篇四库本位于卷十一。

② 熇熇(hè 褐)：火势旺盛貌。此喻热邪炽盛。

火刑。金者，生水而出高源者也。饮入胃中，游溢精气而上，则肺通调水道而下。今火热入之，高源之水为暴虐所逼，合外饮之水建瓴而下。饮一溲二，不但不能消外水，且并素酝水精，竭绝而尽输于下，较大腑之暴注暴泄，尤为甚矣。故死不治也。所谓由心之肺谓之死阴，死阴之属不过三日而死者，此之谓也。故饮一溲二，第一危候也。至于胃以其热由关门下传于肾，肾或以石药耗其真，女谒①竭其精者，阳强于外，阴不内守，而小溲混浊如膏，饮一溲一，肾消之证成矣。《经》谓石药之性悍，又谓脾风传之肾，名曰疝瘕。少腹冤热而痛，出白液，名曰蛊。明指肾消为言。医和有云：女子阳物也，晦淫则生内热惑蛊之疾。此解冤热及蛊义甚明。王太仆谓消烁肌肉，如蛊之蚀，日渐损削，乃从消字起见。浅矣！浅矣！夫惑女色以丧志，精泄无度，以至水液混浊，反从火化，亦最危候。《经》云：君火之下，阴精承之。故阴精有余，足以上承心火，则其人寿。阴精不足，心火直下肾中，阳精所降，其人夭矣。故肾者胃之关也，关门不开，则水无输泄而为肿满。关门不闭，则水无底止而为消渴。消渴属肾一证，《金匮》原文未脱，其曰：饮一斗溲一斗者，肾气丸主之。于以蒸动精水，上承君火，而止其下入之阳光，此正通天手眼。张子和辄敢诋之，既诋仲景，复诿河间，谓其神芎丸以黄芩味苦入心，牵牛、大黄驱火气而下，以滑石引入肾经，将离入坎，真得《黄庭》之秘。颠倒其说，阿私所好，识趣卑陋若此，又何足以入仲景之门哉？何柏斋《消渴论》中已辨其非。昌观戴人吐下诸案中，从无有治消渴一案者，可见无其事即无其理矣。篇首论火一段，非不有其理也。然以承气治壮火之理，施之消渴，又无其事矣。故下消之火，水中之火也，下之则愈燔；中消之火，竭泽之火也，下之则愈伤；上消之火，燎原之火也，水从天降可灭。徒攻肠胃，无益反损。夫地气上为云，然后

---

① 女谒：指女宠。此喻女色。

天气下为雨，是故雨出地气，地气不上，天能雨乎？故亟升地气以慰三农，与亟升肾气以溉三焦，皆事理之必然者耳。不与昔贤一为分辨，后人亦安能行其所明哉？

【点评】喻氏认为消渴有症状与病证之分。伤寒热邪传经，热势入深，故渴而消水，及热解则不渴且不消，此为症状之消渴，不同于杂病之消渴。杂病渐积为患之消渴分为上消、中消、下消3类。并对消渴的病因病机、相关脏腑、临床表现、治疗法则等进行论述。是在《内经》有关论述基础上对消渴病的阐发。

消渴续论

昌著《消渴论》，聊会《内经》大意，谓始于胃而极于肺肾，定为中、上、下之三消。其他膈消，食㑊①等证，要亦中、上之消耳。然未得《金匮》之实据，心恒不慊。越二岁，忽忆《内经》云：有所劳倦，形气衰少，谷气不盛，上焦不行，胃气热，热气熏胸中，故内热。恍然悟胸中受病消息，唯是胃中水谷之气与胸中天真灌注环周，乃得清明在躬。若有所劳倦，伤其大气、宗气，则胸中之气衰少，胃中谷气因而不盛。谷气不盛，胸中所伤之气，愈益难复而不能以充行。于是谷气留于胃中，胃中郁而为热，热气熏入胸中，混合其衰少之气，变为内热，胸胃间不觉易其冲和之旧矣。求其不消不渴，宁可得乎？透此一关，读《金匮》所不了了者，今始明之。其云：寸口脉浮而迟，浮即为虚，迟即为劳，虚则卫气不足，劳则营气竭。趺阳脉浮而数，浮则为气，数则消谷而大坚，气盛则溲数，溲数则坚，坚数相搏，即为

---

① 食㑊：亦作食亦。指善食易饥而瘦的病证。《素问·气厥论》："大肠移热于胃，善食而瘦入，谓之食亦。"

消渴。举寸口以候胸中之气，举趺阳以候胃中之气，显然有脉之可循，显然有证之可察，然且难解其微焉。盖阴在内为阳之守，阳在外为阴之固。寸口脉浮，阴不内守，故卫外之阳浮，即为虚也。寸口脉迟，阳不外固，故内守之阴迟，即为劳也。总因劳伤营卫，致寸口脉虚而迟也。然营者水谷之精气，卫者水谷之悍气，虚而且迟，水谷之气不上充而内郁，已见鬲虚胃热之一班矣。更参以趺阳脉之浮数，浮则为气，即《内经》"热气熏胸"中之变文。数则消谷而大坚，昌前论中既如以水投石，水去而石自若，偶合胃中大坚，消谷不消水之象。可见火热本足消水也，水入本足救渴也。胃中坚燥，全不受水之浸润，转从火热之势，急奔膀胱，故溲数。溲去其内愈燥，所以坚数相搏，即为消渴。直引《内经》"味过于苦，久从火化，脾气不濡，胃气乃厚"之意，为消渴之源，精矣！微矣！晋唐以后，代不乏贤，随其聪敏，揣摩《内经》，各自名家，卒皆不入仲景堂奥，其所得于《内经》者浅耳。使深则能随证比类，各出脉证方治，以昭成法，而《金匮》遗编，家传户诵之矣。即如消渴证，相沿谓"中消者宜下之"，共守一语，更无别商，岂一下可了其局乎？抑陆续徐下之乎？夫胃已大坚，不受膏沐，辄投承气，坚者不受，瑕者受之矣。膀胱不受，大肠受之矣。岂不乘其药势，传为痢下、鹜溏、中满、肿胀之证乎？《总录》谓末传能食者必发脑疽、背疮，不能食者必传中满、鼓胀，皆为不治之证。诸家不汲汲于始传、中传，反于末传多方疗治，如忍冬、蓝叶、荠苨丸散，及紫苏、葶苈、中满分消汤丸，欲何为耶？《金匮》于小溲微觉不利，早用文蛤一味治之，方书从不录用。讵知软坚之品，非劫阴即伤阴，独此一种平善无过，兼可利水，诚足宝乎。洁古谓能食而渴者，白虎加人参汤，不能食而渴者，钱氏白术散加葛根。末传疮疽者，火邪盛也，急攻其阳，无攻其阴。下焦元气，得强者生，失强者死。末传中满者，高消、中消，制之太过，速过病所，上热未除，中寒复起，非药之罪，用药时失其缓急之制也。洁古老人可谓空谷足音矣。所云无攻其阴，得强者生，失强者死，皆虑泉竭之微言，令人耸然起敬。于是追步后尘，徐商一语曰：三消总为火病，岂待末传疮疽，始为火邪胜耶？然火之在阳、在阴，分何脏腑、合何脏腑，宜升、宜降、宜折、宜伏，各各不同。从其性而治之，使不相扞格，乃为良法。若不治其火，但治其热，火无所归，热宁有止耶？如肾消阴病用六味丸，阳病用八味丸，此亦一法。若谓下消只此一法，其去中消宜下之说，能以寸哉？

【点评】本篇联系《内经》《金匮要略》有关论述再论消渴病因病机。认为消渴是劳倦所伤，谷气不盛，热气熏胸而成内热与火热所致，并联系后贤论述对治法进行阐发，对临床有参考意义。

《内经·阴阳别论》曰：二阳结，谓之消。二阳者，阳明也。手阳明大肠主津，病消则目黄，口干，是津不足也。足阳明胃主血，病热则消谷善饥，血中伏火，乃血不足也。结者，津血不足，结而不行，皆燥之为病也。

《内经》曰：心移热于肺，传为膈消。张子和谓"膈消犹未及于肺，至心移寒于肺，乃为肺消"。如此泥文害意，非能读《内经》者也。岂有心移热于肺，肺传其热于膈，犹未及肺之理。必变经文为"心移热于膈，传为肺消"，乃不泥乎？要识心肺同居膈上，肺为娇脏，移寒、移热，总之易入。但寒邪入而外束，热邪入而外传，均一肺消，而治则有分矣。

刘河间论三消之疾，本湿寒之阴气极衰，燥热之阳气太甚，六气中已遗风、火二气矣。且以消渴、消中、消肾，分名三消，岂中、下二消无渴可言耶？及引《经》言有心肺气厥而渴，有肝痹而渴，有痹热而渴，有胃与大肠结热而渴，有脾痹而渴，有肾热而渴，有小肠痹热而渴，愈推愈泛。其不合论消渴，但举渴之一端，为燥热亡液之验，诚不可解。《玉机微义》深取其说，发暖药补肾之误。吾不知暖药果为何药也。世岂有以暖药治消渴之理哉？其意盖在非《金匮》之主肾气丸耳。夫肾气丸蒸动肾水，为治消渴之圣药，后世咸知之。而何柏斋复辨之，昌恐后学偶阅子和、宗厚之说，反滋疑眩，故再陈之。

瘅成为消中，胃热极深，胃火极炽，以故能食、易饥、多渴，诸家咸谓宜用大承气汤下之矣。不知渐积之热，素蕴之火，无取急下，下之亦不去，徒损肠胃，转增其困耳。故不得已而用大黄，当久蒸以和其性，更不可合枳实、厚朴同用，助其疾趋之势。洁古用本方，更其名曰顺利散，隐然取顺利，不取攻劫之意。方下云：治中消热在胃而能食，小便色黄，微利，至不欲食为效，不可多利。昌恐微利至不欲食，胃气已不存矣。承气非微利之法而可渎用哉？子和更其方为加减三黄丸，合大黄、芩、连用之，不用枳、朴矣。方下云：治丹石毒及热渴。以意测度，须大实者方用。曾不思消渴证，真气为热火所耗，几见有大实之人耶？然则欲除胃中火热，必如之何而后可？昌谓久蒸大黄与甘草合用，则急缓互调；与人参合用，则攻补兼施。如充国之屯田金城，坐困先零，庶几可图三年之艾。目前纵有乘机斗捷之着，在所不举，如之何欲取效眉睫耶？昔贤过矣。

【点评】本篇对《内经》有关消渴论述进行阐发，对先贤观点进行评述，又对消渴的治法方药进行论述，对临床有参考意义。

律五条

凡治初得消渴病，不急生津补水，降火彻热。用药无当，迁延误人，医之罪也。

凡治中消病成，不急救金、水二脏，泉之竭矣。不云自中，医之罪也。

凡治肺消病而以地黄丸治其血分，肾消病而以白虎汤治其气分。执一不通，病不能除，医之罪也。

凡消渴病少愈，不亟回枯泽槁，听其土燥不生，致酿疮疽无救，医之罪也。

凡治消渴病，用寒凉太过，乃至水胜火湮，犹不知反，渐成肿满不救，医之罪也。

【点评】本节指出治消渴当注重生津补水，补益肺肾两脏，肺消用白虎汤，肾消用地黄丸，避免过用寒凉，避免误致疮疽等。对临床有参考价值。

消渴门诸方

金匮肾气丸　本文云：男子消渴，小便反多，以饮一斗，小便一斗，肾气丸主之。即崔氏八味丸，治脚气上入少腹不仁之方也。

干地黄<small>八两</small>　山茱萸　山药<small>各四两</small>　泽泻　白茯苓　牡丹皮<small>各三两</small>肉桂　附子<small>炮各一两</small>

上八味，末之，炼蜜为丸梧子大。酒下十五丸，日再服。

按：王太仆注《内经》云：火自肾而起谓龙火，龙火当以火逐火，则火可灭。若以水治火，则火愈炽，此必然之理也。昌更谓用桂、附蒸动肾水，开阖胃关，为治消渴吃紧大法。胡乃[①]张子和别有肺肠，前论中已详之矣。但至理难明，浅见易惑。《局方》变其名为加减八味丸，加五味子一两半，减去附子，岂非以五味子之津润，胜于附子之燥热耶？举世咸乐宗之，大惑不解，可奈何哉！

【点评】六味地黄丸有众多加减变化，可称为地黄丸类方，体

---

① 胡乃：何乃。

现辨证论治随证加减精神，也是丰富方剂学的途径与特点。

金匮文蛤散　本文云：渴欲饮水不止者，文蛤散主之。

文蛤五两

上一味，杵为散，以沸汤五合，和服方寸匕。

按：《伤寒论》用此治误以水噀人面，肌肤粟起之表证。今消渴里证亦用之，盖取其功擅软坚，且利水彻热耳，前已论悉。

再按：《金匮》治消渴，止用肾气丸、五苓散、文蛤散三方。而五苓又从伤寒证中采入，白虎加人参汤亦然。所以用方者，当会通全书，而引伸以求其当也。

【点评】肾气丸证之消渴属肾消；五苓散证之消渴为水气内停，津不上承之口渴；文蛤散证同，但证情较轻。体现了同病异治的精神。

金匮白虎加人参汤　原治太阳中暍，汗出恶寒，身热而渴。去知母之苦，加淡竹叶、麦门冬之甘，名竹叶石膏汤，治虚烦证。

知母六两　石膏一斤，碎　甘草三两　粳米六合　人参二两

上五味，以水一斗，煮米熟汤成。去滓，温服一升，日三服。

按：此治火热伤其肺胃，清热救渴之良剂也。故消渴病之在上焦者，必取用之。东垣以治膈消，洁古以治能食而渴者。其不能食而渴者，用钱氏白术散倍加葛根。而东垣复参《内经》膏粱之病，不可服芳草石药，治之以兰，除其陈气之义。一变其方为兰香饮子，用石膏、知母、生熟甘草、人参，加入兰香、防风、白豆蔻仁、连翘、桔梗、升麻、半夏。再变其方为生津甘露饮子，用石膏、人参、生熟甘草、知母，加黄柏、杏仁、山栀、荜澄茄、白葵、白豆蔻、白芷、连翘、姜黄、麦门冬、兰香、当归身、桔梗、升麻、黄连、木香、柴胡、藿香、全蝎。而为之辞曰：此制之缓也。不惟不成中满，亦不传

下消矣，三消皆可用。昌实不敢信其然也。乃至《三因》之石子荠苨汤，洁古之清凉饮子，俱从此方增入他药，引入他脏，全失急救肺胃之意，此后贤之所以为后贤耶！

【点评】兰香饮子、生津甘露饮子、石子荠苨汤等方为白虎加人参汤之加减变化，据有是证用是药的原则，临床当灵活应用。

竹叶黄芪汤 治消渴证，气血虚，胃火盛而作渴。

淡竹叶 生地黄_{各二钱} 黄芪 麦门冬 当归 川芎 黄芩_炒 甘草 芍药 人参 半夏 石膏_{煅，各一钱}

上水煎服。

按：前白虎加人参汤，颛治气分燥热。此方兼治气血燥热，后一方颛治血分燥热，宜辨证而择用之。

生地黄饮子 治消渴，咽干，面赤，烦躁。

人参 生干地黄 熟干地黄 黄芪_{蜜炙} 天门冬 麦门冬 枳壳_{麸炒} 石斛 枇杷叶 泽泻 甘草_{炙，各等分}

上剉散，每服三钱，水一盏，煎至六分。去滓，食远，临卧顿服。

此方生精补血，润燥止渴，佐以泽泻、枳壳，疏导二腑，使心火下降，则小腑清利。肺经润泽，则大腑流畅。宿热既除，其渴自止，故取用之。

钱氏白术散 治虚热而渴。

人参 白术 白茯苓 甘草 藿香 木香_{各一两} 干葛_{二两}

上为末，每服三钱，水煎，温服。如饮水多，多与服之。

按：仁斋用本方加五味子、柴胡各三钱，分十剂煎服，治消渴，不能食。海藏云：此四君子加减法，亦治湿胜气脱，泄利太过。故虚热作渴，在所必用。

【点评】此节体现了辨证论治随证加减的精神。

宣明黄芪汤　治心移寒于肺为肺消，饮少溲多，当补肺平心。

黄芪_{三两}　五味子　人参　麦门冬　桑白皮_{各二两}　枸杞子　熟地黄_{各一两半}

上为末。每服五钱，水二盏，煎至一盏。去滓，温服无时。

宣明麦门冬饮子　治心移热于肺，传为膈消，胸满，心烦，精神短少。

人参　茯神　麦门冬　五味子　生地黄　炙甘草　知母　葛根栝蒌根_{各等分}

上㕮咀，每服五钱，加竹叶十四片，煎七分，温服无时。

按：《宣明》二方，为《内经》心移寒、移热两证，各出其治。一种苦心，非不可嘉。然移寒、移热，其势颇锐，而生津养血，其应差缓，情非的对，易老门冬饮子亦然。昌谓心之移寒，必先束肺之外郭，用参芪补肺，加散寒之药可也。而用枸杞、熟地黄补肾则迂矣。用桑白皮泻肺，其如外束之寒何？至心之移热，治以咸寒，先入其心，如文蛤散之类，自无热可移。正直走大梁①解围之上着，何不及之？所以观于海者难为水也。

【点评】宣明黄芪汤据药物组成是益气滋阴清肺之方，若有寒邪当加散寒之品。

易老门冬饮子　治老弱虚人大渴。

人参　枸杞子　白茯苓　甘草_{各等分}　五味子　麦门冬_{各半两}

上姜水煎服。

----

① 直走大梁：即"围魏救赵"。战国时，魏国围攻赵国都城邯郸，赵国求救于齐国。齐将田忌、孙膑率军救赵，趁魏国都城兵力空虚，引兵直攻魏国大梁。魏军回救，齐军乘其疲惫，于中途大败魏军，遂解赵围。后指袭击敌人后方的据点以迫使进攻之敌撤退的战术。此喻用咸寒入心清热，使无热可移。

按：易老方，即变《宣明》麦冬饮子，去生地、知母、葛根，加枸杞也。方下不言心移热于肺，惟以治老弱虚人大渴，而增枸杞之润，去地黄之泥、知母之苦、葛根之发，立方于无过，治本之图，不为迂矣。

猪肚丸　治强中，消渴。

黄连　粟米　栝蒌根　茯神各四两　知母　麦门冬各二两

上为细末，将大猪肚一个，洗净，入末药于内，以麻线缝合口，置甑中，炊极烂，取出药别研。以猪肚为膏，再用炼蜜搜和前药杵匀，丸如梧子大。每服五十丸，参汤下。又方加人参、熟地黄、干葛。又方除知母、粟米，用小麦。

烂金丸　治热中，消渴止后，补精血，益诸虚，解劳倦，去骨节间热，宁心强志，安神定魄，固脏腑，进饮食，免生疮疡。

大猪肚一个　黄连三两　生姜碎　白蜜各二两

先将猪肚净洗控干，复以葱、椒、醋、面等，同药以水酒入银石器内，煮半日，漉出黄连，洗去蜜酒令尽，剉研为细末。再用水调为膏，入猪肚内，以线缝定，仍入银石器内煮烂，研如泥，搜和下项药：

人参　五味子　杜仲姜炒，去丝　山药　石斛　山茱肉　车前子　新莲肉去皮心　鳖甲醋炙　干地黄　当归各二两　磁石煅　白茯苓　槐角子炒　川芎各一两　黄芪四两　菟丝子酒淘，蒸研，五两　沉香半两　麝香别研，一钱

上为细末，用猪肚膏搜和得所，如膏少添熟蜜，捣数千杵，丸如桐子大。每服五十丸，食前，用温酒或糯米饮送下。一方有白术二两，阳起石一两。

按：用麝香、阳起石，开窍兴阳，浑是后人孟浪知见。其他无过之药及制肚之法，亦有可采，故合前方两存之。

洁古化水丹　治手足少阴，渴饮水不止，或心痛者。《本事》治

饮冷水多。

川乌脐大者四枚，炮，去皮　甘草炙，一两　牡蛎生，三两　蛤粉用厚者，炮，四两

上为细末，醋浸蒸饼为丸。每服十五丸，新汲水下。心痛者，醋汤下，立愈。饮水一石者，一服愈。海藏云：此药能化停水。

按：饮水过多，亦有能消其火热者，而火热既消，反不能消水，转成大患者多有之。洁古有见于此，而用川乌助火，合之牡蛎、蛤粉咸寒，共成消水之功也。又恐才退之火热，其根尚伏，所以不多用之。原有深意，但不和盘托出以告人耳。

【点评】喻氏独具慧眼。

黄连膏　治口舌干，小便数，舌上赤脉。生津液，除干燥，长肌肉。

黄连一斤，碾为末　牛乳汁　白莲藕汁　生地黄汁各一斤

上将汁熬膏，搓黄连末为丸，如小豆大。每服二十丸，少呷汤下，日进十服。

生地黄膏　治证同前。

生地黄挖①，大一握　冬蜜一两　人参半两　白茯苓一两

上先将地黄洗，捣烂，以新汲水调开，同蜜煎至一半，入参、苓末拌和，以磁器密收，匙挑服。

按：二膏，一用苦寒合甘寒，一纯用甘寒，相其所宜，择而用之。治消渴之权衡，大略可推，故两录之。

【点评】前者清热养阴，后者益气养阴。

天门冬丸　治初得消中，食已如饥，手足烦热，背膊疼闷，小便

---

①　挖(wán 丸)：刮。

白浊。

天门冬　土瓜根干者　瓜蒌根　熟地黄　知母焙　肉苁蓉酒浸一宿，切，焙　鹿茸　五味子　赤石脂　泽泻各一两半　鸡内金三具，微炙　桑螵蛸十枚，炙　牡蛎煅，二两　苦参一①两

上为细末，炼蜜丸如梧子大。每服二十丸，用粟米饮送下，食前。

按：初得中、下二消，急治其本可也。丸药本缓，且只服二十丸，未免悠悠从事矣。方中药品颇佳，但赤石脂有可议耳。减去此物，更增三倍用之，可以必效，盖初起之易为功也。

猪肾荠苨汤　治消中，日夜尿八九升者。

猪肾二具　大豆一斤　荠苨　石膏各三两　人参　茯苓一作茯神　知母　葛根　黄芩　磁石绵裹　瓜蒌根　甘草各二两

上咬咀，用水一斗五升，先煮猪肾、大豆，取一斗。去滓，下药煮取三升，分作三服，渴急饮之。下焦热者，夜辄服一剂，渴止勿服。

按：此方用白虎等清凉之剂，加入猪肾、大豆、磁石，引诸清凉入肾，且急服之，火热炽盛于上下二焦者在所必用。后有制荠苨丸治强中为病，茎长兴盛，不交精溢，消渴之后，多作痈疽，皆由过服丹石所致。即以本方去石膏、知母、葛根、黄芩，加鹿茸、地骨皮、熟地黄、沉香。以其病在中下，阳气阴精两竭，故舍上焦之清凉，而事下焦之温补为合法也。

肾沥散　治消肾，肾气虚损，发渴，小便数，腰疼痛。

鸡肶胵微炙　远志去心②　人参　桑螵蛸微炒　黄芪　泽泻　桂心　熟地黄　白茯苓　龙骨　当归各一两　麦门冬去心　川芎各二两　五味子　炙甘草　玄参各半两　磁石半两，研碎，淘去赤汁

① 一：原脱，据四库本补。
② 心：原脱，据四库本补。

上剉碎，每服用羊肾一对，切去脂膜，先以水一盏半，煮肾至一盏，去水上浮脂及肾。次入药五钱，生姜半分，煎至五分。去滓，空心服，晚食前再服。

按：肾气虚损之证，本阴精不足，当归、川芎，虽云补阴，不能补精，且一辛一散，非所宜施。不若以山茱萸、枸杞子代之为长。以其引用之法颇佳，故取之。

【点评】本证肾气虚损，方中羊肾煎煮取其汤液，恐药力不够。

白茯苓丸　治肾消，因消中之后，胃热入肾，消烁肾脂，令肾枯燥，遂致此疾。两腿渐细，腰脚无力。

白茯苓　覆盆子　黄连　瓜蒌根　萆薢　人参　熟地黄　玄参各一两　石斛　蛇床子各七钱半　鸡肶胵三十具，微炒

上为细末，炼蜜和捣三五百杵，丸如梧子大。每服三十丸，食前，煎磁石汤送下。

友人朱麟生，病消渴，后渴少止，反加躁急，足膝痿弱，命予亟以杂霸之药投之，不能待矣。予主是丸加犀角，坐中一医曰：肾病而以犀角、黄连治其心，毋乃倒乎？予曰：肾者，胃之关也。胃之热下传于肾，则关门大开。关门大开，则心之阳火，得以直降于肾。《经》云：阳精所降其人夭。非细故也。今病者心火烁肾，燥不能需，予用犀角、黄连入肾，对治其下降之阳光，宁为倒乎？医敬服。友人服之果效，再更六味地黄丸加犀角，而肌泽病起。

【点评】犀角、黄连清心除烦，用之恰当而取效。

忍冬丸　治渴疾①愈，须预防发痈疽。

_____

① 疾：四库本作"病"。

忍冬草根、茎、花、叶，皆可用之

上用米曲酒于瓶内浸，糠火煨一宿，取出晒干，入甘草少许为末，即以所浸酒煮糊为丸，如梧桐子大。每服五十丸至百丸，酒饮任下。

按：此方于四月间，采鲜花十数斤，揉取其汁，煎成膏子，酒汤任用点服。养阴退阳，调和营卫血脉。凡系火热炽盛之体，允为服食仙方。

蓝叶散 治渴利，口干，烦热，背生痈疽，赤焮疼痛。

蓝叶 升麻 玄参 麦门冬 黄芪 葛根 沉香 赤芍药 犀角屑 甘草生用，各一两 大黄二两，微炒

每服四钱，水一盏，煎至六分。去滓，不拘时，温服。

紫苏汤 治消渴后，遍身浮肿，心膈不利。

紫苏茎叶 桑白皮 赤茯苓各一两 郁李仁去皮，炒，二两 羚羊角镑 槟榔各七钱半 桂心 枳壳麸炒 独活 木香各半两

每服四钱，水一盏半，生姜半分，煎八分，温服。

乌梅木瓜汤 治饮酒多发，积为酷热，里蒸五脏，津液枯燥，血泣，小便并多，肌削，嗜冷物寒浆。

木瓜干 乌梅槌破，不去仁 麦蘖炒 甘草 草果去皮，各半两

每服四钱，水一盏半，姜五片，煎七分。不拘时服。

杀虫方 治消渴有虫。

苦楝根取新白皮一握，切、焙，入麝香少许，水二碗，煎至一碗，空心饮之，虽困顿不妨。自后下虫三四条，类蛔虫而色红，其渴顿止。乃知消渴一证，有虫耗其精液。出《夷坚志》

按：饮醇食煿①，积成胃热，湿热生虫，理固有之，不独消渴一证为然，临病宜加审谛也。

———————

① 煿(bó 薄)：煎炒或烤干食物。此指经煎炒或烤干的食物。

虚劳门① 论二首 法三十一条 律十条

虚劳论

喻昌曰：虚劳之证，《金匮》叙于血痹之下，可见劳则必劳其精血也。营血伤则内热起，五心常热，目中生花见火，耳内蛙聒蝉鸣，口舌糜烂，不知正味，鼻孔干燥，呼吸不利。乃至饮食不为肌肤，怠惰嗜卧，骨软足酸，营行日迟，卫行日疾，营血为卫气所迫，不能内守而脱出于外。或吐，或衄，或出二阴之窍，血出既多，火热迸入，逼迫煎熬，漫无休止，营血有立尽而已，不死何待耶？更有劳之之极，而血痹不行者。血不脱于外，而但蓄于内，蓄之日久，周身血走之隧道，悉痹不流，惟就干涸，皮鲜滑泽，面无荣润。于是气之所过，血不为动，徒蒸血为热，或日晡，或子午，始必干热。俟蒸气散，微汗而热解，热蒸不已，瘵病成焉，不死又何待耶？亦有始因脱血，后遂血痹者。血虚血少，艰于流布，发热致痹，尤易易也。《内经》凡言虚病不及于劳，然于大肉枯槁，大骨陷下，胸中气高，五脏各见危证，则固已言之。未有劳之之极，而真脏脉不见者也。然枯槁已极，即真脏脉不见，亦宁有不死者乎？秦越人始发虚损之论，谓虚而感寒则损其阳，阳虚则阴盛，损则自上而下：一损损于肺，皮聚而毛落；二损损于心，血脉不能荣养脏腑；三损损于胃，饮食不为肌肤。虚而感热则损其阴，阴虚则阳盛，损则自下而上：一损损于肾，骨痿不起于床；二损损于肝，筋缓不能自收持；三损损于脾，饮食不能消化。自上而下者，过于胃则不可治。自下而上者，过于脾则不可治。盖饮食多自能生血，饮食少则血不生，血不生则阴不足以配阳，

---

① 虚劳门：本篇四库本位于卷十二。

势必五脏齐损。越人归重脾胃，旨哉言矣。至仲景《金匮》之文，昌细会其大意，谓精生于谷，谷入少而不生其血，血自不能化精。《内经》于精不足者，必补之以味。味者，五谷之味也。补以味而节其劳，则积①贮渐富，大命不倾。设以鸡口之入，为牛后之出，欲其不成虚劳，宁可得乎？所以垂训十则，皆以无病男子精血两虚为言，而虚劳之候，焕若指掌矣。夫男子平人，但知纵欲劳精，抑孰知阴精日损，饮食无味，转劳转虚，转虚转劳，脉从内变，色不外华，津液衰而口渴，小便少，甚则目瞑衄血，阴精不交自走，盗汗淋漓，身体振摇，心胆惊怯者比比然也。故血不化精则血痹矣。血痹则新血不生，并素有之血，亦瘀积不行。血瘀则营虚，营虚则发热，热久则蒸其所瘀之血，化而为虫，遂成传尸瘵证。穷凶极厉，竭人之神气，养虫之神气，人死则虫亦死。其游魂之不死者，传亲近之一脉，附入血隧，似有如无。其后虫日荣长，人日凋悴，阅三传而虫之为灵，非符药所能制矣。医和视晋平公疾曰：是近女室，晦而生内热蛊惑之疾，非鬼非食，不可为也。惑即下唇有疮，虫食其肛，其名为惑之蛊。蠱字取义三虫共载一器，非鬼非食，明指虫之为厉，不为尊者讳也。以故狐惑之证声哑嗄，劳瘵之证亦声哑嗄，是则声哑者，气管为虫所蚀②明矣。男子前车之覆，古今不知几千亿人矣。《巢氏病源》不察，谓有虚劳、有蒸病、有注病。劳有五劳、六极、七伤，蒸有五蒸、二十四蒸，注有三十六种、九十九种，另各分门异治。后人以歧路之多，茫然莫知所适，且讳其名曰痰火。而梦梦者遂谓痰火有虚有实，乃至充栋诸方，妄云肺虚用某药，肺实用某药，以及心、肝、脾、肾，咸出虚实两治之法。是于虚损、虚劳中，添出实损实劳矣。鄙陋何至是耶？仲景于男子平人，谆谆致戒，无非谓营卫之道，纳谷为宝。居常调营卫以安其谷，寿命之本，积精自刚。居常节嗜欲以生其精，至病

---

① 积：四库本作"精"。

② 蚀：四库本作"饵"。

之甫成，脉才见端，惟恃建中、复脉为主治。夫建中、复脉，皆稼穑作甘之善药，一遵精不足者，补之以味之旨也。岂有泉之竭矣，不云自中之理哉？后人补肾诸方，千蹊万径，以治虚劳，何反十无一全，岂非依样葫芦，徒资话柄耶？及其血痹不行，仲景亟驱其旧，生其新，几希于痨瘵将成未成之间，诚有一无二之圣法，第牵常者不能用耳。试观童子，脏腑脆嫩，才有寒热积滞，易于结癖成疳，待其血痹不行，气蒸发热，即不可为。女子血干经闭，发热不止，痨瘵之候更多，待其势成，纵有良法，治之无及。倘能服膺仲景几先之哲，吃力于男子、童子、女子瘵病将成未成之界，其活人之功，皆是起白骨而予以生全，为彼苍所眷注矣。

【点评】本篇归纳《内经》、秦越人、《金匮要略》等有关虚劳的论述，认为《金匮要略》论虚劳与血痹密切相关，《内经》论虚劳与五脏有关，秦越人始发虚损之论，虚而感寒则损其阳，虚而感热则损其阴，进而损脏腑，过于脾胃则不可治。治疗遵《内经》"精不足者补之以味"之旨，强调补以味、节其劳，则积贮渐富，大命不倾。推崇建中、复脉为主治之方，为稼穑作甘之善药，对临床有参考价值。批评《诸病源候论》"分门异治"，后人"莫知所适"，失之偏颇。

虚劳脉论

喻昌曰：虚劳之脉，皆不足之候，为精气内夺，与邪气外入之实脉常相反也。黄帝问何谓重虚？岐伯对以脉气上虚尺虚，是谓重虚。谓其上下皆虚也。气虚者言无常也，谓其脉之无常也。尺虚者行步恇然[1]，谓其步履之不正也。脉虚者不象阴也，谓其脉全不似手太阴脉

---

[1]　恇（kuāng 筐）然：虚弱的样子。此喻行走虚弱无力。

之充盛也。皆易明也。独脉之无常，从来谓是上焦阳气虚，故其脉无常。果尔，则下焦阴气虚，脉更无常矣。观下文云：如此者，滑则生，涩则死。涩脉且主死，而寸脉之无常，宁复有人[①]理哉？故气虚者言无常也。此一语明谓上气之虚，由胸中宗气之虚，故其动之应手者无常也。乃知无常之脉，指左乳下之动脉为言。有常则宗气不虚，无常则宗气大虚，而上焦之气始恹恹[②]不足也。后之论脉者，失此一段精微，但宗越人所述损脉，而引伸触类曰：脉来耎者为虚，缓者为虚，滞为虚，芤为中虚，弦为中虚，脉来细而微者血气俱虚，脉小者血气俱少，脉沉小迟者脱气。虚损之脉，似可一言而毕，实未足以尽其底里。赖仲景更其名为虚劳，虚劳之脉，多兼浮大，当于前人论脉，合参浮大与否。所以谓男子平人，脉大为劳，极虚亦为劳。又谓脉浮者里虚。又谓劳之为病，其脉浮大，手足烦，春夏剧，秋冬瘥。男子脉浮弱而涩，为无子。脉得诸芤动微紧，男子失精，女子梦交。脉极虚芤迟，为清谷、亡血、失精。脉虚弱细微者，善盗汗。而总结其义曰：脉弦而大，弦则为减，大则为芤，减则为寒，芤则为虚，虚寒相搏，此名为革。妇人则半产漏下，男子则亡血失精。可见浮大弦紧，外象有余，其实中藏不足。不颛泥迟缓微弱一端以验脉，而脉之情状，莫逃于指下。即病之疑似，莫炫于胸中。仲景之承前启后，岂苟焉而已哉？昌不揣愚陋，已著《大气论》于卷首，发明胸中大气、宗气所关之重，因辨岐伯所指脉气上虚为宗气之虚，以见重虚之脉，乳下宗气在所当诊。固堂下指陈，未必堂上首肯，然不可谓门外汉也。

【点评】喻氏将《素问·通评虚实论》"气虚者，言无常也"，释为"脉之无常"，是胸中宗气之虚，动之应手无常。欠妥。张

---

① 人：四库本作"生"。

② 恹恹：精神萎靡貌。此指虚弱。

介宾《类经》十四卷《疾病类·邪盛则实精夺则虚》释为"气虚即上虚，气虚于上，故言乱无常"。可从。

《针经》云：形气不足，病气不足，此阴阳俱不足也，不可刺之。刺之重不足，重不足则阴阳俱竭，气血皆虚，五脏空虚，筋骨髓枯，老者绝灭，壮者不复矣。

按：形者，形骸也。气者，口鼻呼吸之气也。形骸消瘦，视壮盛者迥殊。气息喘促，或短而不足以息，视劳役形体气不急促者迥殊。病气不足，懒语困弱，是正气内亏，视外邪暗助精神反增者迥殊。此不可刺，宜补之以甘药，甘药正稼穑作甘，培补中央，以灌输脏腑百脉之良药。此法惟仲景遵之，其次则东垣、丹溪亦宗之。但东垣引以证内伤，而不及外感。丹溪引以证阴虚，而不及阳损。此圣域贤关之分量也。

秦越人发明虚损一证，优入圣域，虽无方可考，然其论治损之法：损其肺者，益其气；损其心者，调其营卫；损其脾者，调其饮食，适其寒温；损其肝者，缓其中；损其肾者，益其精。即此便是正法眼藏①。使《八十一难》俱仿此言治，何患后人无具耶？

原气虚与虚损不同，原气虚可复，虚损难复也。至虚损病亦有易复、难复两候。因病致虚者，缓调自复。因虚致损者，虚上加虚，卒难复也。故因病致虚，东垣、丹溪法，在所必用。若虚上加虚而至于损，原气索然，丹溪每用人参膏至十余斤，多有得生者，其见似出东垣之右。然则丹溪补阴之论，不过救世人偏于补阳之弊耳。岂遇阳虚一病，而不捷于转环耶？

饮食劳倦，为内伤元气，真阳下陷，内生虚热，东垣发补中益气之论，用人参、黄芪等甘温之药，大补其气而提其下陷，此用气药以补气之不足也。若劳心好色，内伤真阴，阴血既伤，则阳气偏盛而变

---

① 正法眼藏：佛教用语。禅宗用来指全体佛法（正法）。后喻事物的要旨精义。

为火矣，是谓阴虚火旺痨瘵之证。故丹溪发阳有余阴不足之论，用四物加知母、黄柏，补其阴而火自降，此用血药以补血之不足也。益气补阴，一则因阳气之下陷，而补其气以升提之；一则因阳火之上升，而滋其阴以降下之。一升一降，迥然不同，亦医学之两大法门，不可不究悉之也。

丹溪论劳瘵主乎阴虚者，盖自子至巳属阳，自午至亥属阴，阴虚则热在午后子前。寤属阳，寐属阴，阴虚则汗从寐时盗出也。升属阳，降属阴，阴虚则气不降，气不降则痰涎上逆而连绵不绝也。脉浮属阳，沉属阴，阴虚则浮之洪大，沉之空虚也。此皆阴虚之证，用四物汤加黄柏、知母主之。然用之多不效何哉？盖阴既虚矣，火必上炎，而当归、川芎，皆气辛味大温，非滋虚降火之药。又川芎上窜，尤非虚炎短乏者所宜。地黄泥膈，非胃热食少痰多者所宜。黄柏、知母，苦辛大寒，虽曰滋阴，其实燥而损血，虽曰降火，其实苦先入心，久而增气，反能助火，至其败胃，所不待言。不若用薏苡仁、百合、天冬、麦冬、桑白皮、地骨皮、牡丹皮、枇杷叶、五味子、酸枣仁之属，佐以生地黄汁、藕汁、人乳汁、童便等。如咳嗽则多用桑白皮、枇杷叶，有痰则增贝母。有血则多用薏苡仁、百合，增阿胶。热盛则多用地骨皮。食少则用薏苡仁至七八钱。而麦冬常为之主，以保肺金而滋生化之源，往往应手而效。盖诸药皆禀燥降收之气，气之薄者，为阳中之阴，气薄则发泄，辛甘淡平寒凉是也。以施于阴虚火动之证，犹当溽暑伊郁之时，而商飚①一动，炎歊如失矣，与治暑热用白虎汤同意。然彼是外感，外感为有余，故用寒沉藏之药，而后能补其偏。此是内伤，内伤为不足，但用燥降收之剂，而已得其平矣，此用药之权舆②也。

---

① 商飚：秋风。商，中国古代五音之一。古人把五音与四季相配，商音配秋，因以商指秋季。

② 权舆：起始。此喻用药之基本原理。

虚劳之疾，百脉空虚，非黏腻之物填之，不能实也。精血枯涸，非滋湿之物濡之，不能润也。宜用人参、黄芪、地黄、二冬、枸杞、五味之属各煎膏。另用青蒿以童便熬膏，及生地汁、白莲藕汁、乳汁、薄荷汁隔汤炼过，酌定多少，并麋角胶、霞天膏合和成剂。每用一匙，汤化服之。如欲行瘀血，加入醋制大黄末、元明粉、桃仁泥、韭汁之属。欲止血，加入京墨之属。欲行痰，加入竹沥之属。欲降火，加入童便之属。

凡虚劳之证，大抵心下引胁俱疼，盖滞血不消，新血无以养之，尤宜用膏子加韭汁、桃仁泥。

呼吸少气，懒言语，无力动作，目无精光，面色㿠白，皆兼气虚。用麦冬、人参各三钱，陈皮、桔梗、炙甘草各半两，五味子二十一粒，为极细末，水浸油饼为丸，如鸡豆子大。每服一丸，细嚼津唾咽下，名补气丸。

气虚则生脉散，不言白术。血虚则三才丸，不言四物。

前言薏苡仁之属，治肺虚。后言参芪地黄膏子之类，治肾虚。盖肝心属阳，肺肾属阴，阴虚则肺肾虚矣。故补肺肾即是补阴，非四物、黄柏、知母之谓也。

【点评】喻氏归纳、阐发虚劳之治法，认为《难经》治虚损之法为正法眼藏。指出原气虚可复，虚损难复；因病致虚者，缓调自复；因虚致损，虚上加虚，卒难复。益气、补阴为两大法门，益气宗东垣补中益气，用人参、黄芪等甘温之药，大补其气而提其下陷；补阴法丹溪滋阴降火，用四物加知母、黄柏，补其阴而火自降。并论述了虚劳治疗的用药宜忌等，对临床有参考价值。

陈藏器诸虚用药凡例

虚劳头痛，复热，加枸杞、葳蕤。

虚而欲吐，加人参。

虚而不安，亦加人参。

虚而多梦纷纭，加龙骨。

虚而多热，加地黄、牡蛎、地肤子、甘草。

虚而冷，加当归、川芎、干姜。

虚而损，加钟乳、棘刺、苁蓉、巴戟天。

虚而太①热，加黄芩、天冬。

虚而多忘，加茯苓、远志。

虚而口干，加麦冬、知母。

虚而吸吸②，加胡麻、覆盆子、柏子仁。

虚而多气兼微咳，加五味子、大枣。

虚而惊悸不安，加龙齿、沙参、紫石英、小草。若冷，则用紫石英、小草。若客热，则用沙参、龙齿。不冷不热皆用之。

虚而身强，腰中不利，加磁石、杜仲。

虚而多冷，加桂心、吴茱萸、附子、乌头。

虚而劳，小便赤，加黄芩。

虚而客热，加地骨皮、黄芪。

虚而冷，加黄芪。

虚而痰，复有气，加生姜、半夏、枳实。

虚而小肠利，加桑螵蛸、龙骨、鸡肶胵。

虚而小肠不利，加茯苓、泽泻。

虚而损，溺白，加厚朴。

髓竭不足，加地黄、当归。

肺气不足，加二冬、五味子。

心气不足，加人参、茯苓、菖蒲。

---

① 太：四库本作"大"。

② 吸吸：呼吸急促貌。此喻因虚而呼吸急促。

肝气不足，加天麻、川芎。

脾气不足，加白术、白芍、益智。

肾气不足，加熟地、远志、丹皮。

胆气不足，加细辛、酸枣仁、地榆。

神昏不足，加朱砂、预知子、茯神。

劳瘵兼痰积，其证腹胁常热，头面手足，则于寅卯时分，乍有凉时。宜以霞天膏入竹沥，加少姜汁，调玄明粉行之。若顽痰在膈上，胶固难治者，必以吐法吐之。或沉香滚痰丸、透膈丹之类下之。甚则用倒仓法。若肝有积痰瘀血，结热而劳瘵者，其太冲脉必与冲阳脉不相应，宜以补阴药吞当归龙荟丸。

古方柴胡饮子、防风当归饮子、麦煎散，皆用大黄。盖能折炎上之势，而引之下行，莫速乎此。然惟大便实者乃可。若溏泄，则虽地黄之属亦不宜，况大黄乎？

病劳有一种真脏虚损，复受邪热者，如《经验方》中治劳热青蒿煎丸，用柴胡正合宜耳。热去即须急已，若无邪热，不死何待？又大忌芩、连、柏，骤用纯苦寒药，反泻其阳。但当用琼玉膏之类，大助阳气，使其复还寅卯之位，微加泻阴火之药是也。

有重阴覆其阳，火不得伸，或洒洒恶寒，或志意不乐，或脉弦数，四肢、五心烦热者。火郁汤、柴胡升麻汤，病去即已，不可过剂。

服寒凉药，证虽大减，脉反加数者，阳郁也。宜升宜补，大忌寒凉，犯之必死。

治法当以脾、肾二脏为要，肾乃系元气者也，脾乃养形体者也。《经》曰：形不足者，温之以气。气谓真气，有少火之温，以生育形体。然此火不可使之热，热则壮，壮则反耗真气也。候其火之少壮，皆在两肾间。《经》又曰：精不足者，补之以味。五味入胃，各从所喜之脏而归之，以生津液输纳于肾者。若五味一有过节，反成其脏有余，胜克之祸起矣。候其五味之寒热，初在脾胃，次在其所归之脏。即当补其不足，泻其有余，谨守精气，调其阴阳。夫是故天枢开发，而胃和脉生矣。

劳疾久而嗽血，咽疼无声，此为下传上。若不嗽不疼，久而溺浊脱精，此为上传下，皆死证也。

夫传尸劳者，男子自肾传心，心而肺，肺而肝，肝而脾。女子自心传肺，肺而肝，肝而脾，脾而肾，五脏复传六腑而死矣。虽有诸候，其实不离乎心阳肾阴也。若明阴阳用药，可以起死回生。

苏游①论曰：传尸之候，先从肾起。初受之两胫酸疼，腰背拘急，行立脚弱，饮食减少，两耳飕飕，直似风声，夜卧遗泄，阴汗痿弱。肾既受讫，次传于心，心初受气，夜卧心惊，或多恐怖，心悬悬，气吸吸欲尽，梦见先亡，有时盗汗，饮食无味，口内生疮，心气烦热，惟欲眠卧，朝轻夕重，两颊口唇，悉皆纹赤，如傅②胭脂，有时手足、五心烦热。心受已，次传于肺，肺初受气，咳嗽上气，喘卧益甚，鼻口干燥，不闻香臭，如或忽闻惟觉朽腐气，有时恶心欲吐，肌肤枯燥，时或疼痛，或似虫行，干皮细起，状如麸片。肺既受已，次传于肝，肝初受气，两目胱胱③，面无血色，常欲颦眉，视不能远，目常干涩，又时赤痛，或复睛黄，常欲合眼，及时睡卧不着。肝既受已，次传于脾，脾初受气，两胁虚胀，食不消化，又时泻利，水谷生虫，有时肚痛，腹胀雷鸣，唇口焦干，或生疮肿，毛发干耸，无有光润，或时上气，撑肩喘息，利赤黑汁，见此证者，乃不治也。

《紫庭方》云：传尸、伏尸皆有虫，须用乳香熏病人之手，乃仰手掌，以帛覆其上，熏良久，手背上出毛长寸许。白而黄者可治，红

---

① 苏游：唐代医家。著有《玄感传尸方》1卷，《太一铁胤神丹方》3卷，均已佚。

② 傅：通"敷"，涂。《广雅·释言》："傅，敷也。"清·朱骏声《说文通训定声·豫部》："傅，假借为敷。"

③ 胱胱：四库本同。疑为"肮（huāng 荒）肮"之误。肮肮，视物不清。《玉篇·目部》："肮，目不明。"《素问·脏气法时论》："虚则目肮肮无所见。"

者稍难，青黑者即死。若熏之良久无毛者，即非此证，属寻常虚劳证也。又法，烧安息香令烟出，病人吸之嗽不止，乃传尸也。不嗽非传尸也。

【点评】"陈藏器诸虚用药凡例"对临床有参考价值。喻氏所归纳总结的劳瘵兼痰积，劳病真脏虚损，复受邪热、传尸等治疗方法与古方柴胡饮子、防风当归饮子、麦煎散的临床运用等，均有参考价值。

合论《金匮》桂枝龙骨牡蛎汤、天雄散二方

本文云：夫失精家，少腹强①急，阴头寒，目眩发落，脉极虚芤迟，为清谷、亡血、失精。脉得诸芤动微紧，男子失精，女子梦交，桂枝龙骨牡蛎汤主之。

天雄散，本文无。

按：前一方，用桂枝汤调其营卫羁迟，脉道虚衰，加龙骨、牡蛎，涩止其清谷、亡血、失精。一方而两扼其要，诚足宝也。《小品》又云：虚羸，浮热，汗出者，除桂加白薇、附子各三分，故曰二加龙骨汤。得此一加减法，后之用是方者，更思过半矣。可见桂枝虽调营卫所首重，倘其人虚阳浮越于外，即当加附子、白薇以回阳，而助其收涩，桂枝又在所不取也。后一方，以上、中二焦之阳虚，须用天雄以补其上，白术以固其中，用桂枝领药行营卫上焦，并建回阳之功。方下虽未述证，其治法指掌易见。然则去桂枝加白薇、附子，得非仿此以治中、下二焦之阳虚欲脱耶？精矣！

【点评】桂枝龙骨牡蛎汤为治失精梦交之专方，至今临床仍广

---

① 强：四库本同。《金匮要略·血痹虚劳病脉证并治》作"弦"。

泛应用。《小品方》化裁本方，若虚羸，浮热，汗出者，去桂枝，加白薇、附子，名二加龙骨汤。白薇去虚热，附子温阳气，扩大了临床应用范围。后世王焘《外台秘要》、唐容川《血证论》等均有载录与运用。天雄散不载适应证，以方测证本方具有温阳益气，固精止遗功效。喻氏认为"治中、下二焦之阳虚欲脱"，据方后"杵为散，酒服半钱匕，日三服。不知稍增之"，此证尚未到"欲脱"之程度，而阳虚是毋庸置疑的。

论《金匮》小建中汤、黄芪建中汤二方

本文云：虚劳里急，悸，衄，腹中痛，梦失精，四肢酸疼，手足烦热，咽干口燥，小建中汤主之。虚劳里急，诸不足，黄芪建中汤主之。

按：虚劳病而至于亡血、失精，消耗精液，枯槁四出，难为力矣。《内经》于针药所莫制者调以甘药。《金匮》遵之而用小建中汤、黄芪建中汤，急建其中气，俾饮食增而津液旺，以至充血生精，而复其真阴之不足。但用稼穑作甘之本味，而酸、辛、咸、苦，在所不用，盖舍此别无良法也。然用法者贵立于无过之地，宁但呕家不可用建中之甘，即服甘药微觉气阻气滞，更当虑甘药太过令人中满，早用橘皮、砂仁以行之可也。不然甘药又不可恃，更将何所恃哉？后人多用乐令建中汤、十四味建中汤，虽无过甘之弊，然乐令方中前胡、细辛为君，意在退热。而阴虚之热则不可退。十四味方中用附、桂、苁蓉，意在复阳。而阴虚之阳未必可复，又在用方者之善为裁酌矣。

[点评]《金匮要略》治虚劳宗《灵枢·经脉》"虚则补之"旨意。小建中汤、黄芪建中汤针对脾胃虚弱而设，补后天之本。

论八味肾气丸方

本文云：虚劳，腰痛，少腹拘急，小便不利者，八味肾气丸主之。

《金匮》之用八味肾气丸，屡发于前矣。消渴之关门大开，水病之关门不开，用此方蒸动肾气，则关门有开有阖。如晨门者，与阳俱开，与阴俱阖，环城内外，赖以安堵也。其治脚气上入少腹不仁，则借以培真阴真阳根本之地，而令浊阴潜消，不得上干清阳耳。今虚劳病，桂、附本在所不用，而腰痛、少腹拘急、小便不利三证，皆由肾中真阳内微所致，其病较阴虚发热诸证，迥乎不同。又不可不求其有而反责其无矣。

【点评】八味肾气丸针对虚劳肾阳虚而设，体现了《金匮要略》治虚劳既重视脾，又注重先天之本肾的思想，为后世治虚劳的规矩准绳。本方以补阴药为主，酌加附子、桂枝，有阴阳双补之意。后世形成了肾气丸类方，丰富、扩大了肾气丸的临床应用。

论薯蓣丸方

本文云：虚劳，诸不足，风气百疾，薯蓣丸主之。

按：虚劳不足之病，最易生风生气，倘风气不除，外证日见有余，中脏日见虚耗，神头鬼脸，不可方物，有速毙而已。故用此方除去其风气，兼培补其空虚也。

【点评】"虚劳，诸不足"为气血、阴阳俱不足，又兼感受外邪，用薯蓣丸健脾益气，滋阴养血，疏风祛邪。本方小剂量缓图，也可作增强体质用。

论酸枣仁汤方

本文云：虚劳，虚烦，不得眠，酸枣仁汤主之。

按：《素问》云：阳气者，烦劳则张，精绝，辟积于夏，使人煎厥。已详论卷首答问条矣。可见虚劳，虚烦，为心肾不交之病，肾水不上交心火，心火无制，故烦而不得眠，不独夏月为然矣。方用酸枣仁为君，而兼知母之滋肾为佐，茯苓、甘草调和其间，芎䓖入血分而解心火之躁烦也。

【点评】本证为血虚内热所致虚劳虚烦，故用酸枣仁汤养血清热安神。方中酸枣仁用2升，约合现代400毫升，剂量较大。

论大黄䗪虫丸方

本文云：五劳虚极，羸瘦，腹①满不能饮食，食伤、忧伤、房室伤、饥伤、劳伤、经络营卫气伤，内有干血，肌肤甲错，两目黯黑，缓中补虚，大黄䗪虫丸主之。

按：七伤，《金匮》明谓食伤、忧伤、饮食伤、房室伤、饥伤、劳伤、经络营卫气伤，及房劳伤，但居其一。后人不知何见，谓七伤者，阴寒、阴痿、里急精速、精少、阴下湿精滑、小便苦数、临事不举，似乎颛主肾伤为言。岂有五劳分主五脏，而七伤独主一脏之理？虽人生恣逞伤肾者恒多，要不可为一定之名也。所以虚劳证，凡本之内伤者，有此七者之分。故虚劳发热，未有不由瘀血者。而瘀血若无内伤，则营卫运行不失其次，瘀从何起？是必饮食起居，过时失节，

---

① 腹：原脱，四库本同。据《金匮要略·血痹虚劳病脉证并治》补。

营卫凝泣，先成内伤，然后随其气所阻塞之处，血为瘀积，瘀积之久，牢不可拔，新生之血，不得周灌，与日俱积，其人尚有生理乎？仲景施活人手眼，以润剂润其血之干，以蠕动啖血之物行死血，名之曰缓中补虚。岂非以行血去瘀为安中补虚上着耶？然此特世俗所称干血劳之良治也。血结在内，手足脉相失者宜之。兼入琼玉膏，润补之药同用尤妙。昌细参其证，肌肤甲错，面目黯黑，及羸瘦不能饮食，全是营血瘀积胃中，而发见于肌肤面目，所以五脏失中土之灌溉而虚极也。此与五神脏之本病不同，故可用其方而导去其胃中之血，以内谷而通流营卫耳。许州陈大夫传仲景百劳丸方云：治一切痨瘵积滞，不经药坏证者宜服。与世俗所称干血劳亦何以异？大夫其长于谋国者欤？方用当归、乳香、没药各一钱，虻虫十四个，人参二钱，大黄四钱，水蛭十四个，桃仁十四个，浸去皮尖。上为细末，炼蜜为丸，桐子大。都作一服，可百丸，五更用百劳水下，取恶物为度，服白粥十日。百劳水，即仲景甘澜水以杓扬百遍者也。

【点评】《金匮要略》所论之"七伤"与《诸病源候论》肾气亏虚之7种症状（七伤）涵义不同，《诸病源候论》又有五脏伤及形志的"七伤"。是不同学派的不同学术观点，丰富了中医学有关虚劳病的内涵。大黄䗪虫丸用虫类药，是祛瘀生新的经典名方。

论《金匮》附《千金翼》炙甘草汤方一名复脉汤

治虚劳不足，汗出而闷，脉结悸，行动如常，不出百日，危急者十一日死。

按：此仲景治伤寒，脉代结，心动悸，邪少虚多之圣方也。《金匮》不载，以《千金翼》常用此方治虚劳，则实可征信，是以得名为《千金》之方也。虚劳之体，多有表热夹其阴虚，所以其证汗出而闷，表之固非，即治其阴虚亦非。惟用此方得汗而脉出热解，俾其人快然，真圣法也。但虚劳之人，胃中津液素虚，匪伤寒暴病邪少虚多之比，桂枝、生姜分两之多，服之津液每随热势外越，津既外越，难以复收，多有淋漓沾濡一昼夜者。透此一关，亟以本方去桂枝、生姜二味，三倍加入人参，随继其后，庶几津液复生，乃致营卫盛而诸虚尽复，岂小补哉！

【点评】本方与《伤寒论》炙甘草汤（又名复脉汤）药物组成、剂量及煎服法相同。在"伤寒，脉结代，心动悸"基础上，补充了"汗出而闷""行动如常，不出百日，危急者十一日死"的症状，并认为是"虚劳不足"。符合本汤证的临床表现。本证心阴阳气血皆有不足，用本方滋阴养血，益气复脉，从药物剂量看以滋阴养血为主。临床可依据阴阳气血的盛衰，调整药物剂量或随证加减。吴鞠通《温病条辨》将此方化裁为复脉汤类方，扩大了本方的临床运用。

论《金匮》附《肘后》獭肝散方

本文云：治冷劳，又主鬼疰一门相染。

按、许叔微《本事方》云：葛稚川言鬼疰者，是五尸之一疰，诸鬼邪为害，其变动不一，大约使人淋漓，沉沉默默，的不知其所苦，而无处不恶，累年积月，渐就顿滞，以至于死。传于傍人，乃至灭门。觉知是证者，急治獭肝一具，阴干取末，水服方寸匙，日三服效。未知再服，此方神良。

再按：长桑君所授越人禁方，各传其徒一人者，至华元化毙狱，其传遂泯。仲景医中之圣，诸禁方讵不尽窥底蕴？然而有其理无其事者，不足尚也。有其事无其理者，不足尚也。即有其理有其事矣，而用意罕几先之哲，尤不足尚也。如獭肝散，非不可以杀虫，而未可以行血逐瘀，所以制缓中补虚大黄䗪虫丸一方，自出手眼。而授陈大夫百劳丸一方，加入人参，只作一服，以取顿快。盖于此时而用力，可图十全其五也。迨至束手无策，而取用獭肝以去其虫。虫去，其人可独存乎？然虫亦不可不去也。《金匮》之附《肘后》一方，岂无意哉？

【点评】獭肝，《中药大辞典》载：甘、咸，温。归肺、肝、肾经。具有益肺，补肝肾，明目，止血等功效。主治虚劳羸瘦，肺虚咳嗽，肺结核，潮热，盗汗，目翳，夜盲，咯血，便血等。

附论李东垣补中益气汤、益胃升阳汤二方

东垣所论饮食劳倦，内伤元气，则胃脘之阳不能升举，并心肺之气陷入于中焦，而用补中益气治之。方中佐以柴胡、升麻二味，一从左旋，一从右旋，旋转于胃之左右，升举其上焦所陷之气，非自腹中而升举之也。其清气下入腹中，久为飧泄，并可多用升、柴，从腹中而升举之矣。若阳气未必陷下，反升举其阴气干犯阳位，为变岂小哉！更有阴气素惯上干清阳，而胸中之肉隆耸为膜，胸间之气漫散为胀者。而误施此法，天翻地覆，九道皆塞，有濒于死而坐困耳。后人相传谓此方能升清降浊，有识者亦咸信之，医事尚可言哉！夫补其中气，以听中气之自为升降，不用升、柴可也，用之亦可也。若以升清之药，责其降浊之能，岂不痴乎？

【点评】喻氏强调补中益气汤、益胃升阳汤的升清阳作用，告诫医者勿误投。用心良苦。

附论朱丹溪大补阴丸、四物加黄柏知母汤二方

虚劳之证，阴虚者十常八九，阳虚者十之一二而已。丹溪著阳有余阴不足之论而定二方，与东垣补中益气之法旗鼓相当。气下陷而不

能升，则用东垣。火上升而不能降，则用丹溪。二老入理深谭，各造其极，无容议也。前论补中益气，能升清阳，设误用之，反升浊阴，以致其叮咛矣。而丹溪之法，用之多不效者，可不深维其故哉？昌谓立法者无过，而用法者不得法中之奥，过端四出，盖于"阳常有余""阴常不足"二语，未常细心推辨耳。夫阳之有余，得十之七，阴之不足，得十之三，此所谓真有余真不足也。阳真有余，一切补阴之药，直受之而无恐，多用之亦无害，是则补阴在所必需矣。若阴之不足者，十存其三，而阳之有余者，十存四五，亦名有余，而实则非真有余也，究亦同归不足而已，补阴寒凉之药，尚敢恣用乎？不知此义而恣用之，岂但不效，其后转成阴盛阳虚、清谷、盗汗等患，究竟阴基已坏于前，即欲更补其气，其如味之不能载何？故再致叮咛，俾用昔人法，如持衡在手，较量于轻重之间可矣。

【点评】喻氏认为对"阳常有余""阴常不足"当细心推辨，较量于轻重之间。若阳真有余，补阴之药在所必需。若阴之不足，补阴寒凉之药当慎用。

附论严和用芪附汤、参附汤二方

虚劳之属阳虚者，十中岂无一二？严氏二方，似不可少。其方从《金匮》术附汤生出，投之得当，通于神明，其虚劳失血，宜之者尤多，以其善治龙雷之阴火耳。但以参芪为君，附子为佐，虽每服一两，不嫌其多。方中止用芪、附各半，人参五钱，附子一两，分三服，能无倒乎？

【点评】芪附汤加生姜煎，治气虚阳弱，虚汗不止，肢体倦怠。每服四钱，或许证情不重。参附汤加生姜煎，治真阳不足，上气喘急，自汗盗汗，气短头晕。分作三服，为平常剂量。若阳气虚衰，阴寒内盛，据《伤寒论》当用生附子回阳救逆。

律十条

凡虚劳病，畏寒发热者，卫虚则畏寒，营虚则发热耳。当缓调其营卫，俾不相亢战，则寒热自止。若以外感少阳经主寒热，用小柴胡汤治之，乃至汗多而卫伤于外，便溏而营伤于内，寒热转加，医之罪也。

凡虚劳病，多有发热者，须辨其因之内外、脉之阴阳、时之早晚而定其治。若通套退热之药，与病即不相当，是谓诛伐无过，邪反不服，乃至热久血干津竭，十死不救，医之罪也。

凡虚劳病，多有夺血而无汗者，若认为阳实而责其汗，必动其血，是名下厥上竭，医杀之也。

凡虚劳病，最防脾气下溜，若过用寒凉，致其人清谷者，医之罪也。

凡治骨蒸发热，热深在里，一切轻扬之药，禁不可用。用之反引热势外出而增其炽，灼干津液，肌肉枯槁四出，求其止在内里，时蒸时退，且不可得，安望除热止病乎？医之罪也。

凡治痨瘵发热，乘其初成，胃气尚可胜药，急以峻剂加入人参，导血开囊，退热行瘀，全生保命，所关甚大。迟则其人胃虚气馁，羸瘠不堪，即医良法妙，亦何为哉？此非医罪，绳趋尺步，昧于行权，隐忍不言，欲图侥幸，反为罪也。

凡治小儿五疳，即大人五劳也。幼科知用五疳之成方，而不知五劳曲折次第。初起者，治之可以得效。胃虚者，服之有死而已。盖胆草、芦荟、宣胡黄连，极苦大寒，儿不能胜耳，大方亦然。谓五脏有虚劳实劳，恣用苦寒，罪莫逃也。

妇女痨瘵，十中二三，冲为血海，瘀积不行，乃至血干经断，骨蒸潮热，夜梦鬼交，宜急导其血，加人参以行之，程功①旦夕可也。若以丸药缓治，王道缓图，坐以待毙，医之罪也。

常富后贫，名曰脱营。常贵后贱，名曰失精。脱营失精，非病关格，即病虚劳。宜以渐治其气之结，血之凝，乃至流动充满，程功千日可也。医不知此，用补、用清，总不合法。身轻骨瘦，精神其能久居乎？此非医罪迁延贻误，薄乎云尔？

妇人遭其夫离绝，菀结不解，亦多成关格、虚劳二候。此与二阳之病发心脾大同。月事时下，知未甚也。亦如前法，程功百日，气血流行，可无患也。不月者，亦须程功千日，从事空王，消除积恨可也。此亦非医罪，但以其势缓而姑任之，不亟令其更求良治。迁延图利，心孽难除耳。

【点评】本篇提出治疗虚劳病证的注意点，如营卫不和当缓调；发热者当辨其病因，不可诛伐太过；夺血者不可责其汗；脾气下溜，不能过用寒凉；骨蒸发热，禁用轻扬之药；痨瘵发热初成，急用人参；小儿五疳，不得恣用苦寒；妇女痨瘵，宜急用人参导其血，不宜丸药缓图等。对临床有参考意义。

虚劳门诸方

金匮桂枝龙骨牡蛎汤 论见前

《小品》云：虚弱，浮热，汗出者，除桂加白薇、附子各三分，故曰二加龙骨汤。

桂枝　芍药　生姜各三两　甘草二两　大枣十二枚　龙骨　牡蛎各三两②

上七味，以水七升，煮取三升，分温三服。

---

① 程功：即计日程功。可以数着日子来估定进度和效率。形容前景乐观，成功为期不远。

② 各三两：原脱，四库本同。据《金匮要略》本方补。

金匮天雄散 有论

天雄三两，炮　白术八两　桂枝六两　龙骨三两

上四味，杵为散，酒服半钱匕，日三服，不知，稍增之。

金匮小建中汤 有论

桂枝三两，去皮　甘草三两，炙　大枣十二枚　芍药六两　生姜二两　胶饴一升

上六味，以水七升，煮取三升，去滓，内胶饴，更上微火消解，温服一升，日三服。呕家不可用建中汤，以甜故也。《千金》疗男女因积冷气滞，或大病后不复，常苦四肢沉重，骨肉酸疼，吸吸少气，行动喘乏，胸满气急，腰背强痛，心中虚悸，咽干唇燥，面体少色，或饮食无味，胁肋腹胀，头重不举，多卧少起，甚者积年，轻者百日，渐致瘦弱，五脏气竭，则难可复常，六脉俱不足，虚寒乏气，少腹拘急，羸瘠百病。名曰黄芪建中汤，又有人参二两。

金匮黄芪建中汤 有论

于小建中汤内加黄芪一两半，余依上法。

气短、胸满者加生姜，腹满者去枣，加茯苓一两半。及疗肺虚损不足，补气加半夏三两。

乐令建中汤　治脏腑虚损，身体消瘦，潮热，自汗，将成痨瘵，此药大能退虚热，生血气。

前胡　细辛净　黄芪蜜涂，炙　人参　桂心　橘皮去白　当归洗去土　白芍药　茯苓去皮　麦门冬去心　甘草炙，各一两　半夏酒洗七次，切，七钱半

每服四钱，水一盏，姜四片，枣一枚，煎七分，不拘时热服。

按：乐令建中汤治虚劳发热，以此并建其中之营血。盖营行十二经脉之中，为水谷之精气，故建其营血，亦得以建中名之耳。

十四味建中汤　治营卫失调，气血不足，积劳虚损，形体羸瘠，短气，嗜卧，欲成痨瘵。

当归酒浸，焙　白芍药　白术　麦门冬去心　甘草炙　肉苁蓉酒浸　人参　川芎　肉桂　附子炮　黄芪　制半夏　熟地黄酒蒸，焙　茯苓各等分

上①㕮咀，每服三钱，水一盏，姜三片，枣一枚，空心，温服。

按：十四味建中汤治脏气素虚，以之两建其脾肾之阴阳。盖虚劳病多本脾肾，故引伸建中之法以治之，二方乃后人超出之方也。

【点评】喻氏称上述两方为超出之方，认为乐令建中汤中前胡、细辛为君，意在退热，而阴虚之热不可退。十四味建中汤中用附子、肉桂、苁蓉，意在复阳，而阴虚之阳不可复。故强调临床当灵活化裁。

金匮八味肾气丸 有论，方见前

金匮薯蓣丸 有论

薯蓣三十分　当归　桂枝　干地黄　曲　豆黄卷各十分　甘草二十八分　芎䓖　麦门冬　芍药　白术　杏仁各六分　人参七分　柴胡　桔梗　茯苓各五分　阿胶七分　干姜三分　白蔹二分　防风六分　大枣百枚为膏

上二十一味，末之，炼蜜和丸，如弹子大，空腹酒服一丸，一百丸为剂。

金匮酸枣仁汤 有论

酸枣仁二升　甘草一两　知母二两　茯苓二两　芎䓖二两。《深师》有生姜二两

上五味，以水八升，煮酸枣仁得六升，内诸药，煮取三升。分温三服。

金匮大黄䗪虫丸 有论

大黄十分，蒸　黄芩二两　甘草三两　桃仁一升　杏仁一升　芍药四两　干地黄十两　干漆一两　虻虫一升　水蛭百枚　蛴螬一升　䗪虫半升

上十二味，末之，炼蜜和丸，小豆大。酒饮服五丸，日三服。

金匮附千金翼炙甘草汤 有论

甘草四两，炙　桂枝　生姜各三两　麦门冬半升　麻仁半升　人参

---

① 上：原脱，据四库本补。

阿胶_{各二两}　大枣_{三十枚}　生地黄_{一斤}

上九味，以酒七升，水八升，先煮八味，取三升。去滓，内胶消尽，温服一升，日三服

《金匮》附肘后獭肝散 _{有论}

獭肝_{一具}

炙干，末之。水服方寸匕，日三服。

十全大补散　治男子妇人诸虚不足，五劳七伤，不进饮食，久病虚损，时发潮热，气攻骨脊，拘急疼痛，夜梦遗精，面色痿黄，脚膝无力，喘嗽中满，脾肾气弱，五心烦闷，并皆治之。

肉桂　甘草　芍药　黄芪　当归　川芎　人参　白术　茯苓　熟地黄_{各等分}

上为粗末。每服二大钱①，水一盏，生姜三片，枣二枚，煎至七分，不拘时温服。

按：此方合黄芪建中汤、四君子汤、四物汤三方，共得十味，合天地之成数，名曰十全大补。以治气血俱衰，阴阳并弱之候，诚足贵也。但肉桂之辛热，未可为君，审其肾虚腰腹痛，少用肉桂，若营卫之虚，须少用桂枝调之，取为佐使可也。

【点评】喻氏按语言之有理，肉桂剂量当视证情而定。

圣愈汤　治一切失血，或血虚，烦渴，躁②热，睡卧不宁，或疮证脓水出多，五心烦热，作渴等证。

熟地黄_{生者自制}　生地黄　当归_{酒拌，各一钱}　人参　黄芪_炒　川芎_{各一钱}

上水煎服。

---

①　大钱：指量值较一钱大三倍的计量单位。元·吴恕《伤寒图歌活人指掌》记载："以古之三两，为今之一两，则仿佛也。"

②　躁：四库本作"燥"。

按：失血过多，久疮溃脓水不止，虽曰阴虚，实未有不兼阳虚者，合用人参、黄芪，允为良法。凡阴虚证，大率宜仿此矣。

黑地黄丸　治阳盛阴衰，脾胃不足，房室虚损，形瘦无力，面多青黄而无常色，此补气益胃之剂也。

苍术一斤，油浸　熟地黄一斤　五味子半斤　干姜秋冬一两，夏半两，春七钱

上为细末，枣肉丸，如梧子大。食前米饮或酒服百丸，治血虚久痔甚妙。《经》云：肾苦燥，急食辛以润之。此药开腠理，生津液，通气。又五味子酸以收之。此虽阳盛而不燥热，乃是五脏虚损于内，故可益血收气，此药类象神品方也。

按：此方以苍术为君，地黄为臣，五味子为佐，干姜为使。治脾肾两脏之虚，而去脾湿，除肾燥，即两擅其长，超超玄箸①，视后人之脾肾双补药品庞杂者，相去岂不远耶？

还少丹　大补心、肾、脾、胃，一切虚损，神志俱耗，筋力顿衰，腰脚沉重，肢体倦怠，血气羸乏，小便混浊。

干山药　牛膝酒浸　远志去心　山茱萸去核　白茯苓去皮　五味子　巴戟酒浸，去心　肉苁蓉酒浸一宿　石菖蒲　楮实　杜仲去粗皮，姜汁、酒拌，同炒断丝　舶茴香各一两　枸杞子　熟地黄各二两

此据《宝鉴》所定。考杨氏原方，山药、牛膝各一两半，茯苓、茱萸、楮实、杜仲、五味、巴戟、苁蓉、远志、茴香各一两，菖蒲、地黄、枸杞各半两。

上为细末，炼蜜同枣肉为丸，如桐子大。每服三十丸，温酒或盐汤下，日三服，食前。五日觉有力，十日精神爽，半月气壮，二十日目明，一月夜思饮食，冬月手足常暖，久服令人身体轻健，筋骨壮盛，悦泽难老。更看体候加减，如热加山栀仁一两，心气不宁加麦门冬一两，少精神加五味子一两，阳弱加续断一两。常服固齿，无瘴疟。妇人服之，容颜悦泽，暖子宫，去一切病。

---

①　超超玄箸：指议论超妙、深刻而贴切。此形容本方配伍高超精到。

按：杨氏制此方，缓补心、肾、脾、肺，正合《内经》"劳者温之""损者温之"之义，温养和平，以俟虚羸之自复耳。虚劳才见端者宜之，若病势已成，此方又迂缓不切矣。大约中年无病，男女服之必效，方名还少丹，意可知也。

【点评】本方称大补心、肾、脾、胃，一切虚损。从药物组成看以补益肝肾为主，凡虚劳属肝肾不足，才见端者宜之，病势已成者亦宜之。临床当强调辨证论治。

人参养荣汤　治脾肺俱虚，发热恶寒，肢体瘦倦，食少作泻等证。若气血虚而变见诸证，勿论其病，勿论其脉，但用此汤，其病悉退。

白芍药一钱五分　人参　陈皮　黄芪蜜炙　桂心　当归　白术　甘草炙，各一钱　熟地黄　五味子炒，杵　茯苓各七分半　远志去心，五分

上姜、枣水煎服。

按：方中诸品，为心、脾二脏之药，于补肺殊不甚切。然养荣之法，正当补养心脾，以营为水谷之精气，脾得以主之，及行至上焦，则肺卫心荣，各分气血所主，固知养荣原不及于肺，方下所注肺虚误也。昌因养荣之义，关于虚劳最切，故辨之。

【点评】不能说本方"补肺殊不甚切"。白芍、人参、黄芪、五味子、茯苓等均入肺经。

参术膏　治中风虚弱，诸药不应，或因用药失宜，耗伤元气，虚证蜂起。但用此药，补其中气，诸证自愈。

人参　白术各等分

上水煎，调汤化服之。

按：方下所治，非为虚劳设也。而治虚劳尤在所必用，药品精贵，功效敏速，莫逾于此。后人增苡仁、莲肉、黄芪、茯苓、神曲、

泽泻、甘草七味，吾不知于补元气之义何居？而鄙吝之人见之，未有不欣然从事者矣。

【点评】人参、白术为气虚之常用药物，具有健脾益气之功效，即文中"补其中气"之意。喻氏称"非为虚劳设"，或许对虚劳涵义认识有异。

人参散 治邪热客经络，痰嗽，烦热，头目昏痛，盗汗，倦怠，一切血热虚劳。

黄芩半两 人参 白术 茯苓 赤芍药 半夏曲 柴胡 甘草当归 干葛各一两

每服三钱，水一盏，姜四片，枣二枚，煎七分。不拘时，温服。

按：此方治邪热浅在经络，未深入脏腑。虽用柴胡、干葛之轻，全借参、术之力以达其邪。又恐邪入痰隧，用茯苓、半夏兼动其痰，合之当归、赤芍、黄芩，并治其血中之热，且止用三钱为剂。盖方成知约，庶几敢用柴胡、干葛耳。此许叔微之方一种深心，昌故发之。

【点评】许叔微《普济本事方》称本方"补和真气，解劳倦，妇人血热虚劳骨蒸并皆治。"可"不拘时候带热服。但是有劳热证，皆可服，热退即止。大抵透肌解热，干葛第一，柴胡次之……"可见本方既有补益功效，又有清热功效，为许叔微制方之旨意。而干葛、柴胡为透热解肌之主药。

保真汤 治劳证，体虚骨蒸，服之清补。

当归 生地黄 熟地黄 黄芪蜜水炙 人参 白术 甘草 白茯苓各五分 天门冬去心 麦门冬去心 白芍药 黄柏盐水炒 知母 五味子 软柴胡 地骨皮 陈皮各一钱 莲心五分

水二钟，姜三片，枣一枚，煎八分，食远服。

按：此方一十八味，十全大补方中已用其九，独不用肉桂耳。然增益地黄，代川芎之上窜，尤为合宜。余用黄柏、知母、五味子滋益肾水，二冬、地皮清补其肺，柴胡入肝清热，陈皮助脾行滞，全重天冬、麦冬、黄柏、知母、五味、地皮、柴胡，不获已借十全大补以行之耳。其意中实不欲大补也。然亦一法，录之。

【点评】本方既补又清，清补并用。

三才封髓丹　降心火，益肾水，滋阴养血，润补不燥。

天门冬去心　熟地黄　人参各半两　黄柏三两　砂仁一两半　甘草七钱半，炙

上六味，为末，面糊丸桐子大。每服五十丸，用苁蓉半两切作片，酒一盏，浸一宿，次日煎三四沸，去滓，空心，食前送下。

按：此于三才丸方内，加黄柏、砂仁、甘草。以黄柏入肾滋阴，以砂仁入脾行滞，而以甘草少变天冬、黄柏之苦，俾合人参建立中气，以伸参两①之权，殊非好为增益成方之比，故录用之。

天真丸　治一切亡血过多，形槁肢羸，食饮不进，肠胃滑泄，津液枯竭。久服生血养气，暖胃驻颜。

精羊肉七斤，去筋膜、脂皮，批开，入下药末　肉苁蓉十两　当归十二两，洗，去芦　山药湿者去皮，十两　天门冬去心，焙干，一斤

上四味，为末，安羊肉内裹缚。用无灰酒四瓶，煮令酒尽，再入水二升煮，候肉糜烂。再入：

黄芪末五两　人参末三两　白术末二两

熟糯米饭，焙干作饼，将前后药末和丸桐子大。一日二次，服三百丸，温酒下。如难丸，用蒸饼五七枚焙干，入臼中杵千下，丸之。

按：此方可谓长于用补矣。人参、羊肉同功，而苁蓉、山药为男子佳珍，合之当归养营，黄芪益卫，天冬保肺，白术健脾，而其法制

---

① 参两：指天与地。语本《易·说卦》，原文："参天两地而倚数，观变于阴阳而立卦。"

甚精，允为补方之首。

麦煎散　治少男、室女，骨蒸黄瘦，口臭，肌热，盗汗，妇人风血，攻疰四肢。

赤茯苓　当归　干漆　鳖甲_{醋炙}　常山　大黄_煨　柴胡　白术　生地黄　石膏_{各一两}　甘草_{半两}

上为末，每服三钱，小麦五十粒，水煎。食后，临卧服。若有虚汗，加麻黄根一两。

按：此方治肝、肺、脾、胃火盛，灼干营血，乃致口臭，肌热可验。故用润血行瘀之法，以小麦煎之，引入胃中。盖胃之血干热炽，大肠必然枯燥，服此固可无疑。然更加人参助胃真气，庶可多服取效也。

人参地骨皮散　治脏中积冷，营中热，按之不足，举之有余，阴不足而阳有余也。

茯苓_{半两}　知母　石膏_{各一两}　地骨皮　人参　柴胡　生地黄_{各一两五钱}

上哎咀，每服一两，生姜三片，枣一枚，水煎。细细温服，间服生精补虚地黄丸。

按：脏中积冷，营中热，冷热各偏，为害不一。此方但可治营热耳，于脏冷无预①也。方后云：间服生精补血地黄丸。岂一方中不当两涉耶？又岂以治营热为最急，无暇分功于脏冷耶？如法用之，俟营热稍清，兼治脏冷，要亦用药之小权衡耳。

【点评】喻氏言之有理。

东垣补中益气汤

黄芪_{一钱五分}　人参　甘草_{炙，各一钱}　白术　当归身　柴胡　升麻　陈皮_{各五分}

---

① 无预：无关连。

上㕮咀，水煎。

益胃升阳汤

前方加：炒曲_{一钱五分}　生黄芩_{泻盛暑之伏，庚金肺逆，每服少许，秋凉去之}

上㕮咀，水煎。

丹溪大补丸

黄柏_{炒褐色}　知母_{酒浸，炒，各四两}　熟地黄_{酒蒸}　败龟板_{酥炙黄，为末，}
_{各六两}

上为末，猪脊髓和炼蜜丸如桐子大。每七十丸，空心，淡盐汤送下。

补阴丸

黄柏_{半斤，盐酒炒}　知母_{酒浸炒}　熟地黄_{各三两}　败龟板_{四两，酒浸炒}
白芍_炒　陈皮　牛膝_{各二两}　锁阳　当归_{各一两半}　虎骨_{一两，酒浸，酥炙}

上为末，酒煮羊肉丸如桐子大。每五六十丸，盐汤下。冬加干姜
半两。

严氏芪附汤　治气虚阳弱，虚汗不止，肢体倦怠。

黄芪_{蜜炙}　附子_{炮，等分}

为咀，每四钱，加生姜煎。

参附汤　治真阳不足，上气喘急，自汗，盗汗，气短，头晕。

人参_{半两}　附子_{炮，去皮脐，一两}

为咀，分作三服，加生姜煎。

水肿门^①　论三首　合论《金匮》方六条　律七条　附论海藏法一条

水肿论

喻昌曰：病机之切于人身者，水火而已矣。水流湿，火就燥。水

---

① 水肿门：本篇四库本位于卷十二。

柔弱，火猛烈。水泛溢于表里，火游行于三焦。拯溺救焚，可无具以应之乎?《经》谓二阳结谓之消，三阴结谓之水。手足阳明热结而病消渴，火之为害，已论之矣。而三阴者，手足太阴脾、肺二脏也。胃为水谷之海，水病莫不本之于胃。《经》乃以属之脾肺者何耶?使足太阴脾，足以转输水精于上。手太阴肺，足以通调水道于下，海不扬波矣。惟脾、肺二脏之气，结而不行，后乃胃中之水日蓄，浸灌表里，无所不到也。是则脾肺之权，可不伸耶?然其权尤重于肾，肾者胃之关也。肾司开阖，肾气从阳则开，阳太盛则关门大开，水直下而为消。肾气从阴则阖，阴太盛则关门常阖，水不通而为肿。《经》又以肾本肺标，相输俱受为言，然则水病以脾、肺、肾为三纲矣。于中节目，尤难辨晰。《金匮》分五水之名，及五脏表里主病，彻底言之。后世漫①不加察，其治水辄宗霸术，不能行所无事，可谓智乎?五水者，风水、皮水、正水、石水、黄汗也。风水其脉自浮，外证骨节疼痛，恶风。浑是伤风本证，从表治之宜矣。皮水其脉亦浮，外证跗肿，按之没指，不恶风，其腹如鼓，不渴，当发其汗。证不同而治同，其理安在?则以皮毛者，肺之合也。肺行营卫，水渍皮间，营卫之气，膹郁不行，其腹如鼓，发汗以散皮毛之邪，外气通而内郁自解耳。正水其脉沉迟，外证自喘。北方壬癸自病，阳不上通，关门闭而水日聚，上下溢于皮肤，跗肿腹大，上为喘呼不得卧，肾本肺标，子母俱病也。石水其脉自沉，外证腹满不喘。所主在肾，不合肺而连肝，《经》谓肝肾并沉为石水，以其水积胞中，坚满如石，不上大腹，适在厥阴所部，即少腹疝瘕之类也。不知者每治他病，误动其气，上为呕逆，多主死也。《巢氏病源》谓石水自引两胁下胀痛，或上至胃脘则死，虽不及于误治，大抵肝多肾少之证耳。黄汗汗如柏汁，其脉沉迟，身发热，胸满，四肢、头面肿，久不愈，必致痈脓。阴脉阳

---

① 漫:四库本作"浸"。

证，肾本胃标，其病皆胃之经脉所过，后世名之瘅水者是也。夫水饮入胃不行，郁而为热，热则营卫之气亦热，热之所过，末流之患，不可胜言，皆从瘅水而浸淫不已耳。然水在心之部，则郁心火炳明之化；水在肝之部，则郁肝木发生之化；水在肺之部，则孤阳竭于外，其魄独居；水在脾之部，则阴竭于内，而谷精不布；水在肾之部，不但诸阳退伏，即从阳之阴，亦且退伏，孤阴独居于下而隔绝也。故胃中之水，惟恐其有火，有火仍属消渴，末传中满之不救；肾中之水，惟恐其无火，无火则真阳灭没，而生气内绝。其在心之水，遏抑君火，若得脾土健运，子必救母。即在肝、在肺、在肾之水，脾土一旺，水有所制，犹不敢于横发，第当怀山襄陵①之日，求土不委颓足矣。欲土宜稼穑，岂不难哉？夫水土平成，以神禹为师。医门欲平水土，不师仲景而谁师乎？

【点评】本篇归纳阐发《内经》有关水肿论述，《金匮要略》五水脉证及水肿与五脏的关系。认为在肝、肺、肾之水，脾土一旺则水有所制。提出了健脾培土的治水大法。对临床有指导意义。

水肿脉论

喻昌曰：诸病辨脉，以浮、沉、迟、数四脉为纲，而水病之精微要渺，莫不从此四字参出。其及于弦、紧、微、涩、伏、潜之脉者，愈推愈广之节目耳。风水脉浮，此定法也。然有太阳脉浮之风水，有肝肾并浮之风水，有勇而劳汗之风水，有面胕②庞郁壅害于言之风水。治法同一开鬼门，而标中之本则微有分矣。抑且当汗之证，渴而

---

① 怀山襄陵：谓洪水汹涌奔腾溢上山陵。出《尚书·尧典》："汤汤洪水方割，荡荡怀山襄陵，浩浩滔天。"此喻水肿泛滥。
② 胕：此指浮肿。

下利，小便数，皆不可发汗，可不辨而犯其戒乎？脉沉曰水，此定法也。而肝肾并沉为石水，沉伏相搏名曰水。少阴脉紧而沉，紧则为痛，沉则为水。脉得诸沉，当责有水，身体肿重，水病脉出者死。沉为水，紧为寒，沉紧相搏，结在关元。沉为里水，水之为病，其脉沉小属少阴。《内经》明有洁净府之法，《金匮》治诸沉脉俱不及之。另曰：腰以下肿者，宜利小便。又曰：小便自利者愈。正恐沉微沉迟，肾气衰少，误用其法耳。

已上所论浮沉诸脉，皆显明而可解者也。至论迟数之脉，谓寸口脉浮而迟，浮脉则热，迟脉则潜，热潜相搏，名曰沉。趺阳脉浮而数，浮脉即热，数脉即止，数止相搏，名曰伏。沉伏相搏，名曰水。沉则络脉虚，伏则小便难，虚难相搏，水走皮肤，即为水矣。如是言脉，截断众流，令聪明知见，全不得入，岂非最上一乘乎？寸口者，肺脉所过。趺阳者，胃脉所过。二脉合诊者，表章《内经》三阴结谓之水，当以寸口、趺阳定其诊也。寸口脉浮而迟，浮为卫为阳，迟为营为阴，卫不与营和，其阳独居脉外则为热，营不从卫匿于脉中则为潜。营卫之间，热潜之邪，相搏而至，则肺气不能布化，故自结而沉也。脾与胃以膜相连而为表里，趺阳脉浮而数，胃阳不与脾阴相合，浮而独居于表则为热。脾阴不得胃阳以和，反为阳气所促而变数，数则阴血愈虚而止矣。数止相搏，名曰伏者，趺阳之脉本不伏，以热止之故而脉伏也。寸口之沉，趺阳之伏，相搏于中则为水，岂非三阴结一定之诊乎？然肺合皮毛者也，皮肤者络脉之所过，肺沉而气不为充，营潜而血不为养，则络脉虚。脾为胃行津液者也，脾伏则津液不入膀胱，故小便难。络虚便难，水之积者，乘虚而走皮间为肿矣。《金匮》之书，观之不解，正精微所在，未可释手也。寸口脉迟而涩，解见二卷《水寒》中。然以寸口定肺之诊矣。而肺者，外合皮毛，内合大肠者也。外合皮毛，既推皮虚，所过络脉之虚，水入为肿矣。而内合大肠，岂无脉法以推之耶？《金匮》又曰：寸口脉弦而紧，弦则卫气不行，紧即恶寒，水不沾流①，走于肠间。以浮迟、弦紧，为肺脉主水表里之分也。弦为水，紧为寒，水寒在肺，则营卫不温分肉而恶寒，肺之治节不行，不能通调水道，故水不活流②，而但走大肠之合也。即肺水者，其身肿，小便难，时时鸭溏之互辞也。以跌阳定胃之诊矣。而胃之或寒或热，亦即于脉之或紧或数而辨之。故曰跌阳脉当伏，今反紧，本自有寒，疝瘕，腹中痛，医反下之，下之即胸满短气。又曰跌阳脉当伏，今反数，本自有热，消谷，小便数，今反不利，此欲作水。一寒一热，两出跌阳所主脉证。寒疝瘕即石水之类，腹中痛宜温不宜下，下之而伤其胸中之阳，则浊阴上攻，胸满短气也。《内经》肿满环脐痛，名风根，不可动，动之为水溺涩之病。风根为阳，动之则乘阴。疝瘕为阴，动之则乘阳，皆精义也。热能消谷，小便数，本是瘅成消中之病。今反小便不利，此欲作水，亦可见其水必乘热势浸淫，无所不至，与黄汗证大同小异耳。《金匮》水病脉法之要，全在求责有无盛虚。有者求之，无者求之，凡属本证兼证，胸中了然，无所疑惑矣。盛者责之为风，为热，为肿，为痛，为气强，为发热、躁烦，莫不有脉可据矣。虚者责之为正虚，卫虚，营虚，经虚，络虚，水谷气虚，少阳卑少阴细之虚，亦莫不有脉可据矣。究竟脉者，精微之学也。昌欲传其精微，而精微出于平淡，愈推愈广，愈求愈获。如水病脉出者死，徒读其文，宁不误人自误乎？风水、黄汗等证，脉之浮大且洪者，岂亦主死乎？惟少阴肾水其脉本沉者，忽焉沉之乌有而反外出，则主死耳。又如营卫之虚，其辨不一。有营卫随风火热上行而不环周于身者，有营卫因汗出多而不固于腠理者，有营卫因谷气少并虚其宗气胸中作痛者，有营卫不和于脉之内外者，有营卫阻绝于脉之上下者，有营卫所主上中下三焦俱病四属断绝者，有营卫热胕肌肤疡溃者。一一致详，始得其精。学脉者，自为深

---

① 沾流：浸润输布。
② 活流：同"沾流"。四库本作"沾流"。

造可矣。

【点评】本篇论述水肿病脉象，认为亦以浮、沉、迟、数四脉为纲，但当进一步辨清脉同而病机不同的病证。认为《金匮要略》水病脉法之要，全在求责有无盛虚。告诫学者诊脉为精微之学，当体验、深造。

论《金匮》防己黄芪汤

本文云：风水，脉浮，身重，汗出，恶风者，防己黄芪汤主之。腹痛加芍药。

脉浮，表也。汗出，恶风，表之虚也。身重，水客分肉也。防己疗风肿、水肿，通腠理。黄芪温分肉，补卫虚。白术治皮风，止汗。甘草和药，益土。生姜、大枣辛甘发散。腹痛者，阴阳气塞，不得升降，再加芍药收阴。

论《金匮》越婢汤方

本文云：风水，恶风，一身悉肿，脉浮，不渴，续自出汗，无大热，越婢汤主之。

里水者，一身面目黄肿，其脉沉，小便不利，故令病水。假如小便自利，此亡津液，故令渴也，越婢加术汤主之。

前条风水，续自汗出，无大热，故用之。设不汗出且大热，表法当不主此也。后条里水，假如小便自利，亡津而渴，故用之。不尔，里法当不主此也。曰无大热，则有热可知。曰里水，乃躯壳之里，非脏腑之里可知。故俱得用越婢汤也。

越婢汤者，示微发表于不发之方也。《尚论伤寒》太阳第三篇，已详之矣。大率取其通调营卫和缓之性，较女婢尤过之，而命其名也。盖麻黄、石膏二物，一甘热，一甘寒，合而用之。脾偏于阴，则和以甘热。胃偏于阳，则和以甘寒。乃至风热之阳，水寒之阴，凡不和于中土者，悉得用之。何者？中土不和，则水谷不化其精悍之气，以实荣卫，荣卫虚，则或寒或热之气，皆得壅塞其隧道而不通于表里。所以在表之风水用之，而在里之水兼渴而小便自利者，咸必用之，无非欲其不害中土耳。不害中土，自足消患于方萌，抑何待水土平成乎？

【点评】越婢汤为宣肺利水，发越水气之代表方。

论《金匮》防己茯苓汤方

本文云：皮水为病，四肢肿，水气在皮肤中，四肢聂聂动者，防己茯苓汤主之。

风水脉浮，用防己黄芪汤矣，而皮水即仿佛而用之。前脉论中谓同一开鬼门，而标中之本则微有分，此方是也。风水下郁其土气，则用白术崇土，姜枣和中。皮水内合于肺，金郁泄之，水渍于皮，以淡渗之，故以茯苓易白术，加桂枝解肌，以散水于外，不用姜枣和之于中也。况四肢聂聂，风在营卫，触动经络，桂枝尤不可少耶。

【点评】桂枝、防己、茯苓同用有通阳健脾利水之妙。

论《金匮》麻黄附子汤、杏子汤二方

本文云：水之为病，其脉沉小，属少阴。浮者为风，无水虚胀者为气。水，发其汗即已。脉沉者，宜麻黄附子汤。浮者，宜杏子汤。

此论少阴正水之病，其脉自见沉小，殊无外出之意。若脉见浮者，风发于外也。无水虚胀者，手太阴气郁不行也。风气之病，发其

汗则自已耳。即脉沉无他证者，当仿伤寒少阴例，用麻黄附子甘草汤，荡动其水以救肾。若脉浮者，其外证必自喘，当仿伤寒太阳例，用麻黄杏子甘草石膏汤，发散其邪以救肺，此治金水二脏大法也。

【点评】若用麻黄附子甘草汤治水肿，加利水药更佳。《金匮要略》杏子汤方后有"未见，恐是麻黄杏仁甘草石膏汤"字样，可供参考。

论黄芪芍药桂枝苦酒汤、桂枝加黄芪二方

本文云：黄汗之为病，身体肿，发热，汗出而渴，状如风水，汗沾衣，色正黄如柏汁，脉自沉。何从得之？师曰：以汗出入水中浴，水从汗孔入得之。宜芪芍桂酒汤主之。

黄汗之病，两足自冷，假令发热，此属历节。食已汗出，又身常暮盗汗者，此劳气也。若汗出已反发热者，久久其身必甲错。发热不止者，必生恶疮。若身重，汗出已辄轻者，久久必身瞤，瞤即胸①中痛。又从腰以上必汗出，下无汗，腰髋弛痛，如有物在皮肤中状，剧者不能食，身疼重，烦躁，小便不利，此为黄汗，桂枝加黄芪汤主之。

两证大同小异，前一证以汗出而卫气不固，外水入搏于营，郁而为热。热盛则肿而发黄，热盛则耗其津液而作渴，故以黄芪固护其卫，以桂枝本方加苦酒，引入营分，散其水寒之邪。但卫虚多汗，不任发表，故不用姜枣辅助胃气，所恃者黄芪实卫之大力耳。后一方用桂枝全方，啜热稀粥助其得汗，加黄芪固卫。以其发热，且兼自汗、盗汗，发热故用桂枝，多汗故加黄芪也。其发汗已仍发热，邪去不尽，势必从表解之。汗出辄轻，身不重也。久久身瞤，胸中痛，又以过汗而伤其卫外之阳，并胸中之阳也。腰以上有汗，腰以下无汗，阳通而阴不通，

---

① 胸：原作"脃"，四库本作"胞"。据《金匮要略·水气病脉证并治》改。

上下痞隔，更宜黄芪固阳，桂枝通阴矣。黄汗与历节有分，阳火独壅于上为黄汗，阴水独积于下为两胫冷。阳火盛及肌肉则发热，阴水寒及筋骨则历节痛。源同而流不同也。食已汗出者，食入于所长之阳与劳气相搏，散出为汗，乃至气门不闭，津液常泄，暮为盗汗也。甲错者，皮间枯涩如鳞甲错出也。发热不已，热入肉腠，必生恶疮，留结痈脓也。腰髋弛痛，如有物在皮中状，即《内经》痛痹逢寒则虫之类也。小便不利，津液从汗越也。不能食，脾胃气虚不能化谷也。身体重，卫气不充分肉也。烦躁，胃热上熏心肺也。治黄汗之法，尽发于此矣。

【点评】黄芪芍药桂枝苦酒汤证为湿滞肌肤，卫郁营热，湿热交蒸，故用本方益气祛湿，调和营卫，兼泄营热。桂枝加黄芪汤，从煎服法看，除治疗黄汗外，又可治太阳中风证兼卫气虚，用桂枝汤调和营卫，黄芪益气固表。

论《金匮》桂枝去芍药加麻黄附子细辛汤、枳术汤

本文云：气分，心下坚，大如盘，边如旋杯，水饮所作，桂枝去芍药加麻黄附子汤主之。

又云：心下坚，大如盘，边如旋杯①，水饮所作，枳术汤主之。

心下，胃之上也。胃中阳气不布，心下乃为水饮之阴占据，坚大如盘，阻其上下出入之坦道，只从边旁辗转，虽总一阳气之权不伸所致。然有阴阳二候，阳气虚而阴气乘之，结于心下，必用桂枝汤去芍药之走阴，而加麻黄、附子、细辛，其散胸中之水寒。以少阴主内，水寒上入，即从少阴温经散寒之法而施治也。所以方下云：当汗出如虫行皮中即愈。可见胃中之阳不布，即胸中之阳亦虚，胸中阳虚，并卫外之阳亦不固，故其汗出时如虫行皮中，尚显阳气滞涩之象。设非

---

① 杯：四库本同。《金匮要略·水气病脉证并治》作"盘"。

桂、麻、细辛，协附子之大力，心下水寒能散走皮中乎？水寒散，斯重云见睍，而心下之坚大者，豁热空矣，此神治也。其有阳邪自结于阳位，阴寒未得上入者，但用枳、术二味，开其痰结，健其脾胃，而阳分之阳邪，解之自易易耳。

【点评】两汤证均为水饮所作，临床表现类同。以方测证，桂枝去芍药加麻黄附子细辛汤证为阳气虚衰，阴寒凝聚，水气停留，用本方温阳散寒化饮。枳术汤证为脾虚气滞，水湿停留，用枳术汤健脾行气化湿。

论海藏集仲景水气例

海藏于治水肿一门，务为致详，设为水气问难，求责脉之有力无力，脏沉腑浮，用药大凡，意在发明《内经》、仲景，其实浑是后人窠臼，中无实得也。其云：高低内外，轻重表里，随经补泻，要当详察肺、胃、肾三经，病即瘳也。此一语最为扼要，然终未到家。《内经》明谓三阴结，谓之水。三阴者，太阴也。足太阴脾、手太阴肺，气结不行，即成水病。而水之源出自肾，故少阴肾亦司之。但当言肺、脾、肾，不当言肺、胃、肾也。何也？胃不必言也，胃本水谷之海，五脏六腑之大源。脾不能散胃之水精于肺，而病于中。肺不能通胃之水道于膀胱，而病于上。肾不能司胃之关门时其输泄，而病于下。所以胃中积水浸淫，无所底止耳。海藏举肺、胃、肾而遗脾，于至理不过一间未达，原不必议。其治例仍以肺沉大肠浮、心沉小肠浮为言，此则相沿之陋也。讵知脏腑各分浮沉，而大小二肠不当从上焦分诊耶？至于所集仲景水气例，则未窥宫墙富美，反多门外邪僻矣。夫仲景论杂证，于水气一门，极其精详，惟恐足太阴脾之健运失职，手太阴肺之治节不行，足少阴肾之关门不开，并其腑膀胱之气化不行，所用方药，皆不蹈重虚之戒，立于无过之地。海藏集仲景治肺痈葶苈大枣泻肺汤为例，是欲以泻肺之法为泻水之法矣。集仲景治伤寒痞连两胁、杂证支饮在胁之十枣汤为例，是欲以泻胸胁及膀胱为泻水之法矣。何其敢于操刀而借口仲景耶？不但此也，抑且假托后人治水之峻药本之仲景。谓：三花神祐丸即十枣汤加牵牛、大黄、轻粉，除湿丹即神祐丸加乳香、没药，玄青丹又即神祐丸加黄连、黄柏、青黛。集仲景之方，以傅会后人，罪不容诛矣。后来依样葫芦，更改一味二味，即成一方，不伤脾即泻肺，不泻肺即泻膀胱，乃致积水滔天，载胥及溺，绝无一人追悔从前用药之咎，正以繇来者非一日耳。水病门中，成方百道，求一救肺气之臕郁而伸其治节之方无有也。求一救膀胱阻绝而伸其气化之方无有也。节取数方，发明备用，临病自出生心化裁，是所望矣。

【点评】喻氏评论《海藏集仲景水气例》，用词、语气失当，失之偏颇。

胀病论

喻昌曰：胀病与水病，非两病也。水气积而不行，必至于极胀。胀病亦不外水裹、气结、血凝。而以治水诸法施之，百中无一愈者，失于师承无人，罔施妄投耳。今天下医脉久断，医学久荒，即欲效司马子长[①]担簦负笈[②]，遍访于江淮汶泗，而师资果安有乎？昌于斯世，无地可以着锥，然而皇皇斯人，不敢自外，请一比类，为后学商之。仲景谓水病气分，心下坚，大如盘，边如旋杯，水饮所作。然则胀病岂无血分，腹中坚，大如盘者乎？多血少气，岂无左胁坚，大如盘者

---

① 司马子长：即司马迁。子长为其字。
② 担簦负笈：即负笈担簦。指背着书箱，扛着伞，奔走求学。簦，古代有柄的笠类的伞。笈，书箱。

乎？多气少血，岂无右胁坚，大如盘者乎？故不病之人，凡有癥瘕、积块、痞块，即是胀病之根。日积月累，腹大如箕，腹大如瓮，是名单腹胀。不似水气散于皮肤、面目、四肢也，仲景所谓石水者正指此也。胸中空旷，气食尚可，从旁辘转，腹中大小肠、膀胱逼处瘀浊占据，水不下趋，而泛溢无不至矣。《内经》明胀病之旨，而无其治。仲景微示其端，而未立法。然而比类推之，其法不啻详也。仲景于气分，心下坚，大如盘者，两出其方。一方治阴气结于心下，用桂枝去芍药加麻黄附子细辛汤。一方治阳气结于心下，用枳术汤。夫胸中阳位，尚分阴气阳气而异其治，况腹中至阴之处，而可不从阴独治之乎？阴气包裹阴血，阴气不散，阴血且不露，可驱其血乎？舍雄入九军单刀取胜之附子，更有何药可散其阴气，破其坚垒乎？推之两胁皆然，但分气血阴结之微甚，而水亦必从其类矣。此等比类之法，最上一乘，非中材所几和盘托出，为引伸启发之助。

【点评】《灵枢·胀论》："夫胀者，皆在于脏腑之外，排脏腑而郭胸胁，胀皮肤，故命曰胀。"故胀是胀病的总称，可发于身体各部位，深至胸廓腹腔，浅在皮肤。由气、血、水等不化或潴留所致。具体可分为五脏六腑胀、脉胀、肤胀、水胀、鼓胀等。水病又称水气病、水肿病等，指体内水湿停留，面目、四肢、胸腹甚或全身浮肿的一种病证。《金匮要略》具体分"五水"等。胀病部分可由水气引起，水病可以有胀的临床表现。但两者还是有区别的，不能混为一谈。

律七条

凡治水肿病，不分风水、皮水、正水、石水、黄汗五证，及脾、肺、肾三脏所主，恣用驱水恶劣之药，及禹功、舟车、导水等定方者，杀人之事也。

凡治水肿病，有当发汗散邪者，不知兼实其卫，致水随汗越，浸淫皮腠，不复顺趋水道，医之罪也。

凡治水肿病，遇渴而下利之证，误利其水，致津液随竭，中土坐困，甚者脉代、气促，滨①于死亡，医之罪也。

凡治水肿病，遇少腹素有积块疝瘕，误行发表攻里，致其人浊气上冲胸胃，大呕大逆，痛引阴筋，卒死无救者，医杀之也。

凡治水肿、黄汗证，乃胃热酿成瘅水，误用热药，转增其热，贻患痈脓，医之罪也。

凡治水肿病，不察寸口脉之浮沉、迟数、弦紧、微涩，以及趺阳脉之浮数、微迟、紧伏，则无从辨证用药，动罹凶祸，医之罪也。

凡治胀病，而用耗气散气，泻肺泻膀胱诸药者，杀人之事也。治病之药，贵得其宜。病有气结而不散者，当散其结。甚有除下荡涤，而其气之结仍未遽散者，渐积使然也。今胀病乃气散而不收，更散其气，岂欲直裂其腹乎？收之不能遽收，亦渐积使然，缓缓图成可也。若求快意一朝，如草头诸方，明明立见杀人，若辈全不悔祸，展转以售奸，吾不知其何等肺肠，千劫不能出地狱矣。

【点评】喻氏提出治疗水肿病当分《金匮要略》五水，注重脾、肺、肾三脏定位。发汗散邪当兼顾实卫气。若少腹素有积块疝瘕，不可误行发表攻里；若兼有胃热者不可误用热药，转增热邪。对临床有参考意义。

水肿门诸方

金匮防己黄芪汤

防己一两　黄芪一两一分　白术三分　甘草半两

----

① 滨：原作"摈"，据四库本改。

上剉，每服五钱匕，生姜四片，枣一枚，水盏半，煎取八分。去滓，温服，良久再服。

金匮越婢汤

麻黄六两　石膏半斤　生姜三两　大枣十五枚　甘草二两

上五味，以水六升，先煮麻黄，去上沫，内诸药，煮取三升，分温三服。

恶风者，加附子一枚。

风水，加术四两。《古今录验》

金匮防己茯苓汤

防己三两　黄芪一两　桂枝三两　茯苓六两　甘草二两

上五味，以水六升，煮取二升，分温三服。

金匮麻黄附子汤

麻黄三两　甘草二两　附子一枚，炮

上三味，以水七升，先煮麻黄，去上沫，内诸药，煮取二升半。温服八合，日三服。

金匮杏子汤 未见，恐是麻黄杏子甘草石膏汤

蒲灰散 方见《消渴门》

金匮黄芪芍药桂枝苦酒汤

黄芪五两　芍药三两　桂枝三两

上三味，以苦酒一升，水七升，相和，煮取三升，温服一升。当心烦，服至六七日乃解。若心烦不止者，以苦酒阻故也。一方用美酒醯代苦酒

金匮桂枝加黄芪汤

桂枝　芍药　生姜各三两　甘草二两　大枣十二枚　黄芪二两

上六味，以水一斗，煮取三升，温服一升。须臾，歠①热稀粥一升余，以助药力。温覆，取微汗，若不汗，更服。

---

① 歠（chuò 绰）：饮。

金匮桂枝去芍药加麻黄附子细辛汤

桂枝　生姜各三两　甘草二两　大枣十二枚　麻黄　细辛各二两　附子一枚，炮

上七味，以水七升，煮麻黄，去上沫，内诸药，煮取二升，分温三服。当汗出如虫行皮中即愈。

金匮枳术汤

枳实七枚　白术二两

上二味，以水五升，煮取三升，分温三服。腹中软即当散也。

实脾散　治阴水，发肿，用此先实脾土。

厚朴去皮，姜制　白术　木瓜去瓢　大腹皮　附子炮　木香不见火　草果仁　白茯苓去皮　干姜炮，各一两　甘草炙，半两

上咬咀，每服四钱，水一盏，姜五片，枣一枚，煎七分。不拘时，温服。

按：治水以实土为先务，不但阴水为然，方下所云治阴水发肿，用此先实脾土。然则其后将用何药耶？俨然阴水当补、阳水当泻之念，横于胸中，故其言有不达耳。夫阴水者，少阴肾中之真阳衰微，北方之水不能蛰封收藏，而泛溢无制耳。倘肾气不温，则真阳有灭顶之凶矣。实土以堤水，宁不为第二义乎？方中不用桂，而用厚朴、槟榔，尚有可议耳。

【点评】实脾散意在实脾，用于治阴水，除方中茯苓外，当酌加利水药。

复元丹　治脾肾俱虚，发为水肿，四肢虚浮，心腹坚胀，小便不通，两目下肿。

附子炮，二两　南木香煨　茴香炒　川椒炒出汗　厚朴去粗皮，姜制　独活　白术炒　陈皮去白　吴茱萸炒　桂心各一两　泽泻一两半　肉豆蔻煨　槟榔各半两

上为细末，糊丸如梧桐子大。每服五十丸，不拘时，紫苏汤送下。

按：此方合前方，俱主脾肾之治。而此方温暖肾脏之药居多，较前方稍胜。然不用茯苓，仍用槟榔、厚朴，终落时套耳。

【点评】方中白术、桂心、泽泻健脾通阳利水，合附子则温阳利水。

导滞通幽汤　治脾湿有余及气不宣通，面目、手足浮肿。

木香　白术　桑白皮　陈皮各五钱　茯苓去皮，一两

上㕮咀，每服五钱，水二盏，煎至一盏。去滓，温服，空心，食前。

按：脾喜燥恶湿，脾湿有余，气不宣通，即是脾中健运之阳不足。先加意理脾之阳，俟体中稍快，用此方退其面目、手足浮肿，乃为善也。

【点评】本方除健脾利水外，还有泻肺行水作用。

胃苓汤　乃平胃散合五苓散加陈皮也。

苍术　厚朴姜汁炒　陈皮　白术　茯苓各一钱半　泽泻　猪苓各一钱
甘草六分　官桂三分

上水加生姜煎服。

按：此方宣导胃水、膀胱水顺道而出，水患在所必用。然亦相其人津液不亏，肾水不竭，乃可用之，恐蹈重虚之律也。其远人无病，但觉不服水土，允宜此方。

【点评】本方从中焦、下焦治。

消风败毒散　此即人参败毒散合荆防败毒散并用也。

人参　独活　柴胡　桔梗　枳壳麸炒　羌活　茯苓　川芎　前胡

甘草　荆芥　防风_{各一钱}

水二钟，姜三片，煎八分，食远服。

按：此方治风水、皮水，凡在表宜从汗解者必用之剂。然仲景之用汗法，必兼用黄芪实表，恐表虚之人，固身之本①乘表药外涌，尽渍皮腠，反为大累耳。此方用人参为君，固护元气，是以用之无恐。即是推之，元气素虚，腠理素疏，参芪合用，允为当矣。

【点评】治水肿兼有虚象者用参、芪，如真武汤、防己黄芪汤汤等。无虚象者不用，宜辨证论治。

加减金匮肾气丸　治肺肾虚，腰重脚肿，小便不利，或肚腹肿胀，四肢浮肿，或喘急痰盛，已成蛊证，其效如神。此证多因脾胃虚弱，治失其宜，元气复伤而变证者，非此药不能救。

白茯苓_{三两}　附子_{五钱}　牛膝　官桂　泽泻　车前子　山茱萸　山药　牡丹皮_{各一两}　熟地黄_{四两，捣膏}

上为末，和地黄炼蜜，丸如桐子大。每服七八十丸，空心，白汤下。

按：本方《济生》以附子为君。此薛新甫重订，用白茯苓为君，合之牛膝、车前，治腰以下之水，其力最大。然而肾之关门不开，必以附子回阳，蒸动肾气，其关始开，胃中积水始下，以阳主开故也。关开即不用茯苓、牛膝、车前而水亦下。关阖则茯苓、车前用至无算，抑莫如之何矣。用方者，将君附子乎？抑君茯苓乎？

【点评】治水肿者当以茯苓为君，治肾阳虚者以附子为君。

调荣散

治瘀血留滞，血化为水，四肢浮肿，皮肉赤纹，名血分。

---

①　固身之本：四库本作"因身之水"。

莪术　川芎　当归　延胡索　白芷　槟榔　陈皮　赤芍药　桑白皮炒　大腹皮　赤茯苓　葶苈炒　瞿麦各一钱　大黄一钱半　细辛　官桂　甘草炙，各五分

上作一服，水二钟，姜三片，红枣二枚，煎至一钟，食前服。

按：瘀血化水，赤缕外现，其水不去，势必不瘀之血亦尽化为水矣。此方只作一服，原不欲多用之意。但服后其水不行，赤缕不减，未可再服。且用治血补气之药，调三五日，徐进此药。虚甚者必参、附合用，得大力者主持其间，驱逐之药，始能建功也。

【点评】"一服"难以取效，尤瘀血留滞者，宜连续用药。

乌鲤鱼汤　治水气，四肢浮肿。

乌鲤鱼一尾　赤小豆　桑白皮　白术　陈皮各三钱　葱白五茎

上用水三碗同煮，不可入盐。先吃鱼，后服药，不拘时候。

按：此方用乌鱼暖胃行水，合之赤豆、葱白，以开鬼门、洁净府。更合之白术、陈皮、桑皮，清理脾肺。一种深心，殊可采用。

【点评】鲤鱼，明·姚可成《食物本草》载："味甘平，无毒。煮食，治咳逆上气，黄疸，止渴，水肿脚满，下气，怀孕身肿及胎气不安，下水气，利小便……"民间常将其煮汤食用，具有利水消肿功效。本方配合赤小豆、桑白皮、白术等利水功效更佳。

防己散　治皮水，肿如裹水在皮肤中，四肢习习然动。

汉防己　桑白皮　黄芪　桂心各一两　赤茯苓二两　甘草炙，半两

上㕮咀，每服五钱，水一大盏，煎至五分。去滓，不拘时，温服。

按：此即仲景《金匮》防己茯苓汤，治皮水之方而加桑白皮也。然皮水者，郁其荣卫乎。太阴肺气不宣，治法金郁者泄之。桑白皮固可加，然不可过泄肺气。桂心固能行水，然不如桂枝之发越荣卫。大

凡变易仲景之方，必须深心体会，假如荣卫通行，水道不利，又当以桂心易桂枝矣。此活法也。

【点评】辨证论治是张仲景学术思想的核心。

导水茯苓汤　治水肿，头面、手足、遍身肿如烂瓜之状，手按而塌陷，手起随手而高突，喘满倚息，不能转侧，不得着床而睡，饮食不下，小便秘涩，溺出如割而绝少，虽有而如黑豆汁者。服喘①嗽气逆诸药不效，用此即愈。亦尝验其病重之人，煎此药时，要如熬阿剌吉酒②相似。约水一斗，止取药一盏，服后小水必行，时即渐添多，直至小便变青白色为愈。

赤茯苓　麦门冬去心　泽泻　白术各三两　桑白皮　紫苏　槟榔木瓜各一两　大腹皮　陈皮　砂仁　木香各七钱半

上咬咀，每服半两，水二盏，灯草二十五根，煎至八分，空心服。

如病重者，可用药五两，再加麦门冬二两、灯草半两。以水一斗，于砂锅内熬至一大碗，再下小铫内煎至一大盏。五更空心服，滓再煎服，连进此三服，自然利小水，一日添如一日。

按：此方药味甚平，而其煎法则甚奇。盖得仲景百劳水之意而自出手眼者，可喜！可喜！

已上治水病方，后附治胀病方九道。

人参芎归汤《直指》　治烦躁，喘急，虚汗，厥逆，小便赤，大便黑，名血胀。

人参　辣桂去粗皮　五灵脂炒，各二钱五分　乌药　蓬术煨　木香砂仁　炙甘草各半两　川芎　当归　半夏汤炮，各七钱五分

上咬咀，每服一两五钱，生姜五片，红枣二枚，紫苏四叶煎，空

---

① 喘：四库本作"呕"。
② 阿剌吉酒：烧酒的别称。李时珍《本草纲目·烧酒》："火酒，阿剌吉酒。"

心服。

按：此方治血胀初成者，服之必效。

化滞调中汤

白术一钱五分　人参　白茯苓　陈皮　厚朴姜制　山查肉　半夏各一钱　神曲炒　麦芽炒，各八分　砂仁七分

水二钟，姜三片，煎八分，食前服。

按：此方即参术健脾汤加神曲、麦芽。胀甚者加萝卜子炒一钱，面食伤尤宜用，乃助脾之健运，以消其气分之胀也。

【点评】化滞调中汤有健脾和胃消食之功，适宜脾虚食滞。

人参丸　治经脉不利化为水，流走四肢，悉皆肿满，名曰血分。其候与水相类，若作水治之，非也，宜用此。

人参　当归　大黄湿纸裹，饭上蒸熟，去纸，切，炒　桂心　瞿麦穗　赤芍药　白茯苓各半两　葶苈炒，另研，一钱

上为末，炼蜜丸，如桐子大。每服十五丸，加至二三十丸，空心，饮汤下。

按：此方治血分之水，少用葶苈为使，不至耗气散气，殊可取用。

见睨丸《宝鉴》　治寒气客于下焦，血气闭塞而成痕聚，腹中坚大，久不消者。

附子炮，去皮脐，四钱　鬼箭羽　紫石英各三钱　泽泻　肉桂　元胡索　木香各二钱　槟榔二钱半　血竭一钱半，另研　水蛭一钱，炒烟尽　京三棱五钱，剉　桃仁三十粒，汤浸去皮尖，麸炒，研　大黄二钱，剉，用酒同三棱浸一宿，焙

上十三味，除血竭、桃仁外，同为末，入另研二味和匀，用元浸药酒打糊，丸如桐子大。每服三十丸，淡醋汤送下，食前，温酒亦得。

按：此方消瘀之力颇大，用得其宜，亦不为峻。

【点评】本方有破血逐瘀之功，因寒气客于下焦，故配附子、肉桂温通阳气。

小温中丸 _{丹溪}　治胀是脾虚不能运化，不可下之。

陈皮　半夏_{汤炮，去皮脐}　神曲_炒　茯苓_{各一两}　白术_{二两}　香附子_{不要烘晒}　针砂_{各一两半，醋炒红}　苦参_炒　黄连_{炒，各半两}　甘草_{三钱}

上为末，醋水各一盏，打糊为丸，如桐子大。每服七八十丸，白术六钱，陈皮一钱，生姜一片煎汤吞下。虚甚加人参一钱，各用本方去黄连加厚朴半两，忌口。病轻者，服此丸六七两，小便长。病甚，服一斤，小便始长。

按：脾虚作胀，最不宜用大黄之药，散其脾气。丹溪此方，亦可取用。

【点评】脾虚作胀，当健脾助运。

禹余粮丸 《三因》　治十种^①水气，脚膝肿，上气喘急，小便不利，但是水气，悉皆主之。_{许学士及丹溪皆云此方治肿胀之要药}

蛇含石_{大者三两，以新铁铫盛入炭火中烧，蛇黄与铫子一般红，用钳取蛇黄倾入醋中，候冷取出，研极细}　禹余粮石_{三两}　真针砂_{五两，先以水淘净，炒干，入余粮一处，用米醋二升，就铫内煮醋干为度，后用铫并药入炭中烧红钳出，倾药净砖地上候冷，研细}

以三物为主，其次量人虚实，入下项：_{治水多是取转推此方三物，既非大戟、甘遂、芫花之比，又有下项药扶持，故虚人、老人亦可服}

羌活　木香　茯苓　川芎　牛膝_{酒浸}　桂心　白豆蔻_炮　大茴香_炒　蓬术　附子_炮　干姜_炮　青皮　京三棱_炮　白蒺藜　当归_{酒浸一宿，各}

———————————

① 种：原作"肿"，四库本同。据《三因极一病证方论》卷十四《水肿证治脉例·禹余粮丸》改。

半两

上为末，入前药拌匀，以汤浸蒸饼，捩去水，和药再杵极匀，丸如桐子大。食前，温酒、白汤送下三十丸至五十丸。最忌盐，一毫不可入口，否则发疾愈甚。但试服药，即于小便内旋去，不动脏腑。病去日日三服，兼以温和调补气血药助之，真神方也。

按：此方昔人用之屡效，以其大能暖水脏也。服此丸，更以调补气血药助之，不为峻也。

【点评】本方许叔微《普济本事方》名"紫金丹"，称"仙居湛新道人传此方"，认为"病初去，每日须服此药一两，兼以温补脾元气血药调理，自然向安"。《丹溪心法》用本方治"中满气胀，喘满及水气胀"。可供参考。

导气丸 治诸痞塞，关格不通，腹胀如鼓，大便秘结，小肠肾气等疾，功效尤速。

青皮用水蛭等分同炒赤，去水蛭 莪术用虻虫等分同炒赤，去虻虫 胡椒茴香炒，去茴香 三棱干漆炒，去干漆 槟榔班猫炒，去班猫 赤芍川椒炒，去川椒 干姜硇砂炒，去硇砂 附子青盐炒，去青盐 茱萸牵牛炒，去牵牛 石菖蒲桃仁炒，去桃仁

上各等分，剉碎，与所制药炒熟，去水蛭等不用。只以青皮等十味为细末，酒糊为丸，如梧桐子大。每服五十丸，加至七十丸，空心，用紫苏汤送下。

按：此方各味俱用峻药同炒，取其气而不取其质，消坚破结，亦能斩关而入。然病久惫甚，用之必不能胜。病势已成，元气可耐，蚤用可以建功。

【点评】本方药物用峻药同炒，"取其气而不取其质"，为中药特有的炮制方法，适用于病轻者，若病重宜酌量直接应用。

温胃汤 治忧思聚结，脾肺气凝，阳不能正，大肠与胃气不平，胀满上冲，饮食不下，脉虚而紧涩。

附子炮，去皮脐 厚朴去皮，生用 当归 白芍药 人参 甘草炙 橘皮各一钱半 干姜一钱一分 川椒去闭口，炒出汗，三分

上作一服，水二钟，姜三片，煎至一钟，食前服。

按：此方变附子理中之意，而加血分药兼理其下，亦可取用。

【点评】"大肠与胃气不平，胀满上冲"，和胃降逆药亦可取用。

强中汤 治食啖生冷，过饮寒浆，有伤脾胃，遂成胀满，有妨饮食，甚则腹痛。

人参 青皮去白 陈皮去白 丁香各二钱 白术一钱半 附子炮，去皮脐 草果仁 干姜炮，各一钱 厚朴姜制 甘草炙，各五分

呕加半夏，伤面加莱菔子各一钱①。

水二钟，姜三片，红枣二枚，煎一钟。不拘时服。

按：此方即用附子理中汤，更加香燥之药，以强其胃。胃气虚寒者，亦可暂用一二剂也。

黄瘅门② 法十五条 律三条

《经》言：溺黄赤，安卧者，瘅病。溺黄赤者，热之征也。安静嗜卧者，湿之征也。所以有开鬼门、洁净府之法。开鬼门者，从汗而泄其热于肌表也。洁净府者，从下而泄其湿于小便也。此特辨名定治之大端，而精微要渺，惟《金匮》有独昭焉。要知外感发黄一证，《伤

---

① 一钱：原脱，四库本同，且无"各"字。据《奇效良方》本方方后补。
② 黄瘅门：本篇四库本位于卷十二。

寒》阳明篇中已悉，《金匮》虽举外感内伤诸黄，一一发其底蕴，其所重尤在内伤，兹特详加表彰，为后学法程焉。

《金匮》论外感热郁于内而发黄之证，云：寸口脉浮而缓，浮则为风，缓则为痹，痹非中风。四肢苦烦，脾色必黄，瘀热以行。其义取伤寒风湿相搏之变证为言，见风性虽善行，才与湿相合，其风即痹而不行，但郁为瘀热而已。及郁之之极，风性乃发，风发遂挟其瘀热以行于四肢，而四肢为之苦烦，显其风淫末疾之象。挟其瘀热以行于肌肤，而肌肤为之色黄，显其湿淫外渍之象。其脉以因风生热故浮，因湿成痹故缓。此而行《内经》开鬼门、洁净府之法，俾风挟之热从肌表出，湿蒸之黄从小便出，而表里分消为有据也。

《金匮》重出《伤寒》阳明病不解后成谷瘅一证，云：阳明病，脉迟者，食难用饱，饱则发烦，头眩，小便必难，此欲作谷瘅。虽下之，腹满如故，所以然者，脉迟故也。此因外感阳明，胃中之余热未除，故食难用饱。饱则食复生热，两热相合，而发烦，头眩，小便难，腹满，势所必至。在阳明证本当下，阳明而至腹满，尤当急下。独此一证，下之腹满必如故，非但无益，反增困耳。以其脉迟，而胃气空虚，津液不充，其满不过虚热内壅，非结热当下之比。《金匮》重出此条，原有深意。见脉迟胃虚，下之既无益，而开鬼门、洁净府之法，用之无益不待言矣。尝忆一友问：仲景云下之腹满如故，何不立一治法？余曰：仲景必用和法，先和其中，后乃下之。友曰：何以知之？余曰：仲景云：脉迟尚未可攻，味一尚字，其当攻之旨跃然。《金匮》又云：诸黄，腹痛而呕者，用小柴胡汤。观此仍是治伤寒邪高痛下，故使呕也，小柴胡汤主之之法，是以知之耳。陈无择治谷瘅，用谷芽、枳实、小柴胡汤，差识此意。但半消、半和、半下三法并用，漫无先后，较诸仲景之丝丝必贯，相去远矣。

《金匮》又云：趺阳脉紧而数，数则为热，热即消谷，紧则为寒，食即为满。尺脉浮为伤肾，趺阳脉紧为伤脾。风寒相搏，食谷则眩，谷气不消，胃中苦浊，浊气下流，小便不通，阴被其寒，热流膀胱，身体尽黄，名曰谷瘅。此论内伤发黄，直是开天辟地未有之奇，东垣《脾胃论》仿佛什一。后世乐宗《金匮》奥义，置之不讲，殊可慨也。请细陈之：人身脾胃居于中土。脾之土，体阴而用则阳。胃之土，体阳而用则阴。两者和同，则不刚不柔。胃纳谷食，脾行谷气，通调水道，灌注百脉，相得益彰，其用大矣。惟七情、饥饱、房劳过于内伤，致令脾胃之阴阳不相协和。胃偏于阳，无脾阴以和之，如造化之有夏无冬，独聚其热而消谷。脾偏于阴，无胃阳以和之，如造化之有冬无夏，独聚其寒而腹满。其人趺阳之脉紧寒、数热，必有明征。诊其或紧或数，而知脾胃分主其病。诊其紧而且数，而知脾胃合受其病，法云精矣。然更有精焉，诊其两尺脉浮，又知并伤其肾。夫肾脉本沉也，胡以反浮？盖肾藏精者也。而精生于谷，脾不运胃中谷气入肾，则精无裨而肾伤，故沉脉反浮也。知尺脉浮为伤肾，则知趺阳脉紧即为伤脾。然紧乃肝脉，正仲景所谓紧乃弦，状若弓弦之义。脾脉舒缓，受肝木之克贼则变紧。肝之风气，乘脾聚之寒气，两相搏激，食谷即眩。是谷入不能长气于胃阳，而反动风于脾阴，即胃之聚其热而消谷者，亦不过蒸为腐败之浊气，而非精华之清气矣。浊气缘胃热而下流入膀胱，则膀胱受其热，气化不行，小便不通，一身尽黄。浊气缘脾寒而下流入肾，则肾被其寒，而克贼之余，其腹必满矣。究竟谷瘅由胃热伤其膀胱者多，由脾寒伤其肾者，十中二三耳。若饮食伤脾，加以房劳伤肾，其证必腹满而难治矣。仲景于女劳瘅下，重申其义，曰腹如水状不治，岂不深切著明乎？

女劳瘅额上黑，谓身黄加以额黑也。黑为北方阴晦之色，乃加于南方离明之位，此必先有胃热脾寒之浊气，下流入肾，益以女劳无度，而后成之，其缘来自非一日。《肘后》谓因交接入水所致，或有所验。然火炎薪烬，额色转黑，虽不入水，其能免乎？故脾中之浊气下趋入肾，水土互显之色，但于黄中见黑滞耳。若相火从水中上炎，而合于心之君火，其势燎原，烟焰之色，先透于额，乃至微汗亦随火而出于额，心之液且外亡矣。手足心热，内伤皆然。日暮阳明用事，阳明主阖，收敛一身之湿热，疾趋而下，膀胱因而告急。其小便自利，大便黑、时溏，又是膀胱蓄血之验。腹如水状，实非水也，正指蓄血而言也，故不治。

酒瘅，心中懊憹而热，不能食，时欲吐。酒为湿热之最，气归于心肺，味归于脾胃。久积之热，不下行而上触，则生懊憹。痞塞中焦，则不能食。其湿热之气，不下行而上触，则为呕，呕则势转横逆，遍溃周身也。《伤寒论》谓阳明病，无汗，小便不利，心中懊憹者，身必发黄。是知热甚于内者，皆足致此，非独酒矣。

《金匮》治酒瘅，用或吐或下之法。云：酒黄瘅，必小便不利，其候心中热，足下热，是其证也。又云：或酒无热，清言了了①，腹满欲吐，鼻燥，其脉浮者先吐之，沉弦者先下之。又云：心中热，欲呕者，吐之愈。又云：心中懊憹，或热痛，栀子大黄汤主之。又云：下之，久久为黑瘅。言虽错出，义实一贯。盖酒之积热入膀胱，则气化不行，必小便不利，积于上焦则心中热，积于下焦则足下热。其无心中、足下热者，则清言了了而神不昏，但见腹满、欲吐、鼻燥三证。可知其膈上与腹中阴阳交病，须分先后治之。当辨脉之浮沉，以定吐下之先后。脉浮病在膈上，阳分居多，先吐上焦，而后治其中满。脉沉弦病在腹中，阴分居多，先下其中满，而后治其上焦。若但心中热，欲呕，则病全在上焦，吐之即愈，何取下为哉？其酒热内结，心神昏乱而作懊憹及痛楚者，则不可不下。但下法乃劫病之法，不可久用。久久下之，必脾肺之阳气尽伤，不能总领其阴血，其血有日趋于败而变黑耳。曾谓下法可渎用乎？仲景于一酒瘅，胪列先后次第，以尽其治其精，而且详若此。

---

① 或酒无热，清言了了：《金匮要略·黄疸病脉证并治》作："酒黄疸者，或无热，靖言了了……"。可参。

酒瘅之黑，与女劳瘅之黑，殊不相同。女劳瘅之黑，为肾气所发。酒瘅之黑，乃荣血腐败之色。荣者水谷之精气，为湿热所瘀而不行，其光华之色，转为晦黯。心胸嘈杂，如唉蒜齑状，其芳甘之味，变为酸辣。乃至肌肤抓之不仁，大便正黑，脉见浮弱，皆肺金治节之气不行而血瘀也。必复肺中清肃之气，乃可驱荣中瘀浊之血，较女劳瘅之难治，特一间耳。方书但用白术汤理脾气、解酒热以言治，抑何庸陋之甚耶？

黄瘅繇于火土之热湿。若合于手阳明之燥金，则热、湿、燥三气，相搏成黄，其人必渴而饮水。有此则去湿热药中，必加润燥，乃得三焦气化行、津液通，渴解而黄退。渴不解者，燥有未除耳。然非死候也。何又云瘅而渴者难治？则更虑其下泉之竭，不独云在中之津液矣。

【点评】本篇对《内经》《金匮要略》有关黄疸内容进行归纳、阐发。认为《内经》论述了黄疸的主要临床表现与"开鬼门""结净府"治疗大法，《金匮要略》虽举外感内伤诸黄，尤重视内伤发黄；对谷瘅、女劳瘅、酒瘅的病因病机进行了阐发，对酒瘅与女劳瘅进行了鉴别；并针对热湿燥三邪，提出了"去湿热药中，必加润燥"的治疗方法，对临床有参考价值。

合论《金匮》桂枝黄芪汤、小柴胡汤、麻黄醇酒汤三方

仲景治伤寒方，首用麻黄汤为表法。今观《金匮》治黄瘅之用表，主之以桂枝黄芪汤、小柴胡汤，附之以《千金》麻黄醇酒汤，明示不欲发表之意。故其方首云：诸病黄家，但利小便。假令脉浮，当以汗解之，宜桂枝加黄芪汤。可见大法当利小便，必脉浮始可言表。然瘅证之脉，多有营卫气虚，湿热乘之而浮。故用桂枝黄芪汤，和其营卫；用小柴胡汤，和其表里。但取和法为表法，乃仲景之微旨也。而

表实发黄当汗之证，岂曰无之！再取《千金》麻黄醇酒汤一方附入，必不自出麻黄峻表之方，皆立法之本意，又仲景之苦心也。读此而治病之机，宛然心目矣。

桂枝黄芪汤　表虚者必自汗，汗虽出而邪不出，故用桂枝、黄芪以实表，然后可得驱邪之正汗，此义不可不知。

小柴胡汤　邪正相击，在下则痛，在上则呕，即《伤寒论》邪高痛下之旨也。故取用和表里之法，和其上下。

千金麻黄醇酒汤　表有水寒，入于荣血，闭而不散，热结为黄。故赖麻黄颛力开结散邪，加醇酒以行之也。

【点评】桂枝加黄芪汤为黄疸兼表虚而设，小柴胡汤治黄疸出《伤寒论》，麻黄醇酒汤除见《备急千金要方》外，亦见于《肘后备急方》，为黄疸湿热之邪从汗解的治法。

合论《金匮》大黄硝石汤、栀子大黄汤、茵陈蒿汤三方

湿热郁蒸而发黄，其当从下夺，亦须仿治伤寒之法，里热者始可用之。重则用大黄硝石汤，荡涤其湿热，如大承气汤之例。稍轻则用栀子大黄汤，清解而兼下夺，如三黄汤之例。更轻则用茵陈蒿汤，清解为君，微加大黄为使，如栀豉汤中加大黄如博棋子大之例。是则汗法固不敢轻用，下法亦在所慎施，以瘅证多夹内伤，不得不回护之耳。

大黄硝石汤　热邪内结，而成腹满，与伤寒当急攻下之证无异，故以大黄、硝石二物，荡邪开结。然小便赤，则膀胱之气化亦热，又借柏皮、栀子寒下之力，以清解其热也。

栀子大黄汤　此治酒热内结，昏惑懊侬之剂。然伤寒证中有云：阳明病，无汗，小便不利，心中懊侬者，身必发黄。是则诸凡热甚于内者，皆足致此，非独酒也。

茵陈蒿汤　此治谷瘅寒热不能食之方。然此舔脾胃内郁之热外达

肌肤，与外感之寒热少异。热壅于胃，故不能食。方中但治里热，不解表邪，从可识矣。

【点评】大黄硝石汤治黄疸属里实热者，栀子大黄汤治酒疸属里有郁热者，茵陈蒿汤为治湿热黄疸的代表方。

论瓜蒂汤方

瓜蒂汤，吐药也。邪在膈上浅而易及，用此汤以吐去其黄水，正《内经》因其高而越之之旨也。然此亦仲景治伤寒之正方，曷为治瘅证但附于后？是亦不欲轻用之意矣。

【点评】本方适用于黄疸胸上有实邪需涌吐者。

合论《金匮》小建中汤、小半夏汤二方

黄瘅病为湿热之所酿矣。然有湿多热少者，有湿少热多者，有湿热全无者，不可不察也。仲景虑瘅病多夹内伤，故尔慎用汗、吐、下之法。其用小建中汤，则因男子发黄，而小便自利，是其里无湿热，惟以入房数扰其阳，致虚阳上泛为黄耳。故不治其黄，但和营卫，以收拾其阳，听其黄之自去。即取伤寒邪少虚多，心悸而烦，合用建中之法以治之。此其一端也。又有小便本赤黄，治之其色微减，即当识其蕴热原少。或大便欲自利，腹满，上气喘急，即当识其脾湿原盛。或兼寒药过当，宜亟用小半夏汤，温胃燥湿，倘更除其热，则无热可除，胃寒起而呃逆矣。此又一端也。凡治湿热而不顾其人之虚寒者，睹此二义，能无悚惕耶？

小建中汤 即桂枝汤倍芍药加胶饴也。男子数扰其阳，致虚阳上泛为黄，用此汤固护其卫，则阳不能外越。而芍药之酸，收其上泛之

阳，以下归于阴。甘草、胶饴培其中土，土厚则所收之阳不能复出，此天然绝妙之方也。然必小便自利，证非湿热者乃可用之。不然，宁不犯酒家用桂枝、呕家用建中之大禁乎？

小半夏汤 小便色小变而欲自利，湿虽积而热则微。若其脾湿不行而满，脾湿动肺而喘，此但当除湿，不可除热，热除则胃寒气逆而哕矣。凡遇湿多热少之证，俟其热小除，即用此以温胃燥湿，其治热多湿少，当反此而推之。

【**点评**】小建中汤适用于虚劳萎黄，以治其本。小半夏汤用于治疗黄疸兼哕者，以和胃降逆。

合论《金匮》猪膏发煎、茵陈五苓散二方

此治湿热中重加燥证之方也。燥者秋令也。夏月火炎土燥，无俟入秋，湿土转燥之证已多，不可不察。况乎郁蒸之湿热，必先伤乎肺金，肺金一燥，则周身之皱揭禁固，有不可胜言者。所以仲景于瘅证中，出此二方。后人罔解其意，按剑相盼，不敢取用，讵不深可惜乎？然燥有气血之分，猪膏煎借血余之力，引入血分而润其血之燥，并借其力开膀胱瘀血，利其小水，小水一利，将湿与热且俱除矣。其五苓散原有燥湿、滋干二用，今人颇能用之。本草言茵陈能除热结黄瘅，小便不利，用之合五苓以润气分之燥，亦并其湿与热而俱除矣。制方之妙，夫岂思议之可几哉？

猪膏发煎 《肘后方》云：女劳瘅，身目尽黄，发热，恶疮，少腹满，小便难，以大热大劳，交接入水所致者，用此方。又云：五瘅，身体四肢微肿，胸满，不得汗，汗出如黄柏汁，由大汗出入水所致者，猪脂一味服。其意以身内黄水，因受外水遏抑而生，与仲景治血燥之意相远。唯《伤寒类要》云：男子女人黄瘅，食饮不消，胃胀，

热生黄衣①，在胃中有干屎使然，猪脂煎服下乃愈。是则明指血燥言矣。盖女劳瘅，血瘀膀胱，非直入血分之药，必不能开，仲景取用虻虫、水蛭、矾石，无非此义。然虻、蛭过峻，不可以治女劳；矾石过燥，又不可以治女劳之燥。故更立此方以济之，世之人多宝山而空手归者，可胜道哉？

茵陈五苓散 湿热郁蒸于内，必先燥其肺气，以故小水不行。五苓散开腠理，致津液，通血气，且有润燥之功。而合茵陈之辛凉，清理肺燥。肺金一润，其气清肃下行，膀胱之壅热立通，小便利而黄去矣。

【**点评**】猪膏发煎适用于萎黄兼血燥者。茵陈五苓散既有清热退黄，又有通阳利水的功效，退黄较单用茵陈汤更佳。

论《金匮》硝石矾石散方

此治女劳瘅之要方也。原文云：黄家日晡所发热，而反恶寒，此为女劳得之。膀胱急，小腹满，身尽黄，额上黑，足下热，因作黑瘅。其腹胀如水状，大便必黑，时溏，此女劳之病，非水也。腹满者难治，硝石矾石散主之。

从来不解用硝石之义，方书俱改为滑石矾石散。方下谬云：以小便出黄水为度。且并改大黄硝石汤为大黄滑石汤，医学之陋，一至此乎？夫男子血化为精，精动则一身之血俱动，以女劳而倾其精，血必继之。故因女劳而尿血者，其血尚行，犹易治也。因女劳而成瘅者，血瘀不行，为难治矣。甚者血瘀之久，大腹尽满而成血蛊，尤为极重而难治矣。味仲景之文及制方之意，女劳瘅非亟去其膀胱少腹之瘀血，万无生路。在伤寒热瘀膀胱之证，其人下血乃愈。血不下者，用

---

① 黄衣：黄色的衣服。此喻皮肤发黄。

抵当汤下之。亦因其血之暂结，可峻攻也。此女劳瘅蓄积之血，必匪朝夕，峻攻无益，但取石药之悍，得以疾趋而下达病所。硝石咸寒走血，可消逐其热瘀之血，故以为君。矾石，《本草》谓其能除锢热在骨髓，用以清肾及膀胱脏腑之热，并建消瘀除浊之功，此方之极妙可法者也。以陈无择之贤，模棱两可其说，谓无发热恶寒，脉滑者，用此汤。若发热恶寒者，其脉浮紧，则以滑石石膏治之。青天白日，梦语喃喃，况其他乎？世岂有血蓄下焦，反见浮滑且紧之脉者乎？妄矣！妄矣！

夏月天气之热，与地气之湿交蒸，人受二气，内郁不散，发为黄瘅，与黿酱无异。必从外感汗、下、吐之法，去其湿热。然夏月阳外阴内，非如冬月伤寒，人气伏藏难动之比，仲景慎用三法之意，昌明之矣。其谷瘅、酒瘅、女劳瘅，则病自内伤，与外感无涉。仲景补《内经》之阙，曲尽其微，昌并明之矣。至于阴瘅一证，仲景之方论已亡，千古之下，惟罗谦甫茵陈附子干姜甘草汤一方，治用寒凉药过当，阳瘅变阴之证，有合往辙，此外无有也。今人但云阳瘅色明，阴瘅色晦，此不过气血之分，辨之不清，转足误人。如酒瘅变黑，女劳瘅额上黑，岂以其黑遂谓阴瘅，可用附子干姜乎？夫女劳瘅者，真阳为血所壅闭，尚未大损，瘀血一行，阳气即通矣。阴瘅则真阳衰微不振，一任湿热与浊气败血团结不散，必复其阳，锢结始开，倘非离照当空，幽隐胡繇毕达耶？学人试于前卷方论中究心焉，思过半矣。

【点评】此节论述硝石矾石散之功效，认为硝石咸寒走血，可消逐热瘀之血；矾石除锢热，清肾及膀胱脏腑之热，并有消瘀除浊之功。此方可法可师。喻氏批评有医家模棱两可，随便改变药物组成或适应证，或失之偏颇。

律三条

黄瘅病，得之外感者，误用补法，是谓实实，医之罪也。

黄瘅病，得之内伤者，误用攻法，是谓虚虚，医之罪也。

阴瘅病，误从阳治，袭用苦寒，倒行逆施，以致极重不返者，医杀之也。

阴瘅无热恶寒，小便自利，脉迟而微，误开鬼门，则肌肤冷硬，自汗不止。误洁净府，则膀胱不约，小便如奔，死期且在旦暮，况于吐下之大谬乎？即以平善之药迁延，亦为待毙之术耳。在半阴半阳之证，其始必先退阴复阳，阴退乃从阳治。若以附子、黄连合用，必且有害，奈何纯阴无阳，辄用苦寒耶？

【点评】喻氏提出黄瘅病得之外感不得用补法，黄瘅病得之内伤不得用攻法，阴瘅病慎用开鬼门、洁净府等法，避免虚虚实实。对临床有参考意义。

黄瘅门诸方

金匮桂枝黄芪汤 方见水肿门

金匮小柴胡汤 方见呕吐门

金匮瓜蒂散 方见三气门

金匮小建中汤 方见虚劳门

金匮小半夏汤 方见消渴门　方论俱见前

金匮大黄硝石汤

大黄　黄柏　硝石各四两　栀子十五枚

上四味，以水六升，煮取二升，去滓，内硝石，更煮取一升，顿服。

金匮栀子大黄汤

栀子十四枚　大黄一两　枳实五枚　豉一升

四味，以水六升，煮取二升，分温三服。

金匮茵陈蒿汤 三方合论见前

茵陈蒿六两　栀子十四枚　大黄二两

上三味，以水一斗，先煮茵陈，减六升，内二味，煮取三升。去滓，分温三服。小便当利，尿如皂角汁状，色正赤，一宿腹减，黄从小便去也。

按：黄瘅宜下之证颇多，如酒瘅，腹满，鼻煤，脉沉弦者，宜先下之。如病瘅以火劫其汗，两热合蒸其湿，一身尽发热，面黄，肚热，热在里，当下之。前一方大黄硝石汤，治瘅病邪热内结，并膀胱俱结之重剂。中一方治酒热内结，且并肌表俱受热结之下剂。末一方治谷瘅瘀热在里，似表实非表热之下剂。学者比而参之，其用下之权宜，始得了然胸中也。

【点评】金匮茵陈蒿汤为治疗湿热黄疸的代表方。茵陈用六两，大黄用二两，《伤寒论》同。至吴又可《温疫论》本方茵陈用一钱，大黄用五钱。剂量之变化，值得玩味。

金匮茵陈五苓散 润气分燥热

茵陈蒿末十分　五苓散五分　方见痰饮

上二味，和匀，先食，饮方寸匙，日三服。

金匮猪膏发煎 润血分燥热

猪膏半斤　乱发如鸡子大三枚

上二味，和膏中煎之，发消药成，分再服。病从小便出。

按：二方一治气分之燥，一治血分之燥，方论见前。

硝石矾石散 治女劳瘅

硝石　矾石烧等分

麻黄醇酒汤 <small>治黄瘅表实</small>

麻黄<small>三两</small>

上一味，以美清酒五升，煮取二升半，顿服尽。冬月用酒，春月用水煮之。

茵陈附子干姜甘草汤 <small>治阴黄，一名茵陈四逆汤</small>　治发黄，脉沉细迟，肢体逆冷，腰以上自汗。

茵陈<small>二两</small>　干姜<small>炮，一两半</small>　附子<small>一枚，切八片，炮</small>　甘草<small>炙，一两</small>

上为粗末，分作四帖，水煎服。

小茵陈汤　治发黄，脉沉细迟，四肢及遍身冷。

茵陈<small>二两</small>　附子<small>一枚，切八片，炮</small>　甘草<small>炙，一两</small>

上为粗末，用水二升，煮一升，温分三服。

茵陈附子汤　治服四逆汤，身冷，汗不止者。

茵陈<small>一两半</small>　附子<small>二枚，各切八片，炮</small>　干姜<small>炮，二两半</small>

上为粗末，水煎，分三服。

茵陈茱萸汤　治服茵陈附子汤，证未退及脉伏者。

吴茱萸<small>一两</small>　当归<small>三分</small>　附子<small>二枚，各切八片，炮</small>　木通<small>一两</small>　干姜<small>炮</small>　茵陈<small>各一两半</small>

上为粗末，分作二服，水煎。

韩氏茵陈橘皮汤　治身黄，脉沉细数，身热而手足寒，喘呕，烦躁，不渴者。

茵陈　橘皮　生姜<small>各一两</small>　白术<small>一分</small>　半夏　茯苓<small>各半两</small>

上为末，水四升，煮取二升。顿温，分作四服。

按：此系足太阴证，少兼足阳明耳。

韩氏茵陈茯苓汤　治发黄，脉沉细数，四肢冷，小便涩，烦躁而渴。

茯苓　桂枝　猪苓<small>各一两</small>　滑石<small>一两半</small>　茵陈<small>一两</small>

上为末，每服半两，水煎服。如脉未出，加当归。

【点评】上述茵陈附子干姜甘草汤(茵陈四逆汤)、小茵陈汤、茵陈附子汤、茵陈茱萸汤、韩氏茵陈橘皮汤、韩氏茵陈茯苓汤6方，为北宋医家韩祗和《伤寒微旨论》所创治疗阴黄的方剂，是对《伤寒论》治疗阴黄"于寒湿中求之"学术思想的阐发，开阴黄证治之先河，补仲景之未备。

麻黄连翘赤小豆汤 治身热不去，瘀热在里，发黄，小便微利。

麻黄 连翘各一两 赤小豆一合

上咬咀，作一服，水煎。

抵当汤 治太阳伤寒，头痛，身热，法当汗解，反利小便，热瘀膀胱，则身黄，脉沉，少腹硬，小便自利，其人如狂者，下焦有血也，宜此汤主之。

水蛭 虻虫各十个 大黄一两 桃仁十二粒

上剉，作一服，水煎，食前服。轻者，用桃仁承气汤。

按：麻黄连翘赤小豆方，乃仲景治伤寒发黄，热瘀在表之方也。此方乃仲景治伤寒发黄，热瘀在里，血蓄下焦之方也。采而录之者，见杂证当比类而思治，倘因脉同证同，则用当而通神矣。

【点评】麻黄连翘赤小豆汤，除"治伤寒发黄，热瘀在表"之外，还是一首宣肺利水、清热解毒的方剂，临床应用广泛。

半夏汤 治酒瘅，身黄，无热，清言了了，腹满欲呕，心烦，足热，或癥瘕，心中懊憹，其脉沉弦，或紧细。

半夏 茯苓 白术各三两 前胡 枳壳炒 甘草 大戟炒，各二两
黄芩 茵陈 当归各一两

上咬咀，每服四钱，水煎。入姜三片，空心服。

按：《金匮》云：酒黄瘅者，或酒无热，清言了了，腹满欲吐，鼻燥，其脉浮者先吐之，沉弦者先下之。诲人察脉辨证，而用治得其

先务，其指已明，不必出方也。后人模仿，为此一方，揉入他证他脉，真同说梦。

【点评】本方出《三因极一病证方论》卷十《酒疸证治》。可供临床参考。

藿脾饮 _{戴氏}　治酒瘅。

藿香叶　枇杷叶_{去毛}　桑白皮·陈橘皮　干葛　白茯苓　鸡距子_{各等分}

上水煎，下酒煮黄连丸。

栀子大黄汤　治酒瘅，心中懊侬，或热痛。

山栀_{十四枚}　大黄_{一两}　枳实_{五枚}　豆豉_{一升}

上四味，以水六升，煎取二升，分温三服。

白术汤《三因》　治酒瘅因下后变为黑瘅，目青面黑，心中如啖蒜荠状，大便黑，皮肤不仁，脉微而数。

白术　桂心_{各一钱}　枳实_{麸炒}　豆豉　甘葛　杏仁　甘草_{炙，各五分}

水一钟，煎至七分，食前服。

按：陈无择仿《金匮》酒瘅下之，久久为黑瘅全文而制此方，只从酒热起见，漫不识其来意。讵知营卫之气，以久下而陷，不易升布，乃至索然不运于周身，而周身之血亦瘀黯而变黑色。是必先复其营卫之气，随听营卫运退其瘀黯，然后为可。无择贤者，且不深究厥旨，他何望耶？

【点评】《金匮要略·黄疸病脉证并治》对于酒瘅的治疗没有出方剂。本方《三因极一病证方论》名"桂术汤"，作为酒疸下后的治疗方剂，可供临床参考。

酒煮黄连丸　治酒瘅。_{见三气门}
加味四君子汤　治色瘅。

人参　白术　白茯苓　白芍药　黄芪炙　白扁豆炒，各三钱　甘草炙，一钱

水二钟，生姜五片，红枣二枚，煎一钟，服无时。

肾瘅汤　治肾瘅，目黄，浑身金色，小便赤涩。

升麻根半两　苍术　防风根　独活根　白术　柴胡根　羌活根　葛根各半钱　白茯苓　猪苓　泽泻　甘草根各三分　黄柏二分　人参　神曲各六分

分作二帖，水煎。食前，稍热服。

按：东垣之制此方，无非欲解散肾脏之瘀热，传出膀胱之腑，俾得表里分消耳。究竟所用表药之根，终是体轻无力，不能深入，更不能透瘀热坚垒，虽有深心，亦不过无可奈何之方而已。医而不从事仲景，能免面墙而立乎？

[点评] 本方出《兰室秘藏》卷下，方用羌活、防风、藁本、独活、柴胡、升麻，治肾瘅，目黄，浑身黄。用茯苓、泽泻、猪苓、白术、苍术，治小便赤涩。此外，还有黄柏、人参、葛根、神曲、甘草。所载药物与本方有出入，多一味藁本，且升麻、防风、独活、柴胡、羌活、甘草不用根。

小菟丝子丸

治女劳瘅。治肾气虚损，五劳七伤，少腹拘急，四肢酸疼，面色黧黑，唇口干燥，目暗耳鸣，心忪①气短，夜梦惊恐，精神困倦，喜怒无常，悲忧不乐，饮食无味，举动乏力，心腹胀满，脚膝痿缓，小便滑数，房室不举，股内湿痒，水道涩痛，小便出血，时有遗沥，并宜服之。久服填骨髓，续绝伤，补五脏，去万病，明视听，益颜色，轻身延年，聪耳明目。

---

① 心忪(zhōng 中)：心慌。

石莲肉二两　白茯神蒸，一两　菟丝子酒浸，研，五两　怀山药二两，小半打糊

上为细末，用山药糊搜和为丸，如梧子大。每服五十丸，温酒或盐汤下，空心服。如脚膝无力，木瓜汤下，晚食前再服。

按：后人制方，方下必夸大其辞，令用者欣然乐从。似此一方，立于无过之地，洋洋盈耳，何不可耶？

【点评】本方出《太平惠民和剂局方》卷五，喻氏录之用来治疗女劳瘅。

崔氏八味丸　治女劳瘅。方见二卷中寒门

滑石散　治女劳瘅。详辨其讹，宜合前论细阅

滑石一两半　白矾一两，枯

上为细末，每服二钱，用大麦粥清食前调服，以小便出黄水为度。

按：此方即《金匮》硝石矾石散也。后人不解用硝石之意，狂瞽轻变其药，并变方名，前有颛论论之矣。兹再托出《金匮》制方奥义，相与明之。盖少阴主内，一身精血，悉属主管。血虽化于脾，生于心，藏于肝，苟少阴肾之主内者病，则脾莫得而化血，心莫得而生血，肝莫得而藏血，营卫之运行稽迟，充身之血液败结，乃至为干血劳，为女劳瘅。向非亟去其败结，新血不生，将其人亦不生矣。原方取用硝石咸寒，壮水之主，以驱涤肠胃瘀壅之湿热，推陈致新。合之矾石，能除固热之在骨髓者，并建消瘀除浊之伟绩。以大麦粥为使，引入肠胃，俾瘀血分从二阴之窍而出。大便属阴其色黑，小便属阳其色黄，可互验也。后之无识者，更硝石为滑石，但取小便色黄为验，并不问大便之色黑，疏陋极矣。陈无择从谀其说，拟议于二方之间，门外之汉不足责也。古今之以小成自狃者，独一无择乎哉！

【点评】本方出《太平圣惠方》卷五十五《治女劳疸诸方》，治

疗女劳疸，"身目皆黄，恶寒发热，小腹满急，小便艰难"。本篇又载两首治疗女劳疸的方剂：白矾、硝石、大麦粥（即硝石矾石散）；乱发、猪脂（即猪发膏煎）。两首方剂均见于《金匮要略·黄疸病脉证并治》。《太平圣惠方》约成书于淳化三年（992）收载了宋以前的方药。陈无择《三因极一病证方论》卷十有滑石石膏散（滑石、石膏、大麦粥）"治女劳疸，身黄额黑，日晡发热，恶寒，小腹急，足下热，其脉浮紧……"；硝石矾石散（硝石、矾石、大麦汁）"治女劳疸，其腹胪胀，膀胱急，欲作水状，大便黑者，非水……"；此外，还有矾石滑石散（矾石、滑石、大麦粥）治疗湿疸。类似方剂的产生，丰富了黄疸的治疗方法，也体现了辨证论治的精神。

茯苓渗湿汤　治黄瘅，寒热呕吐，渴欲饮水，身体面目俱黄，小便不利，全不食，不得卧。

茵陈七分　白茯苓六分　木猪苓　泽泻　白术　陈皮　苍术米泔浸一①宿，咀，炒　黄连各五分　山栀炒　秦艽　防己　葛根各四分

水二钟，煎七分，食前服。

按：方下诸证，俱系邪热壅盛于胃，虽全不食似虚，实非虚也，故可用之散邪解热。

参术健脾汤　治发黄日久，脾胃虚弱，饮食少思。

人参　白术各一钱半　白茯苓　陈皮　白芍药煨　当归各一钱　炙甘草七分

水二钟，枣二枚，煎八分，食前服。色瘅加炙黄芪、白扁豆各一钱。

按：此一方为中气虚弱而设，故不治其瘅，但补其中。较前一方

---

①　一：原脱，据四库本补。

天渊①，故两备酌用。

当归秦艽散　治五瘅，口淡，咽干，倦怠，发热微寒。

白术　茯苓　秦艽　当归　川芎　芍药　熟地黄酒蒸　陈皮各一钱
半夏曲　炙甘草各五分

水二钟，姜三片，煎八分，食前服。《济生》有肉桂、小草，名
秦艽饮子。

按：此一方血虚热入血分，又非前中虚可用补气之比，并录以备
酌用。其虚劳证参养荣汤用之。

黄连散　治黄瘅，大小便秘涩，壅热累效。

黄连二两　大黄二两，醋炒　黄芩　甘草各一两，炙

上为极细末，食后，温水调下二钱，日三服。先用瓜蒂散搐鼻，
取下黄水，却服此药。

按：田野粗蛮之人，多有实证，可用此药。若膏粱辈纵有实热，
此方亦未可用，当以为戒。

【点评】黄连散为苦寒清热之剂，每次服用二钱，剂量不是很
大。黄疸属实热者用之无妨，体虚者当慎用。

茵陈附子干姜汤　治阴黄。

附子炮，去皮，三钱　干姜炮，二钱　茵陈一钱二分　草豆蔻煨，二钱
白术四分　枳实麸炒　半夏制　泽泻各五分　白茯苓　橘红各三分　生姜
五片

水煎，去滓，凉服。

按：此方治服寒凉药过多变阴黄者。

秦艽汤　治阴黄，不欲闻人言，小便不利。

秦艽一两　旋覆花　赤茯苓　炙甘草各五钱

---

① 天渊：上天与深渊。喻差别很大。

上咬咀。每服四钱匕，以牛乳汁一盏，煎至六分。去滓，不拘时，温服。

按：此一方，治胃中津虚亡阳而发阴黄者。其证较前方所主之证迥别，故两录之以备酌用。然此证其脉必微弱伏结。亡阳者，亡津液也。

【点评】秦艽汤出《圣济总录》卷六十《黄疸门·阴黄》篇。以方测证，病情尚未到"脉必微弱伏结""亡阳"的程度。本方治疗"阳伏于阴，邪热沉潜"之阴黄。

治阴黄汗染衣涕唾黄

用蔓菁子捣末，平旦以井华水服一匙，日再加至两匙，以知为度。每夜小便中浸少许帛子，各书记日，色渐退白则瘥。不过五升而愈。

按：此方退阴黄之不涉虚者，平中之奇。

【点评】以丝帛测小便色泽之浓淡，以观察黄疸的进退，是中医学的传统临床经验。

一清饮 治瘅证，发热。

柴胡三钱　赤茯苓二钱　桑白皮炒　川芎各一钱半　甘草炙，一钱

水二钟，姜三片，红枣一枚，煎一钟，食前服。

按：此一方，治肝血肺气交热之证，轻剂可退热也。

青龙散 治风气传化，腹内瘀结而目黄，风气不得泄为热中，烦渴引饮。

地黄　仙灵脾　防风各二钱半　荆芥穗一两　何首乌去黑皮，米泔浸一宿，竹刀切，二钱半

上为末，每日三服。食后，沸汤调下一钱。

按：风气发黄，病在荣卫之间者，方宜仿此。

小柴胡加栀子汤 治邪热留半表半里而发黄者，仍以和其表里为

法，虽杂证不能外也。

柴胡_{半斤} 黄芩_{三两} 人参_{三两} 甘草_{三两} 半夏_{半斤} 生姜_{三两} 大枣_{十二枚} 栀子_{三十枚}

上八味，以水一斗二升，煮取六升，去滓，再煎取三升。温服一升，日三服。

肺痈肺痿门[①] 论一首　法十三条　律四条

论曰：肺痈肺痿之证，谁秉内照，旷然洞悉，请以一得之愚，僭为敷陈。人身之气禀命于肺，肺气清肃，则周身之气莫不服从而顺行。肺气壅浊，则周身之气易致横逆而犯上。故肺痈者，肺气壅而不通也。肺痿者，肺气委而不振也。才见久咳上气，先须防此两证。肺痈由五脏蕴崇之火，与胃中停蓄之热，上乘乎肺，肺受火热熏灼，即血为之凝，血凝即痰为之裹，遂成小痈。所结之形日长，则肺日胀而胁骨日昂，乃至咳声频并，浊痰如胶，发热，畏寒，日晡尤甚，面红，鼻燥，胸生甲错。始先即能辨其脉证，属表属里，极力开提攻下，无不愈者。奈何医学无传，尔我形骸，视等隔垣。但知见咳治咳，或用牛黄、犀角，冀以解热。或用膏子油粘，冀以润燥。或朝进补阴丸，或夜服清胃散，千蹊万径，无往非杀人之算。病者亦自以为虚劳尸瘵，莫可奈何。迨至血化为脓，肺叶朽坏，倾囊吐出，始识其证，十死不救。嗟无及矣！间有痈小气壮，胃强善食，其脓不从口出，或顺趋肛门，或旁穿胁肋，仍可得生，然不过十中二三耳。《金匮》治法最精，用力全在未成脓之先。今人施于既成脓之后，其有济乎？肺痿者，其积渐已非一日，其寒热不止一端。总由胃中津液不输

―――――――――――――

① 肺痈肺痿门：本篇四库本位于卷十二。

于肺，肺失所养，转枯转燥，然后成之。盖肺金之生水，精华四布者，全借胃土津液之富，上供罔缺。但胃中津液暗伤之窦最多，医者粗豪，不知爱护。或腠理素疏，无故而大发其汗。或中气素馁，频吐以倒倾其囊。或瘅成消中，饮水而渴不解，泉竭自中。或肠枯便秘，强利以求其快，漏卮难继，只此上供之津液，坐耗岐途。于是肺火日炽，肺热日深，肺中小管日窒，咳声以渐不扬，胸中脂膜日干，咳痰难于上出，行动数武，气即喘鸣，冲击连声，痰始一应。《金匮》治法，非不彰明，然混在肺痈一门，况难解其精意。大要缓而图之，生胃津，润肺燥，下逆气，开积痰，止浊唾。补真气以通肺之小管，散火热以复肺之清肃。如半身痿废及手足痿软，治之得法，亦能复起。虽云肺病近在胸中，呼吸所关，可不置力乎？肺痈属在有形之血，血结宜骤攻。肺痿属在无形之气，气伤宜徐理。肺痈为实，误以肺痿治之，是为实实。肺痿为虚，误以肺痈治之，是为虚虚。此辨证用药之大略也。

【点评】本节论述肺痿、肺痈之病因病机、临床表现、治疗方法等。认为肺痈在有形之血，宜骤攻；肺痿在无形之气，宜徐理。两者有虚实之别，不能混治。反映了当时医家对肺痈、肺痿的认识。

《金匮》论肺痈肺痿之脉云：寸口脉数，其人咳，口中反有浊唾涎沫者，为肺痿之病。若口中辟辟①燥，咳即胸中隐隐痛，脉反滑数，此为肺痈，咳唾脓血。脉数虚者为肺痿，数实者为肺痈。

两手寸口之脉，原为手太阴肺脉，此云寸口脉数，云滑数，云数虚、数实，皆指左右三部统言，非如气口独主右关之上也。其人咳，口中反有浊唾涎沫，顷之遍地者，为肺痿。言咳而口中不干燥也。若

---

① 辟辟：象声词。如手指弹石之声。此喻口中干燥而发出辟辟之声。

咳而口中辟辟燥，则是肺已结痈。火热之毒，出现于口，咳声上下触动其痈，胸中即隐隐而痛，其脉必见滑数有力，正邪气方盛之征也。数虚、数实之脉，以之分别肺痿、肺痈。是则肺痿当补，肺痈当泻，隐然言表。

《金匮》论肺痈，又云：寸口脉微而数，微则为风，数则为热。微则汗出，数则畏寒。风中于卫，呼气不入。热过于荣，吸而不出。风伤皮毛，热伤血脉。风舍于肺，其人则咳，口干喘满，燥不渴，时唾浊沫，时时振寒。热之所过，血为之凝滞，蓄结痈脓，吐如米粥。始萌可救，脓成则死。

肺痈之脉，既云滑数，此复云微数者，非脉之有不同也。滑数者，已成之脉。微数者，初起之因也。初起以左右三部脉微，知其卫中于风而自汗；左右三部脉数，知为荣吸其热而畏寒。然风初入卫，尚随呼气而出，不能深入，所伤者，不过在于皮毛。皮毛者，肺之合也。风由所合，以渐舍肺俞而咳唾振寒。兹时从外入者，从外出之易易也。若夫热过于荣，即随吸气深入不出，而伤其血脉矣。卫中之风，得荣中之热，留恋固结于肺叶之间，乃致血为凝滞，以渐结为痈脓。是则有形之败浊，必从泻肺之法而下驱之。若得其毒，随驱下移入胃、入腹、入肠，再一驱即尽去不留矣。安在始萌不救，听其脓成而致肺叶腐败耶？

《金匮》于二证，用彻土绸缪之法，治之于蚤。然先从脉辨其数虚、数实，次从口辨其吐沫、干燥。然更出一捷要之法，谓咳嗽之初，即见上气喘急者，乃外受风寒所致，其脉必浮，宜从越婢加半夏之法，及小青龙加石膏之法，亟为表散。不尔，即是肺痈、肺痿之始基。故以咳嗽上气病证，同叙于肺痈肺痿之下，而另立痰饮咳嗽本门，原有深意。见咳而至于上气，即是肺中壅塞，逼迫难安，尚何等待，不急散邪下气，以清其肺乎？然亦分表里虚实为治，不当误施转增其困矣。

《金匮》云：上气，面浮肿，有息，其脉浮大，不治。又加利尤甚。又云：上气，喘而躁①者，属肺胀。欲作风水，发汗则愈。

上气之候，至于面目浮肿，鼻有息音，是其肺气壅逼，上而不下。加以其脉浮大，气方外出，无法可令内还而下趋，故云不治也。加利则上下交争，更何以堪之？肺胀而发其汗者，即《内经》开鬼门之法。一汗而令风邪先泄于肌表，水无风战，自顺趋而从下出也。若夫面目浮肿，鼻有息音，其痿全在气逆，气可外泄乎？况乎逆上者未已，可尽泄乎？外不可泄，而内又不能返，故云不治。良工苦心，以渐收摄其气，顺从膀胱之化，尚可得生。故知不治二字原活，初非以死限之矣。

【点评】本节具体论述、归纳肺痈、肺痿的临床表现，并从临床出发，提出从脉辨虚实，从辨口之干燥与涎沫状况区别肺痈、肺痿，以及咳嗽之初如何辨别与治疗肺痈、肺痿等。反映了喻氏的个人经验。

论《金匮》甘草干姜汤

法云：肺痿，吐涎沫而不咳者，其人不渴，必遗尿，小便数，所以然者，以上虚不能制下故也。此为肺中冷，必眩，多涎唾，用甘草干姜汤以温之。若服汤已渴者，属消渴。

肺热则膀胱之气化亦热，小便必赤涩而不能多。若肺痿之候，但吐涎沫而不咳，复不渴，反遗尿而小便数者，何其与本病相反耶？必其人上虚不能制下，以故小便无所收摄耳。此为肺中冷，阴气上巅，侮其阳气，故必眩。阴寒之气，凝滞津液，故多涎唾。若始先不渴，服温药即转渴者，明是消渴饮一溲二之证，消渴又与痈疽同类，更当

---

① 躁：原作"燥"，四库本同。据《金匮要略·肺痿肺痈咳嗽上气病脉证治》改。

消息之矣。

【点评】甘草干姜汤为益气温阳的小方。肺痿若表现为肺中冷，可以本方为基础方益气补虚，温肺散寒。

论《金匮》射干麻黄汤、厚朴麻黄汤二方

法云：咳而上气，喉中水鸡声，射干麻黄汤主之。

咳而脉浮者，厚朴麻黄汤主之。

上气而作水鸡声，乃是痰碍其气，气触其痰，风寒入肺之一验耳。发表、下气、润燥、开痰，四法萃于一方，用以分解其邪，不使之合，此因证定药之一法也。若咳而其脉亦浮，则外邪居多，全以外散为主，用法即于小青龙汤中去桂枝、芍药、甘草，加厚朴、石膏、小麦，仍从肺病起见。以故桂枝之热，芍药之收，甘草之缓，概示不用。而加厚朴以下气，石膏以清热，小麦引入胃中助其升发之气，一举而表解脉和，于以置力于本病，然后破竹之势可成耳。一经裁酌，直若使小青龙载肺病腾空而去，神哉！快哉！

【点评】喻氏认为上气而作水鸡声，是痰碍其气，风寒入肺之验，当集发表、下气、润燥、开痰四法于一方，为因证定药之法，可用射干麻黄汤；若化热者可用厚朴麻黄汤。对临床有参考价值。

论《金匮》泽漆汤

法云：咳而脉沉者，泽漆汤主之。

脉浮为在表，脉沉为在里，表里二字，与伤寒之表里大殊。表者，邪在卫即肺之表也。里者，邪在荣即肺之里也。热过于荣，吸而

不出，其血必结，血结则痰气必为外裹。故用泽漆之破血为君，加入开痰下气，清热和荣诸药，俾坚叠一空，元气不损，制方之意若此。

【点评】本方具有逐水通阳、止咳平喘功效，适用于阳虚饮停所致的咳喘等。泽漆，辛、苦，微寒，有小毒，有利水消肿、化痰散结、杀虫等功效。方中剂量较大，当慎用。

论《金匮》皂荚丸

法云：咳逆上气，时时唾浊，坐不得眠，皂荚丸主之。

火热之毒，结聚于肺，表之、里之、清之、温之，曾不少应。坚而不可攻者，又用此丸豆大三粒，朝三服，暮一服，吞适病所。如棘针遍刺，四面环攻。如是多日，庶几无坚不入，聿成荡洗之功，不可以药之微贱而少之也。胸中手不可及，即谓为代针丸可矣。

【点评】本方适用于痰浊壅盛之咳喘。皂荚，辛，温，有小毒。当慎用。

论《金匮》麦门冬汤

法云：火逆上气，咽喉不利，止逆下气者，麦门冬汤主之。

此胃中津液干枯，虚火上炎之证，治本之良法也。夫用降火之药而火反升，用寒凉之药而热转炽者，徒知与火热相争，未思及必不可得之数，不惟无益，而反害之。凡肺病有胃气则生，无胃气则死。胃气者，肺之母气也。《本草》有知母之名者，谓肺借其清凉，知清凉为肺之母也。有贝母之名者，谓肺借其豁痰，实豁痰为肺之母也。然屡施于火逆上气，咽喉不利之证，而屡不应，名不称矣。孰知仲景有此妙法，于麦冬、人参、甘草、粳米、大枣，大补中气，大生津液。

队中增入半夏之辛温一味，其利咽下气，非半夏之功，实善用半夏之功，擅古今未有之奇矣。

【点评】麦门冬汤为益气养阴降逆之经典名方。方中麦冬用7升，提示本方养阴为主。半夏除利咽下气作用外，还有避免麦冬过于滋腻之功效。这是中药配伍的妙处、精髓。

论《金匮》桔梗汤

法云：咳而胸满，振寒，咽干，不渴，时出浊唾腥臭，久久吐脓如米粥者，为肺痈，桔梗汤主之。

此上提之法也。痈结肺中，乘其新造未固，提而出之。所提之败血，或从唾出，或从便出而可愈，与滋蔓难图脓成自溃之死证迥殊。脓未成时，多服此种，亦足以杀其毒势。而坚者渐瑕，壅者渐通也。然用药必须有因，此因胸满，振寒，不渴，病不在里而在表。用此开提其肺气，适为恰当。如其势已入里，又当引之从胃入肠，此法殊不中用矣。

【点评】本方在《伤寒论》用于治疗咽痛。此处取其化痰排脓功效治疗肺痈，但单用两味力薄，当结合他药以取得更佳疗效。喻氏提出了"用药必须有因"的观点，体现了审证求因，辨证论治的精神。

论《金匮》葶苈大枣泻肺汤

法云：肺痈，不得卧，葶苈大枣泻肺汤主之。

附方云：肺痈，胸满胀，一身面目浮肿，鼻塞，清涕出，不闻香臭①酸辛，咳逆上气，喘鸣迫塞，葶苈大枣泻肺汤主之。三日一服，可服至三四剂，先服小青龙汤一剂乃进。

此治肺痈吃紧之方也。肺中生痈，不泻其肺，更欲何待？然日久痈脓已成，泻之无益。日久肺气已索，泻之转伤。惟血结而脓未成，当亟以泻肺之法夺之。亦必其人表证尽入于里，因势利导，乃可为功。所附之方项下，纯是表证，何其甘悖仲景而不辞？然亦具有高识远意，必因其里证不能少待，不得不用之耳。其云：先服小青龙汤一剂乃进，情可识矣。论其常，则当升散开提者，且未可下夺。论其急，则当下夺者，徒牵制于其外，反昧脓成则死之大戒，安得以彼易此哉？

【点评】本方为泻肺逐水之剂。目前常用于痰涎壅盛所致咳喘与胸水病证，但单用两味力薄，需与他药一起运用，则疗效更佳。

论《金匮》越婢加半夏汤、小青龙加石膏汤二方

法云：咳而上气，此为肺胀，其人喘，目如脱状，脉浮大者，越婢加半夏汤主之。

又云：肺胀，咳而上气，烦躁而喘，脉浮者，心下有水，小青龙加石膏主之。

前一方，麻黄汤中以杏仁易石膏而加姜、枣，则发散之力微而且缓。后一方中，以证兼烦躁，宜发其汗，麻、桂药中加入石膏，其力转猛，然监以芍药、五味子、干姜，其势下趋水道，亦不至过汗也。越婢方中有石膏无半夏，小青龙方中有半夏无石膏，观二方所加之

---

① 臭：原作"鼻"，四库本同。据《金匮要略·肺痿肺痈咳嗽上气病脉证治》附方改。

意，全重石膏、半夏二物协力建功。石膏清热，借辛温亦能豁痰。半夏豁痰，借辛凉亦能清热。不然，石膏可无虑，半夏在所禁矣。前麦门冬方中，下气止逆，全借半夏入生津药中。此二方，又借半夏入清热药中。仲景加减成方，无非生心化裁，后学所当神往矣。

再论肺痿、肺痈之病，皆燥病也。肺禀清肃之令，乃金寒水冷之脏。火热熏灼，久久失其清肃而变为燥。肺中生痈，其津液全裹其痈，不溢于口，故口中辟辟然干燥。肺热成痿，则津液之上供者，悉从燥热化为涎沫浊唾。证多不渴，较胃中津液尽伤，母病累子之痿，又大不同。只是津液之上输者，变为唾沫，肺不沾其惠泽耳。若夫痿病津液不能灭火，反从火化，累年积岁，肺叶之间，酿成一大火聚。以清凉投之，扞格不入矣。然虽扞格，固无害也。设以燥热投之，以火济火，其人有不坐毙者乎？半夏燥药也，投入肺中，转增其患，自不待言。但清凉既不能入，惟燥与燥相得，乃能入之。故用半夏之燥，入清凉生津药中，则不但不燥，转足开燥。其浊沫随逆气下趋，久久津液之上输者，不结为涎沫，而肺得沾其渍润，痿斯起矣。人但知半夏能燥津液，孰知善用之即能驱所燥之津液乎？此精蕴也。

【点评】越婢加半夏汤治疗热饮迫肺之肺胀。小青龙加石膏汤治寒饮兼热之肺胀。当注意两方中麻黄、石膏之剂量，以分清两汤证之寒热轻重。

附方　六方，系孙奇辈采附《金匮》者，论具本方之下。

外台炙甘草汤　治肺痿，涎唾多，心中温温液液者。

千金甘草汤

千金生姜甘草汤　治肺痿，咳涎沫不止，咽燥而渴。

千金桂枝去芍药加皂荚汤　治肺痿，吐涎沫。

外台桔梗白散　治咳而胸满，振寒，脉数，咽干，不渴，时出浊唾腥臭，久久吐脓如米粥者，为肺痈。

千金苇茎汤 治咳有微热，烦满，胸中甲错，为肺痈。

律四条

凡肺痿病，多不渴。以其不渴，漫然不用生津之药，任其肺日枯燥，医之罪也。以其不渴，恣胆用燥热之药，势必熇熇不救，罪加等也。

凡治肺痿病，淹淹①不振，如鲁哀朝，虽孔圣不讨三家僭窃②，但扶天常，植人纪，嘿惟③宗社耳。故行峻法，大驱涎沫，图速效，反速毙，医之罪也。

凡治肺痈病，须与肺痿分头异治。肺痈为实，肺痿为虚。肺痈为阳实，肺痿为阴虚。阳实始宜散邪，次宜下气。阴虚宜补胃津，兼润肺燥。若不分辨而误治，医杀之也。

凡治肺痈病，以清肺热，救肺气，俾其肺叶不致焦腐，其生乃全。故清一分肺热，即存一分肺气。而清热必须涤其壅塞，分杀其势于大肠，令浊秽脓血，日渐下移为妙。若但清解其上，不引之下出，医之罪也。甚有恶其下利奔迫，而急止之，罪加等也。

【点评】喻氏提出肺痿属阴虚，治疗宜养阴生津，润肺燥，慎用燥热；肺痈为阳实证，始宜散邪，次宜下气，两者不得混淆误治。对临床有参考意义。

---

① 淹淹：昏昏沉沉。此喻萎靡不振。
② 孔圣不讨三家僭窃：春秋时鲁国大夫孟孙、叔孙、季孙3家在家庙之庭使用了周天王的八佾舞蹈行列，即大夫僭行天子之礼。孔子不满大夫的僭肆，说："是可忍也，孰不可忍也！"鲁国为了国家利益没有严厉处置3家。此喻不用严厉的方法处事。僭窃，越分窃取。
③ 惟：四库本作"维"。

肺痈肺痿门《金匮》诸方

金匮甘草干姜汤

甘草四两，炙　干姜二两，炮

上㕮咀，以水三升，煮取一升五合。去滓，分温再服。

金匮射干麻黄汤

射干十三枚，一云三两　麻黄四两　生姜四两　细辛三两　紫菀三两　款冬花三两　五味子半升　大枣七枚　半夏大者八枚，洗，一法半升

上九味，以水一斗二升，先煮麻黄两沸，去上沫，内诸药，煮取三升，分温三服。

金匮皂荚丸

皂荚八两，刮去皮用，酥炙

上一味，末之，蜜丸梧子大。以枣膏和汤服三丸，日三，夜一服。

金匮厚朴麻黄汤

厚朴五两　麻黄四两　石膏如鸡子大　杏仁半升　半夏半升　干姜二两　细辛二两　小麦一升　五味子半升

上九味，以水一斗二升，先煮小麦熟，去滓，内诸药，煮取三升。温服一升，日三服。

金匮泽漆汤

半夏半升　紫参五两，一作紫菀　泽漆三斤，以东流水五斗，煮取一斗五升　生姜五两　白前五两　甘草　黄芩　人参　桂枝各三两

上九味，㕮咀，内泽漆汁中，煮取五升。温服五合，至夜尽。

金匮麦门冬汤

麦门冬七升　半夏一升　人参三两　甘草二两　粳米三合　大枣十二枚

上六味，以水一斗二升，煮取六升。温服一升，日三，夜一服。

金匮葶苈大枣泻肺汤

葶苈熬令黄色，捣丸如弹子大　大枣十二枚

上先以水三升，煮枣取二升，去枣内葶苈，煮取一升，顿服。

金匮桔梗汤 亦治

桔梗一两　甘草二两

上二味，以水三升，煮取一升。分温再服，则吐脓血也。

金匮越婢加半夏汤

麻黄六两　石膏半斤　生姜三两　大枣十五枚　甘草二两　半夏半斤

上六味，以水六升，先煮麻黄，去上沫，内诸药，煮取三升，分温三服。

金匮小青龙加石膏汤

麻黄　芍药　桂枝　细辛　甘草　干姜各三两　五味子　半夏各半升　石膏二两

上九味，以水一斗，先煮麻黄，去沫，内诸药，煮取三升。强人服一升，羸者减之，日三服，小儿服四合。

外台炙甘草汤　治肺痿，咳唾多，心中温温液液者。

甘草四两，炙　桂枝　生姜各三两　麦门冬半斤　麻仁半升　人参　阿胶各二两　大枣三十枚　生地黄一斤

上九味，以酒七升，水八升，先煮八味，取三升，去滓，内胶消尽，温取一升，日三服。

按：炙甘草汤，仲景伤寒门内治邪少虚多、脉结代之圣方也。一名复脉汤。《千金翼》用之以治虚劳，即名为《千金翼》炙甘草汤。《外台》用之以治肺痿，即名为《外台》炙甘草汤。盖以伤寒方中，无治虚劳，无治肺痿之条，而二书有之耳。究竟本方所治，亦何止于二病哉？昌每用仲景诸方，即为生心之化裁，亦若是而已矣。《外台》所取，在于益肺气之虚，润肺金之燥，无出是方。至于桂枝辛热，似有不宜，而不知桂枝能通营卫，致津液，营卫通，津液致，则肺气转

输，浊沫以渐而下，尤为要药。所以云治心中温温液液者。

【点评】《伤寒论》用炙甘草汤治"伤寒，脉结代，心动悸"，取其滋阴养血，益气复脉之效；《金匮要略·血痹虚劳病脉证并治》引《千金翼方》炙甘草汤，治"虚劳不足"；本篇引《外台》炙甘草汤，治"肺痿，咳唾多，心中温温液液"，均取其益气滋阴养血之效。

千金甘草汤

甘草

上一味，以水三升，煮减半，分温三服。

按：本方用甘草一味，乃从长桑君以后相传之神方也。历代内府御院，莫不珍之。盖和其偏，缓其急，化其毒，卓然奉之为先务。然后以他药匡辅其不逮，可得收功敏捷耳。今之用是方，徒见诸家方中，竞夸神功，及服之不过少杀其势于三四日之间，究不收其实效，遂以为未必然耳。因并传其次第，以为学者用方时重加细绎耳。

【点评】《伤寒论》用生甘草一味治疗咽痛属热者。

千金生姜甘草汤　　治肺痿，咳涎沫不止，咽燥而闷。

生姜五两　人参三两　甘草四两　大枣十五枚

上四味，以水七升，煮取三升，分温三服。

按：此方即从前甘草一味方中，而广其法，以治肺痿，胃中津液上竭，肺燥已极，胸咽之间，干槁无耐之证。以生姜之辛润上行为君，合之人参、大枣、甘草，入胃而大生其津液，于以回枯泽槁，润咽快膈，真神方也。

千金桂枝去芍药加皂荚汤　　治肺痿，吐涎沫。

桂枝三①两　生姜三两　甘草二两　大枣十枚　皂荚二枚，去皮、子，炙焦②

上五味，以水七升，微微火煮，取三升，分温三服。

按：此方即桂枝汤本方去芍药加皂荚也。芍药收阴酸敛，非此证所宜，故去之。皂荚入药，胸中如棘针四射，不令涎沫壅遏，故加之。此大治其营卫之上着也，营卫通行，则肺气不壅矣。

【点评】方中皂荚有小毒，临床当慎用。

外台桔梗白散　治咳而胸满，振寒，脉数，咽干，不渴，时出浊唾腥臭，久久吐脓如米粥者，为肺痈。

桔梗　贝母各三分　巴豆一分，去皮，熬，研如脂

上三味，为散，强人饮服半钱匕，羸者减之。病在膈上者吐脓血，膈下者泻出。若下多不止，饮冷水一杯则定。

按：咳而胸满七证，乃肺痈之明征。用此方深入其阻，开通其壅遏，或上或下，因势利导，诚先著也。虽有葶苈大枣泻肺汤一方，但在气分不能深入，故用此方，于其将成脓未成脓之时，早为置力，庶不犯脓成则死之迟误，岂不超乎？

【点评】本方即《伤寒论》白散，峻下痰涎。巴豆去皮研脂，攻下力量峻猛，临床当慎用。

千金苇茎汤　治咳有微热，烦满，胸中甲错，是为肺痈。
苇茎二升　薏苡仁半斤　桃仁五十枚　瓜瓣半升
上四味，以水一斗，先煮苇茎得五升，去滓，内诸药，煮取二升，服一升，再服当吐如脓。

---

① 三：四库本作"二"。
② 焦：四库本作"黑"。

按：此方不用巴豆，其力差缓。然以桃仁亟行其血不令成脓，其意甚善。合之苇茎、薏苡仁、瓜瓣，清热排脓，行浊消瘀，润燥开痰，收功于必胜。亦堂堂正正，有制之师也。

【点评】本方清热散瘀，化痰排脓，功效卓著。为临床常用之方，正所谓"收功于必胜"。

总按：肺为娇脏，肺气素为形寒饮冷，而受伤久久，出汗过多而不瘥，气馁不振，即为肺痿。其风伤皮毛，热伤血脉，风热相搏，气血稽留，遂为肺痈。肺痿多涎沫，乃至便下浊沫。肺痈多脓血，乃至便下脓积。凡胃强能食而下传者，皆不死也。夫血热则肉败，营卫不行，必将为脓，是以《金匮》以通行营卫为第一义。欲治其子，先建其母，胃中津液，尤贵足以上供，而无绝乏。后世诸方，错出不一，不明大意，今一概不录，只此《金匮》十五方而已，用之不尽矣。

【点评】治肺病专录《金匮要略》方，体现了喻氏推崇仲景的思想。

跋一 [①] ⊛

古今医书充栋，求其以立德为立言者，《灵枢》《素问》而外不少概见。今观先生之鸿著，殆与《仙经》《释典》同，其玄奥非复人世所有之书矣。大约推广轩岐、仲景之学，步步引医者出火宅 [②] 而登峰造极，读之如入多宝山、栴檀 [③] 林恣其所取。又如陟大自在天，随心所欲当前毕具。岂刘、张、李、朱 [④] 各擅一长之书，所得仿佛者耶？先生敛康济之才，避迹三吴 [⑤] 与范蠡医越 [⑥] 之暇为五湖游易地，皆保身之哲。而同患之人不啻过之今，而后医者知择术，任医者知择医，仁之所被宁有穷乎！先生自咏之诗有云：道脉相沿久若沦，垂丝万丈探骊鳞 [⑦]，污衣裹病浑忘老，白饭酬年不计贫。惟先生溢然尘世之外，以静褆躬，以恬缮性。夫是以空谷传鸣凤之音，虚室生皓月之白，而

---

① 一：原无，本次整理添加。

② 火宅：佛教语。多喻充满众苦的尘世。

③ 栴（zhān 沾）檀：梵文"栴檀那"的省称。即檀香。

④ 刘、张、李、朱：指金元时期刘完素、张从正、李杲、朱震亨4位医家。

⑤ 避迹三吴：指春秋时期吴国与越国在夫椒（今江苏太湖洞庭山）决战，越国大败，范蠡随勾践在吴国当人质一事。

⑥ 范蠡（lǐ礼）医越：语出《鹖冠子·世贤》。谓春秋末期越国大夫范蠡（字少伯），在越国被吴国打败后，随勾践到吴国做了3年人质。回越国后帮助越王刻苦图强，灭亡吴国。事成后泛舟五湖，离开越国，周游齐国，经商致富。后人赞其"忠以为国，智以保身，商以致富，成名天下"。

⑦ 骊鳞：即"探骊得珠，一鳞半甲"，此喻探讨学术精髓。

出圣入神也。昔扬子云著《法言》①，弟子侯芭以为其书胜《周易》。予虽不及侯芭，而中心诚服之，私要亦不能已于言矣。

娄水门人钱侗谨跋

———————————

① 《法言》：为西汉文学家扬雄（字子云）仿《论语》体裁所作著作。13 卷，内容为儒学传统思想。

跋二①

出言为万世法者，必不向一二人叨叨切切作胡道人野禅授受也。允达从游老师之门者久，向有疑问樵置不答，每举著述一十三则，相示漠然不会，窃常疑之。兹锦屏集成刊示《医门法律》广大精微罔不具备，始知老师之教有大于言也，并不欲教一二人而欲教天下万世也。传云：大言皇皇，小言唧唧。雷霆日月，亘古不异。岂一灯一薪之继乎。夫子学琴于师襄，一弹三叹，如见文王②焉。读《法律》而精心体会则洞阴彻阳，仁慈惠育之道貌俨然在目矣。嗟乎！有笔有舌畴则无言非。其人虽书成充栋，言满天下，犹寒号之在阶下也。又奚当哉！《法律》一书不啻归嬉③鸣而万籁绝矣。

海隅门人王允达拜跋

---

① 二：原无，本次整理添加。
② 夫子学琴……如见文王：语本《史记·孔子世家》。指学习当锲而不舍，刻苦钻研。
③ 归嬉：凤鸟飞鸣。

方名索引